实用妇产科疾病诊疗问题与对策

齐国伟 ◎ 著

吉林科学技术出版社

图书在版编目（CIP）数据

实用妇产科疾病诊疗问题与对策 / 齐国伟著. -- 长春 : 吉林科学技术出版社, 2019.5
ISBN 978-7-5578-5544-4

Ⅰ.①实… Ⅱ.①齐… Ⅲ.①妇产科病-诊疗 Ⅳ.
①R71

中国版本图书馆CIP数据核字(2019)第113825号

实用妇产科疾病诊疗问题与对策
SHIYONG FUCHANKE JIBING ZHENLIAO WENTI YU DUICE

出 版 人　李　梁
责任编辑　李　征　李红梅
书籍装帧　山东道克图文快印有限公司
封面设计　山东道克图文快印有限公司
开　　本　787mm×1092mm　1/16
字　　数　313千字
印　　张　13.25
印　　数　3000册
版　　次　2019年5月第1版
印　　次　2020年6月第2次印刷

出　　版　吉林科学技术出版社
发　　行　吉林科学技术出版社
地　　址　长春市福祉大路5788号出版集团A座
邮　　编　130000
发行部电话/传真　0431-81629529　81629530　81629531
　　　　　　　　　81629532　81629533　81629534
储运部电话　0431-86059116
编辑部电话　0431-81629508
网　　址　http://www.jlstp.net
印　　刷　北京市兴怀印刷厂

书　　号　ISBN 978-7-5578-5544-4
定　　价　98.00元

前　言

　　母婴是人类的未来,对于人类的繁衍、整个国民经济的发展都起到举足轻重的作用,值得我们付出更多的精力去发展、研究。女性的子宫、卵巢在其一生中天天都在变化,幼女时期、生殖旺盛时期、绝经后的子宫、卵巢,无论是在功能、好发疾病、预后转归有着天壤之别,其特殊性、复杂程度是其他器官病变所无法比拟的。由此,临床妇产科医师肩负着重大的责任,他们需要更好地掌握临床妇产科诊断与治疗技术,才能更好地为广大女性朋友的健康保驾护航。

　　本书共十章,详细介绍了妇科和产科常见疾病的诊断和治疗。本书的撰写以简明扼要、条理清晰、便于使用为原则,集妇产科疾病和计划生育内容于一体,可供妇产科专业和计划生育、妇幼保健工作者参考阅读使用。

　　由于医学的发展日新月异,加上本书涉及面比较广泛,在编写过程中难免有局限性,书中内容难免有遗漏之处,望各位同道和读者不吝指正,以便以后完善再版。

编　者

目　　录

第一章　生殖系统炎症 ……………………………………………………（1）

　第一节　外阴及阴道炎 …………………………………………………（1）

　第二节　宫颈炎 …………………………………………………………（8）

　第三节　盆腔炎 …………………………………………………………（9）

第二章　月经失调 …………………………………………………………（33）

　第一节　功能失调性子宫出血 …………………………………………（33）

　第二节　闭经 ……………………………………………………………（37）

　第三节　痛经 ……………………………………………………………（46）

　第四节　经前期综合征 …………………………………………………（50）

　第五节　围绝经期综合征 ………………………………………………（54）

　第六节　多囊卵巢综合征 ………………………………………………（62）

第三章　女性生殖器官发育异常 …………………………………………（74）

　第一节　处女膜闭锁 ……………………………………………………（74）

　第二节　阴道发育异常 …………………………………………………（75）

　第三节　子宫发育异常 …………………………………………………（79）

　第四节　输卵管发育异常 ………………………………………………（83）

　第五节　卵巢发育异常 …………………………………………………（84）

　第六节　两性畸形 ………………………………………………………（85）

第四章　女性生殖器官损伤性疾病 ………………………………………（87）

　第一节　阴道脱垂 ………………………………………………………（87）

　第二节　子宫脱垂 ………………………………………………………（88）

　第三节　压力性尿失禁 …………………………………………………（91）

　第四节　生殖道瘘 ………………………………………………………（93）

第五章　正常妊娠 …………………………………………………………（97）

　第一节　妊娠生理 ………………………………………………………（97）

　第二节　妊娠诊断 ………………………………………………………（107）

　第三节　孕期监护 ………………………………………………………（109）

　第四节　遗传筛查和产前诊断 …………………………………………（113）

第六章 正常分娩 ······ (115)

第一节 分娩动因 ······ (115)

第二节 影响分娩的因素 ······ (116)

第三节 枕先露的分娩机制 ······ (119)

第四节 分娩的临床经过及处理 ······ (120)

第七章 正常产褥 ······ (126)

第八章 病理妊娠 ······ (128)

第一节 流产 ······ (128)

第二节 早产 ······ (131)

第三节 过期妊娠 ······ (135)

第四节 异位妊娠 ······ (138)

第五节 妊娠剧吐 ······ (144)

第六节 妊娠期高血压疾病 ······ (147)

第七节 前置胎盘 ······ (157)

第九章 异常分娩 ······ (163)

第一节 产力异常 ······ (163)

第二节 骨产道异常 ······ (165)

第三节 软产道异常 ······ (169)

第四节 胎位异常 ······ (171)

第五节 胎儿因素 ······ (175)

第十章 分娩期并发症 ······ (177)

第一节 产后出血 ······ (177)

第二节 子宫破裂 ······ (181)

第三节 羊水栓塞 ······ (185)

第四节 子宫翻出 ······ (201)

参考文献 ······ (205)

第一章　生殖系统炎症

第一节　外阴及阴道炎

一、外阴炎

（一）非特异性外阴炎

各种病原体侵犯外阴均可引起外阴炎,以非特异性外阴炎多见。

【诊断标准】

1.临床表现

(1)病史:糖尿病、尿瘘、粪瘘,阴道灌洗史等。

(2)症状:外阴部瘙痒、疼痛及灼热感,阴道分泌物增多。

(3)妇科检查:急性炎症时小阴唇内外侧红肿,可呈片状湿疹,严重时可见脓疱形成或浅小溃疡。慢性炎症时外阴皮肤粗糙增厚,可出现皲裂以及腹股沟淋巴结肿大。

2.辅助检查

需除外特异性外阴炎。

(1)阴道分泌物生理盐水悬液检查滴虫、真菌,除外特异性阴道炎引起的外阴炎。

(2)阴道分泌物检查清洁度、pH(一般清洁度多为Ⅲ度,pH＞4.5);宫颈分泌物检查衣原体、淋病奈瑟菌。必要时行阴道分泌物细菌培养及药物敏感试验。

(3)外阴部溃疡必要时做活体组织病理检查及梅毒血清学检查。

(4)检查尿糖及血糖。

【治疗原则】

1.一般治疗

(1)保持外阴干燥,避免搔抓。

(2)0.02％高锰酸钾溶液坐浴,每日 2～3 次;或 3％～5％硼酸水坐浴,每日 1～2 次。

(2)药物治疗

应针对病原体选择抗生素治疗。

（二）尿道旁腺炎

尿道旁腺开口位于尿道口后壁两侧,当尿道发生感染时,致病菌可潜伏于尿道旁腺而致尿道旁腺炎。致病菌主要为淋球菌、葡萄球菌、大肠埃希菌和链球菌等。

【诊断标准】

1.临床表现

(1)病史:有尿道炎病史。

(2)症状:尿频、尿急、尿痛及排尿后尿道灼热感和疼痛。

（3）妇科检查：尿道口后壁两侧腺管开口处充血、水肿，用手指按压有脓性分泌物溢出。

2.辅助检查

（1）在腺管开口处取脓性分泌物做涂片及细菌培养，如涂片及培养有淋球菌或其他致病菌生长即可明确诊断。

（2）中段尿镜检尿液中有较多的白细胞，表示存在泌尿系感染。

【治疗原则】

（1）抗生素治疗，如为淋病奈瑟菌感染按淋病奈瑟菌性尿道炎治疗，可用第三代头孢类药物。如对头孢类药物过敏可应用大观霉素 2g，一次肌内注射。性伴同时治疗。其他细菌感染时可按细菌培养及药敏试验结果给药。

（2）治疗结束后需继续随访，在感染部位再取分泌物做涂片及细菌培养，以观察疗效。

（三）急性前庭大腺炎及前庭大腺脓肿

前庭大腺炎多发生于生育年龄妇女、婴幼儿。急性炎症期因腺管口肿胀或渗出物凝聚而阻塞，脓液不能外流积存而形成脓肿，称前庭大腺脓肿。慢性期脓液逐渐吸收而成为清晰透明黏液，称为前庭大腺囊肿。主要病原为淋球菌及其他细菌。

【诊断标准】

1.临床表现

（1）症状：一侧外阴局部疼痛、肿胀，当脓肿形成时疼痛加剧。

（2）妇科检查：大阴唇下 1/3 处有硬块，表面红肿，压痛明显。当脓肿形成，可有波动感，当脓肿增大，表皮可自行破溃。

2.辅助检查

前庭大腺开口处或破溃处取脓液做涂片及细菌培养。

【治疗原则】

1.急性前庭大腺炎

（1）卧床休息，保持局部清洁。

（2）局部用。

（3）针对病原应用抗生素。

2.前庭大腺脓肿

当脓肿局限，边界清晰，有波动感时应及时切开引流。脓液引流后放置引流条，24 小时后取出，0.02%高锰酸钾溶液坐浴。

（四）前庭大腺囊肿

【诊断标准】

1.病史

有前庭大腺急性炎症史或有淋病史。

2.临床表现

（1）症状：外阴部坠胀感，性交不适。

（2）妇科检查：在一侧大阴唇后部下方有囊性包块，常向大阴唇外侧突出，无触痛，边界清楚。

3.辅助检查

诊断困难时,可做局部穿刺,抽得的黏液送细菌培养和做药物敏感试验。

【治疗原则】

囊肿较小且无症状可随访。囊肿较大或反复急性发作宜行囊肿造口术,术后仍可保持腺体功能。

(五)外阴溃疡

外阴溃疡可因外阴炎症(特异性外阴炎、单纯疱疹病毒感染、外阴结核、梅毒、软下疳等)、白塞病、外阴癌等引起。

【诊断标准】

1.临床表现

(1)非特异性外阴炎搔抓后,局部疼痛,可伴低热、乏力等,溃疡周围有明显炎症。

(2)疱疹病毒感染,起病急,疱疹破后形成溃疡,可伴或不伴发热、腹股沟淋巴结肿大及全身不适。溃疡基底灰黄色,多伴疼痛,明显充血水肿,可自愈,但常复发。

(3)白塞病发展中的一个阶段可为急性外阴溃疡,与眼、口腔病变先后出现,可分为坏疽、下疳粟粒型。

(4)梅毒、软下疳见性病。

(5)外阴结核及外阴癌可表现为慢性溃疡。

2.辅助检查

(1)分泌物做细菌培养、血清学检测。

(2)久治不愈者应做活组织检查,除外结核与癌。

【治疗原则】

(1)保持外阴干燥、清洁,避免摩擦搔抓。

(2)0.02%高锰酸钾坐浴。

(3)非特异性外阴炎引起的溃疡局部用抗生素软膏。白塞病需注意改善全身情况,急性期可用类固醇皮质激素缓解症状。局部用复方新霉素软膏,1%～2%硝酸银软膏。其他原因引起的溃疡按不同的病因采取不同的治疗。

二、阴道炎

(一)滴虫性阴道炎

滴虫性阴道炎是由阴道毛滴虫感染引起的生殖道炎症。主要经性接触直接传播,也可间接传播。

【诊断标准】

1.临床表现

(1)阴道分泌物增多,多呈泡沫状、黄绿色。

(2)外阴瘙痒、灼热感。

(3)部分患者有尿频等症状。

(4)少数女性表现轻微,甚至没有症状。

(5)妇科检查:体检可见外阴阴道黏膜充血,阴道分泌物多呈泡沫状、黄绿色。

2.辅助检查

下列方法任何一项阳性即可确诊：

(1)悬滴法：在阴道分泌物中找到阴道毛滴虫，但其敏感性仅为60%～70%，且需要立即湿片检查以获得最佳效果。

(2)培养法：最为敏感及特异的诊断方法，准确率达98%。对于临床可疑而悬滴法结果阴性的女性，可做滴虫培养。

【治疗原则】

1.治疗方案

主要是硝基咪唑类药物。滴虫性阴道炎经常合并其他部位的滴虫感染，故不推荐局部用药。

(1)推荐方案：全身用药——甲硝唑2g，单次口服；或替硝唑2g，单次日服。

(2)替代方案：全身用药——甲硝唑，400mg，口服，2次/天，共7天。

对于不能耐受口服药物或不适宜全身用药者，可选择阴道局部用药，但疗效低于口服用药。

(3)注意事项：患者服用甲硝唑24小时内或在服用替硝唑72小时内应禁酒。

2.性伴的治疗

对性伴应同时治疗，并告知患者及性伴治愈前应避免无保护性交。

3.随访

治疗后无临床症状者不需随访。

(二)外阴阴道假丝酵母菌病

外阴阴道假丝酵母菌病(VVC)主要由假丝酵母菌感染引起的阴道炎症。VVC分为：单纯性VVC和复杂性VVC。单纯性VVC是指正常非孕宿主发生的散发由白色念珠菌所致的轻度VVC。复杂性VVC包括：复发性VVC、重度VVC、妊娠期VVC、非白念珠菌所致的VVC或宿主为未控制的糖尿病、免疫低下者。重度VVC是指临床症状严重，外阴或阴道皮肤黏膜有破损，按VVC评分标准(表1-1)，评分≥7分为重度VVC。复发性外阴阴道假丝酵母菌病(RVVC)是指一年内有症状性VVC发作≥4次。

表1-1 VVC的评分标准

评分项目	0	1	2	3
瘙痒	无	偶有发作，可被忽略	能引起重视	持续发作，坐立不安
疼痛	无	轻	中	重
充血、水肿	无	<1/3阴道充血	1/3～2/3阴道壁充血	>2/3阴道壁充血
抓痕、皲裂、糜烂	无			有
分泌物量	无	较正常稍多	量多，无溢出	量多，有溢出

【诊断标准】

1.临床表现

(1)外阴痒，可伴外阴、阴道烧灼感。

（2）白带增多,呈白色豆渣样或凝乳样。

（3）妇科检查外阴局部充血、肿胀,小阴唇内侧及阴道黏膜表面有白色片状薄膜或凝乳状物覆盖。

2.辅助检查

（1）悬滴法:10％KOH镜检,菌丝阳性率70％～80％。生理盐水法阳性率低,不推荐。

（2）涂片法:革兰染色法镜检,菌丝阳性率70％～80％。

（3）培养法:RVVC或有症状但多次显微镜检查阴性者,应采用培养法,同时进行药物敏感试验。

【治疗原则】

1.基本原则

（1）积极去除VVC的诱因。

（2）规范化应用抗真菌药物,首次发作或首次就诊是规范化治疗的关键时期。

（3）性伴无须常规治疗;RVVC患者的性伴应同时检查,必要时给予治疗。

（4）不常规进行阴道冲洗。

（5）VVC急性期间避免性生活或性交时使用安全套。

（6）同时治疗其他性传播疾病。

（7）强调治疗的个体化。

（8）长期口服抗真菌药物要注意监测肝、肾功能及其他相关不良反应。

2.抗真菌治疗

（1）治疗方法包括阴道用药和口服用药两种。

（2）治疗方案:

1）单纯性VVC:下列方案任选一种,具体方案如下。

①阴道用药:

咪康唑软胶囊1200mg,单次用药。

咪康唑栓/软胶囊400mg,每晚1次,共3日。

咪康唑栓200mg,每晚1次,共7日。

克霉唑栓/片500mg,单次用药。

克霉唑栓100mg,每晚1次,共7日。

制霉菌素泡腾片10万U,每晚1次,共14日。

制霉菌素片50万U,每晚1次,共14日。

②口服用药:氟康唑,150mg,顿服,共1次。

2）重度VVC:应在治疗单纯性VVC方案基础上,延长疗程。症状严重者,局部应用低浓度糖皮质激素软膏或唑类霜剂。氟康唑:150mg,顿服,第1、4天应用。其他可以选择的药物还有伊曲康唑等,但在治疗重度VVC时,建议5～7天的疗程。

3）妊娠期VVC:早孕期权衡利弊慎用药物。选择对胎儿无害的唑类阴道用药,而不选用口服抗真菌药物治疗。具体方案同单纯性VVC,但长疗程方案疗效会优于短疗程方案。

4）复发性VVC:治疗原则包括强化治疗和巩固治疗。根据培养和药物敏感试验选择药物。在强化治疗达到真菌学治愈后,给予巩固治疗半年。下述方案仅供参考。

①强化治疗:治疗至真菌学转阴。具体方案如下。

口服用药,氟康唑150mg,顿服,第1,4,7天应用。

阴道用药,咪康唑栓/软胶囊400mg,每晚1次,共6日。咪康唑栓1200mg,第1、4、7天应用。克霉唑栓/片500mg,第1、4、7天应用。克霉唑栓100mg,每晚1次,7~14日。

②巩固治疗:目前国内、外没有较为成熟的方案,建议对每月规律性发作一次者,可在每次发作前预防用药一次,连续6个月。对无规律发作者,可采用每周用药一次,预防发作,连续6个月。对于长期应用抗真菌药物者,应监测肝肾功能。

3.随访

症状持续存在或2个月内再发作者应进行随访。对RVVC在治疗结束后7~14天、1个月、3个月和6个月各随访一次,3个月以及6个月时建议同时进行真菌培养。

（三）细菌性阴道病

细菌性阴道病(BV)是以阴道乳杆菌减少或消失,相关微生物增多为特征的临床症候群。与BV发病相关的微生物包括:阴道加德纳菌、普雷沃菌属、动弯杆菌、拟杆菌、消化链球菌、阴道阿托普菌和人型支原体等。

【诊断标准】

大约半数BV患者无临床症状,有症状者可表现为白带增多伴腥臭味,体检见外阴阴道黏膜无明显充血等炎性反应,阴道分泌物均质稀薄。

BV主要根据临床诊断(Amsel标准),下列4项临床特征中至少3项阳性可诊断为BV:①线索细胞阳性;②氨试验阳性;③阴道pH大于4.5;④阴道均质稀薄分泌物。其中线索细胞阳性是必备条件。

有条件者可采用阴道涂片Nugent评分诊断。

【治疗原则】

1.治疗指征

有症状患者、妇科和产科手术前患者、无症状孕妇。

2.具体方案

(1)首选方案:甲硝唑400mg,口服,每日2次,共7天;或甲硝唑阴道栓(片)200mg,每日1次,共5~7天;或2%克林霉素膏(5g),阴道上药,每晚1次,共7天。

(2)替换方案:克林霉素300mg,口服,每日2次,共7天。

(3)可选用恢复阴道正常菌群的微生态制剂。

3.性伴的治疗

无须常规治疗性伴。

4.随访

治疗后若症状消失,无须随访。对妊娠合并BV需要随访治疗效果。

（四）幼女性阴道炎

幼女性阴道炎常与外阴炎并存,多见于1~5岁幼女。常见病原体有葡萄球菌、链球菌、大肠埃希菌、变形杆菌等。可因外阴不洁或直接接触污物引起,也可由阴道异物所致。

【诊断标准】

1.病史

有接触污物史或有阴道异物史。

2.临床表现

(1)患儿因外阴痒痛而哭闹不安,常用手抓外阴。

(2)妇科检查:

1)外阴红肿,前庭黏膜充血,有脓性分泌物自阴道口流出。有时可见小阴唇相互粘连,严重者甚至可致阴道闭锁。

2)用小指作肛指或用鼻镜、宫腔镜、B超检查,注意有无阴道异物,如有血性分泌物时应排除生殖道恶性肿瘤。任何阴道排出物都应送病理检查。

3.辅助检查

(1)取分泌物找滴虫、真菌、蛲虫卵。

(2)分泌物涂片染色找致病菌。

(3)必要时取分泌物做细菌、衣原体、淋病奈瑟菌等培养,并做药敏试验。

【治疗原则】

(1)去除病因,如有阴道异物应取出。保持外阴清洁、干燥。

(2)0.5%~1%乳酸溶液通过小号导尿管冲洗阴道或清洗外阴,局部敷以红霉素软膏。

(3)久治不愈或反复发作者,可在外敷软膏内加入少量己烯雌酚(0.05mg以下)。

(4)根据致病菌及药敏试验,选用敏感抗生素口服或肌内注射。

(五)老年性阴道炎

老年性阴道炎是由于卵巢功能衰退,雌激素水平降低,阴道黏膜抵抗力减弱,致病菌易于侵入而引起的阴道炎。

【诊断标准】

1.病史

月经史、绝经时间、卵巢手术史、有关疾病史或盆腔放射治疗史。

2.临床表现

(1)白带增多,多为黄水状,感染严重时白带可呈脓性或脓血性,有臭味。

(2)外阴瘙痒、灼热感,可伴盆腔腹胀不适。

(3)妇科检查阴道黏膜皱襞消失,上皮菲薄,黏膜充血,表面有散在小出血点或点斑状出血。

3.辅助检查

(1)阴道涂片底层细胞多,清洁度差。

(2)取阴道分泌物查滴虫及真菌。

【治疗原则】

1.全身用药

可考虑激素替代治疗。

2.局部用药

(1)1%乳酸溶液或0.5%醋酸溶液或3%硼酸液清洗外阴,每日1次。

(2)针对致病微生物治疗。

3.治疗注意点

(1)有血性白带或少量不规则阴道流血的患者,应除外子宫恶性肿瘤。

(2)若行激素治疗,应除外生殖器肿瘤,治疗期间应严密监测,定期复查。

第二节　宫　颈　炎

宫颈炎症是常见的女性下生殖道炎症。宫颈炎症包括宫颈阴道部及宫颈管黏膜炎症。因宫颈阴道部鳞状上皮与阴道鳞状上皮相延续,阴道炎症可引起宫颈阴道部炎症。临床多见的宫颈炎是宫颈管黏膜炎。若富颈管黏膜炎症得不到及时彻底治疗,可引起上生殖道炎症。

【病因及病原体】

病因包括:①机械性刺激或损伤长期慢性刺激是宫颈炎的主要诱因,如已婚妇女多发,与性生活有一定的关系。分娩、人工流产、诊断性刮宫等可引起宫颈裂伤或损伤而导致细菌感染引起炎症。加之宫颈内膜皱襞多,易藏细菌,感染后不易清除,且宫颈分泌物多而有利于细菌生长。②与化学药物刺激、腐蚀或对药物及男性精液的过敏反应有关。

宫颈炎的病原体有:①性传播疾病病原体,淋病奈瑟菌及沙眼衣原体,主要见于性传播疾病的高危人群:②内源性病原体,部分宫颈炎的病原体与细菌性阴道病、生殖支原体感染有关。

【临床表现】

大部分患者无症状。有症状者主要表现为阴道分泌物增多,可为白色、淡黄或脓性或血性,有时有接触性出血,可伴有外阴瘙痒、下腹坠痛、腰骶部酸胀,经期劳累后加重。黏稠脓性白带不利于精子存活及穿过,可引起不孕症。此外,可出现经间期出血、性交后出血等症状。若合并尿路感染,可出现尿急、尿频、尿痛。妇科检查见宫颈充血、水肿、黏膜外翻,有黏液脓性分泌物附着,甚至从宫颈管流出,宫颈管黏膜质脆,容易诱发出血。

【诊断】

1.两个特征性体征

(1)宫颈管或富颈管棉拭子标本上,肉眼见到脓性或黏液脓性分泌物。

(2)棉拭子擦拭宫颈管时,容易诱发宫颈管内出血。

2.检测宫颈管分泌物或阴道分泌物中的白细胞

(1)宫颈管脓性分泌物涂片作革兰染色,中性粒细胞>30/高倍视野。

(2)阴道分泌物湿片检查,白细胞>10/高倍视野。

出现两个特征性体征,显微镜检查阴道分泌物白细胞增多,即可做出宫颈炎症的初步诊断。宫颈炎症诊断后,需进一步做衣原体及淋病奈瑟菌的检测,以及有无细菌性阴道病及滴虫阴道炎。

【治疗】

主要为针对病原体的抗生素药物治疗。

(1)单纯急性淋病奈瑟菌性宫颈炎,主张大剂量、单次给药,常用药物有第三代头孢菌素,如头孢曲松 250mg,单次肌内注射,或头孢克肟 400mg,单次口服;氨基苷类的大观霉素 4g,单次肌内注射。

(2)沙眼衣原体感染所致宫颈炎:治疗药物主要有四环素类,如多西环素 100mg,每日 2次,连服 7日;红霉素类,主要有阿奇霉素 1g 单次顿服,也可红霉素 500mg,每日 4次,连服 7日;喹诺酮类,主要有氧氟沙星 300mg,每日 2次,连服 7日;左氧氟沙星 500mg,每日 1次,连服 7日。

(3)对于合并细菌性阴道病者:同时治疗细菌性阴道病,否则将导致宫颈炎持续存在。

(4)由于淋病奈瑟菌感染常伴有衣原体感染,建议如为淋菌性宫颈炎,可不进行衣原体的检查而直接同时应用治疗淋病及衣原体感染的药物。

第三节　盆　腔　炎

一、概述

盆腔炎(PID)是妇女常见的疾病,即女性内生殖器(子宫体部、输卵管、卵巢)及其周围的结缔组织、盆腔腹膜炎症的总称,多发生于产后、剖宫产后、流产后以及妇科手术后,细菌进入创面感染而得病,发病可局限于一个部位、几个部位或致整个盆腔脏器,有急性及慢性盆腔炎之分。急性者发病危急,症状严重,可因败血症危及生命,慢性者症状时好时坏,反复发作,影响患者的身心健康及工作。根据病原体的差异,盆腔炎又可分为两大类,一类为特异性盆腔炎,包括由淋球菌、结核杆菌等所致的炎症;另一类为非特异性盆腔炎。

(一)发病率

盆腔炎是一种较常见的妇科疾病。在一些性生活紊乱及性病泛滥的国家中,此症尤为常见。据美国 1983 年的统计,该国全年约有 85 万妇女患盆腔炎,其中需住院治疗者约为 20 万人。国内因医疗条件的限制或对妇科小手术的无菌操作重视不足以及宫内节育器的广泛应用等原因,盆腔炎仍较多见,但目前尚无对发病率的较大量统计数字可资参考。

(二)病原体

多年来已知淋球菌、结核杆菌、较常见的葡萄球菌、溶血性链球菌以及大肠杆菌等是导致盆腔炎的主要致病菌,但某些寄生虫,如丝虫、血吸虫以及流行性腮腺炎病毒亦偶可感染盆腔生殖器官。

近年来,由于涂片、培养技术以及血清免疫学的改进和提高,对导致盆腔炎的病原体不断有了新的发现和认识。目前一般认为盆腔炎的病原体可以分为以下两大类。①内源性病原体:即指这些病原体在正常情况下即寄生于阴道中,但不致病。这是由于阴道内存在着大量革兰阳性、厌氧阴道杆菌,而这些杆菌通过对阴道黏膜细胞中糖原的发酵作用而产生大量乳酸,维持阴道在酸性(pH 4～5)状态,从而使原可致病的病原体不产生危害,但一旦环境改变(如 pH 上升)或条件有利(如组织有损伤),这些病原体即活跃起来而产生破坏作用。此外,血供障碍及组织坏死则有利于厌氧菌的繁殖与生长,并起致病作用。②外源性病原体:即细菌、沙眼衣原体、寄生虫等。

1.需氧菌

(1)葡萄球菌：为较多见的病原体，属革兰阳性球菌，其中以金黄色葡萄球菌致病力最强，多于产后、剖宫产后、流产后或妇科手术后，细菌通过阴道上行感染至宫颈、子宫、输卵管黏膜。本菌对一般常用的抗生素可产生耐药，根据药物敏感试验用药较为理想，耐青霉素酶的金黄色葡萄球菌对头孢噻吩(先锋霉素Ⅰ)、万古霉素、克林霉素(克林霉素)、氯霉素等敏感。

(2)链球菌：也属革兰阳性球菌，其中以乙型链球菌致病力最强，能产生溶血素及多种酶，使感染扩散，本菌对青霉素敏感，但这种细菌是新生儿败血症的主要病原菌，偶可成为致命感染的病原菌。此菌可在成年女性阴道内长期寄居。有报道妊娠后期此类菌在阴道的携带率为5%～29%。

(3)大肠杆菌：为肠道的寄生菌，是革兰阴性菌，一般不致病，但如机体抵抗力极低，或因外伤等，大肠杆菌侵入肠道外组织或器官时，可引起严重的感染甚至产生内毒素休克。大肠杆菌常与其他致病菌混合感染。本菌对卡那霉素、庆大霉素、头孢噻吩(先锋霉素Ⅰ)、羧苄西林等敏感，但易产生耐药菌株，使用时宜先作药敏试验。

(2)厌氧菌

是盆腔感染的主要菌种之一，主要来源于结肠、直肠、阴道及口腔黏膜。本菌数量较大，在肠腔中厌氧菌与需氧菌的数量比为100:1。国外一些先进的医院已将厌氧菌的检测列为细菌学检测的常规。在妇产科方面常见的病原菌有以下几种。

(1)消化链球菌：属革兰阳性菌，易滋生于产后子宫内膜坏死的蜕膜碎片或残留的胎盘中，其内毒素毒力较大肠杆菌为低，可能破坏青霉素的β-内酰胺酶，对青霉素有抗药性，还产生肝素酶，溶解肝素，促进凝血，可致血栓性静脉炎。

(2)脆弱类杆菌：系革兰阴性菌，有报道在严重盆腔感染中主要的厌氧菌是脆弱类杆菌，这种感染的恢复期很长，伴有恶臭。本菌对甲硝唑、头孢菌素、多西环素等敏感，对青霉素易产生耐药。

(3)产气荚膜梭状芽孢杆菌：系革兰阴性菌，多见于创伤组织感染及非法堕胎等后的感染。分泌物恶臭，组织内有气体，易产生中毒性休克。

以上3种厌氧菌为最常见者，其特点为易形成盆腔脓肿，感染性血栓静脉炎，脓液有粪臭及气泡，70%～80%盆腔脓肿可培养出厌氧菌，本菌对克林霉素、头孢菌素、甲硝唑等均敏感。

3.性传播的病原体

如淋菌、沙眼衣原体、支原体等。

4.病毒感染

如巨细胞病毒是疱疹病毒所属的一组病毒，受感染的细胞内有包涵体，体积增大，病原体在plf<5,20%乙醚，紫外线照射5min后完全灭活。身体极度衰弱及免疫功能低下的患者易受感染。孕妇患此病可引起死胎、流产及早产。

5.寄生虫

血吸虫、丝虫均可成为盆腔炎的感染源，但这类感染较为罕见，仅偶见于此类寄生虫病的高发地区。

6.流行性腮腺炎病毒

多年来已知此种病毒可致卵巢炎。腮腺炎较少发生在成年人，而腮腺炎患者合并有腮腺炎病毒卵巢炎者,仅占极少数且所引起的症状不明显,故易被忽视。

（三）有关检查病原体的几个问题

（1）取标本检查病原体可以通过：作阴道后穹穿刺取盆腔液或脓液,作培养或涂片检查,但经穿刺所发现的细菌有可能是阴道污染菌而非真正的致病菌；作腹腔镜或剖腹探查,在直视下取输卵管伞端或盆腔脓肿的脓液作培养或涂片检查；在宫颈管内取分泌物作培养或涂片检查,如发现有某种病原体亦可为盆腔炎的致病源提供一些线索；对较严重的盆腔炎患者,应常规作血液培养检查,如能培养出细菌,则应认为是致病菌,因其受到污染的机会较少。

（2）近年来对厌氧菌的检查有了不少改进,如应用气体色谱法以辨认厌氧菌,方法简便而可靠；涂片染色的改进及免疫荧光检查法的应用均大大提高了发现厌氧菌的准确性。拟杆菌属（尤其是脆弱拟杆菌）、梭状芽孢杆菌属,以及消化链球菌等均为导致严重盆腔炎的厌氧菌。不断改进厌氧菌的培养技术以提高其发现率,对正确诊断与有效治疗盆腔炎极为重要。

（3）盆腔炎症往往是一种以上病原体所致的混合感染,即使是特异性盆腔炎,如淋球菌或结核杆菌所致的盆腔炎也往往并非单一的细菌感染,很可能合并有其他病原体,常为需氧菌与厌氧菌的混合感染。在所培养出的细菌中厌氧菌占 $60\%\sim70\%$。严重的盆腔炎症或已形成盆腔脓肿者常是大肠杆菌与某种厌氧菌的混合感染,恶臭的脓液是由于厌氧菌而非大肠杆菌所致。在瑞典有人发现 25% 的淋菌性输卵管炎患者的脓液中可同时培养出沙眼衣原体。在其他国家亦有类似的报道。因此,在治疗急性盆腔炎时,应经常考虑到混合感染的存在,合理使用抗生素。

（四）传染途径

1.经淋巴系统蔓延

细菌经外阴、阴道、宫颈创伤、宫体创伤处的淋巴管侵入内生殖器及盆腔腹膜、盆腔结缔组织等部分,可形成产后感染,流产后感染,手术后感染,或宫内放置避孕器后的感染。严重的宫颈炎,如宫颈癌所引起的炎症,往往通过淋巴丽感染盆腔结缔组织。丝虫病亦可通过淋巴管而引起盆腔急性淋巴管炎甚至盆腔器官炎症,但这种情况较罕见。

（2）直接蔓延

弥漫性腹膜炎、阑尾炎,以及急性肠憩室炎均可直接影响盆腔生殖器官。经腹进行的妇科手术,尤其是伴有结肠损伤时,可引起严重的盆腔感染。严重的直肠感染时,细菌亦偶可穿过肠壁而直接感染盆腔器官,即使是较简单的经腹全子宫切除术,亦可导致阴道残端上部的盆腔结缔组织炎。经阴道进行子宫切除术,则更有此种可能。

3.经血循环传播

大多数的盆腔结核感染,其结核菌是由肺或其他器官的结核灶经血液传播的。较罕见的流行性腮腺病毒所致的卵巢炎也是经血液传播,血吸虫卵沉积于输卵管,也是血行感染的结果,而全身性的菌血症亦可导致盆腔炎症。

4.沿生殖道黏膜上行蔓延

大多数盆腔炎系病原体侵入外阴、阴道后,沿黏膜面经宫颈内膜、子宫内膜、输卵管内膜,至卵巢及盆腔发生感染。不仅淋球菌是沿黏膜上升至输卵管,其他病原体也是如此。动物实验证实结扎输卵管即不再发生输卵管炎症。在正常情况下,阴道及宫颈外口寄生有大量致病菌,但由于处在强酸性的环境中而不致病,宫颈内口以上则是无菌的。宫颈管经常为黏稠的黏液所堵塞,成为有效的屏障,使阴道内的细菌不易上升至宫腔而致病。一旦阴道内的酸碱度发生改变或宫颈管的黏液变得稀薄或消失,则阴道内的细菌即可上升至宫腔。月经来潮时宫颈黏液被冲出,月经血中和了阴道的酸度,有利于阴道菌丛的活跃与上升。原仅停留在前庭大腺或富颈处的淋球菌常在月经后沿黏膜上升而导致输卵管炎。

近年来,对阴道细菌上升的机制又有新的阐释,认为细菌的上升可能与以下 3 种因素有关:

(1)精子可成为携带病原体的媒介:研究发现有些盆腔炎患者是有性交频繁或不洁性生活史的已婚或未婚青年妇女,但并无性病感染,因而认为盆腔炎与过频的性生活有关。另一些作者则通过电镜检查在精子头部发现有大肠杆菌、淋球菌、支原体、弓形虫或巨细胞病毒等可致病的病原体,而当精子通过宫颈屏障进入宫腔及输卵管时,即将这些病原体带入而导致炎症的发生。

(2)滴虫可作为媒介:一些学者在子宫腔、输卵管腔甚至在盆腔液中发现滴虫的存在。由电镜检查发现在滴虫的表面附着有大量细菌;在培养滴虫时可同时培养出大量革兰阴性菌或厌氧菌。提示滴虫感染并非是一种仅产生瘙痒而无足轻重的炎症;滴虫很可能是一种可携带其他病原体上升到宫腔及输卵管引起炎症的重要媒介。

(3)被动运输:有人发现在阴道内放置的炭微粒可于短时间内进入宫腔甚至输卵管,认为子宫的收缩以及横膈呼吸运动所引起的腹腔负压可将阴道内的微粒吸入宫腔,推测存在于阴道内的病原体也可能被这种负压吸入宫腔,从而导致盆腔炎。

宫内避孕器的应用已成为最重要的节育措施之一,有关宫内避孕器的安放与盆腔炎的发生之间有密切关系的文献报道越来越多。据国外的大量统计数字表明:安放宫内避孕器的妇女,其盆腔炎的发病率 5～10 倍于不安放的对照组,炎症多发生在安放的初期。放线菌是较常见的致病菌。安放盾形或带尾丝宫内避孕器的妇女,盆腔炎的发病率又明显高于安放环形避孕器者。另一个有意义的观察结果是采用阴道隔或宫颈帽避孕的妇女,其盆腔炎的发病率则低于用药物避孕者。这些事实说明宫内避孕器确系导致盆腔炎的重要诱因,而在性交时加一道宫颈屏障(采用宫颈帽,阴道隔)可以减少上行性感染的机会。

(五)病理特点

盆腔生殖器官及其周围组织应作为一个整体来看待,因为子宫与输卵管相邻而其内腔相通,输卵管与卵巢及盆腔腹膜均互相邻近,盆腔腹膜与盆腔的结缔组织仅一膜相隔且有淋巴相通。因此,一个盆腔器官的炎症,尤其是较严重的炎症,极少孤立存在而不影响其邻近器官及组织。严重的子宫内膜炎往往伴有输卵管炎;较严重的输卵管炎,其管腔内的炎性分泌物由伞端排出后极易累及卵巢及盆腔腹膜,导致后二者的炎症,而严重的输卵管卵巢炎亦多伴有盆腔结缔组织炎。但盆腔结缔组织炎则除病情严重者外,可仅局限于子宫旁及腹膜后的结缔组织而不影响盆腔内其他生殖器官,故盆腔结缔组织炎一般不影响患者的生殖功能。在急性盆腔炎中以输卵管最常受累,且病理改变较明显,而其邻近器官的受累程度可轻重不一。

(六)诊断盆腔炎注意事项

(1)仔细询问病史,了解患者是否有宫内避孕器,了解其性生活史。

（2）将宫颈口、后穹穿刺或腹腔镜检查所取得的分泌物做细菌涂片及培养（包括厌氧菌培养）检查，同时作药敏试验以期能较准确地了解致病的病原体，明确炎症的性质和采取有效药物进行治疗。

（3）常规作超声检查以了解盆腔内有无包块。

（七）治疗原则

（1）对急性盆腔炎患者，应给予积极、彻底的治疗，以防止炎症变为慢性，后者较顽固，且将影响生育功能。

（2）针对病原体进行治疗。盆腔炎多为混合感染，如细菌培养阳性，可根据药敏试验而选用最有效的抗生素治疗。一般联合使用广谱抗生素和抗厌氧菌药物。

（3）对有炎性包块的患者，如用抗生素治疗效果不明显应即考虑手术治疗。

（八）盆腔炎的预防

盆腔炎多来自产后、剖宫产、流产以及妇科手术操作后，因此须做好宣教工作，增强孕期的体质，减少分娩时局部的损伤，严格消毒。月经期生殖器官的抵抗力较弱，容易感染及出血，在月经期间应避免手术操作。手术前应详细检查患者的体质，有无贫血及其他脏器的感染灶等。此外尚须注意有无性乱史。国外报道盆腔炎的高危因素为：①受教育＜12 年；②妊娠＞0 次；③分娩＞0 次；④自然流产＞0 次；⑤在调查前 30d 内＞1 个男性性伴侣；⑥初次性交年龄＜18 岁；⑦有淋病史；⑧前次月经期有性交史；⑨有阴道冲洗史等。建议月经期避免性交，限制性对象，鼓励使用避孕套以避免发生盆腔炎。宫腔放避孕器的最初 2 个月患盆腔炎的危险可增加 2 倍，建议有这种手术操作的妇女应给予抗生素预防感染。国内尚未见到患盆腔炎的高危因素的资料，但也应做好宣传，如月经期避免性交及手术操作，避免性乱等。

二、子宫内膜炎

子宫内膜炎是妇科常见疾病，当炎症发展至严重阶段时可影响子宫肌层，成为子宫内膜肌炎。子宫内膜炎分急性子宫内膜炎及慢性子宫内膜炎两种。

（一）急性子宫内膜炎

1.病因

急性子宫内膜炎发病多与妊娠有关，如产褥感染及感染性流产，且这两类感染又常是子宫内膜炎中最严重的类型。宫腔手术及放置宫内避孕器时细菌侵入也易发生感染。坏死性的内膜息肉、黏膜下子宫肌瘤或子宫内膜癌也有可能导致急性子宫内膜炎。此外，一些妇女在月经期、身体抵抗力虚弱时性交，或医务人员错误地在不适当的情况下（如宫腔或其他部位的脏器已有感染）进行刮宫术，宫颈糜烂的电熨术，输卵管通液或造影术等均可由于细菌的侵入发生急性子宫内膜炎。

病原体大多为寄生于阴道及宫颈的菌群，最常见者为链球菌、葡萄球菌、大肠杆菌、淋菌、衣原体及支原体、厌氧菌等，细菌可突破子宫颈的防御机制侵入子宫内膜发生急性炎症。据美国纽约市的报道"带环受孕"者偶可导致非常严重的感染甚至死亡，而在死亡者中发现致死的细菌是大肠杆菌（占 60％）、副大肠杆菌（占 10％）、葡萄球菌（占 10％），其余为其他病菌。

（2）病理

子宫内膜炎时子宫内膜充血、水肿，有炎性渗出物和血染。重度炎症内膜的表面可有脓性渗出物,内膜坏死脱落,形成溃疡,并可向下蔓延而感染子宫肌层,在其中形成多发性小脓肿,内膜呈灰绿色,坏死,在镜下可见子宫内膜中有大量散在的多核白细胞浸润,细胞间隙内充满液体,毛细血管扩张,严重者细胞间隙内可见细菌。分泌物可有臭味,如果宫颈开放,引流通畅,可很快消除宫腔内的分泌物而治愈,但也有炎症向深部侵入形成子宫肌炎及输卵管炎或因宫颈口肿胀,引流不畅形成宫腔积脓者。

3.临床表现

除在分娩或流产后所发生的急性子宫内膜炎,由于宫腔内有较大的创面或部分胎盘残留或因细菌的致病力强而可以导致较严重的临床症状外,其他原因所引起的急性子宫内膜炎多属轻型,这与宫腔有开口通向阴道,有利于炎性分泌物的引流有关。急性子宫内膜炎患者可表现为轻度发热、下腹痛、白带增多等现象,白带可以是血性的,如系厌氧菌感染则可有恶臭。检查时子宫可有轻度压痛。如未能及时处理则内膜炎有可能向肌层发展成为子宫肌炎,肌层内出现多发性小脓肿,并可进一步发展为输卵管卵巢炎、盆腔腹膜炎、盆腔结缔组织炎、盆腔静脉炎,甚至可发展成为败血症。此时,患者体温明显升高,可达 39～40℃,子宫增大、压痛,宫旁有增厚及触痛,下腹部有明显压痛。

4.治疗

须采用全身治疗及局部治疗。

(1)全身治疗:本病全身治疗较重要,须卧床休息,给予高蛋白流质饮食或半流质饮食,体位以头高脚低为宜,因有利于腔内分泌物的引流。

(2)抗生素治疗:在药物敏感试验未出结果前,选择广谱抗生素,如青霉素,氨基糖苷类抗生素如庆大霉素、卡那霉素等对需氧菌有效的药物,以及对厌氧菌有效的甲硝唑进行治疗。如无效时,可根据细菌培养敏感试验结果,更换敏感药物。

庆大霉素:80mg 肌内注射,每 8 小时 1 次,同时加用甲硝唑 0.4g 每日 3 次口服,若宫腔内无残留的胎盘组织、宫内避孕器、黏膜下肌瘤等抗生素治疗数日后炎症都能迅速得到控制。

先锋霉素:可用第三代产品即头孢哌酮(先锋必),它的抗菌谱广,可将此 1g 溶于 10% 葡萄糖溶液 500ml 内,同时加入地塞米松 5～10mg,静脉滴注,经 3d 治疗后体温下降病情好转时,改服头孢唑啉(先锋霉素 V 号)0.25g 每日 4 次,皮质激素也应逐渐减量,直至急性症状消失。

如对青霉素过敏,可换用林可霉素,静脉滴注量为 300～600mg/次,每日 2 次,体温平稳后,可改口服用药,每日 1.5～2g 分次给药,持续 1 周,病情稳定后可停药。

诺氟沙星:对变形杆菌、绿脓杆菌具有强大的抗菌作用,服药后可广泛分布于全身,对急性子宫内膜炎有良好的治疗作用。用量每日 3 次,每次 0.28g,共 10～14d,或氧氟沙星 200mg 静脉滴注,每日 2～3 次,对喹诺酮类药物过敏者最好不用。

国外对急性子宫内膜炎患者通常住院治疗,以解除症状及保持输卵管的功能,所给抗生素有两个方案:①头孢西丁(噻酚甲氧头孢菌素)2g,静脉注射,每 6 小时 1 次,或头孢菌素 2g,静脉注射,每 12 小时 1 次,加多西环素 100mg,每 12 小时 1 次口服或静脉注射,共 4d,症状改善后48h,继续使用多西环素 100mg,每日 2 次,共 10～14d 口服,此方案对淋菌及衣原体感染均有效。②克林霉素,900mg 静脉注射,每 8 小时 1 次,庆大霉素 2mg/kg 静脉或肌内注射,此后给 1.5mg/kg 每 8 小时 1 次，共 4d，用药 48h 后，如症状改善，继续用多西环素 100mg，每日 2 次口服，共给药 10～14d，此方案对厌氧菌及兼性革兰阴性菌高度有效。使用上述方案治疗后，体温下降，或症状消失 48h 后患者可出院，继续服用多西环素 100mg，每 12 小时 1 次，共 10～14d，对淋球菌及衣原体感染均有效。

（3）手术治疗：急性子宫内膜炎应避免手术，以免炎症扩散，但如宫颈引流不畅，或宫腔内积留分泌物，或老年妇女宫腔积脓时，须在给大量抗生素的同时清除宫腔残留物，或扩张宫颈使宫腔分泌物引流通畅。经超声或诊刮怀疑有黏膜下肌瘤或息肉存在时，应考虑经宫腔镜切除或手术切除子宫。

在个别情况下，急性子宫内膜炎可急剧发展，炎症范围超越子宫内膜而达子宫肌层以至盆腔器官及腹膜等处成为弥漫性急性盆腔炎，治疗方法见输卵管卵巢炎。

（二）慢性子宫内膜炎

由于子宫内膜有生理上的周期性剥脱，而子宫腔又可通过宫颈口向外开放，有利于分泌物的引流，故慢性子宫内膜炎不常见，症状亦不甚明显，仅有少部分患者因防御机制受损，或病原体作用时间过长，或对急性炎症治疗不彻底而形成。

1.病因

（1）阴道分娩后、剖宫产术后有少量胎膜或胎盘残留，或胎盘附着部的子宫复旧不全，常是引起慢性子宫内膜炎的原因。

（2）宫内避孕器：宫内避孕器的刺激常可引起慢性子宫内膜炎。

（3）更年期或绝经期后：由于体内雌激素水平降低，子宫内膜与阴道黏膜均变得菲薄，易受病菌的侵袭，发生慢性子宫内膜炎。在临床上老年性子宫内膜炎与阴道炎往往并存。

（4）宫腔内有黏膜下肌瘤、息肉、子宫内膜腺癌等时，子宫内膜易受细菌感染发生炎症。

（5）子宫内膜虽有周期性剥脱，但其基底层并不随之剥脱，一旦基底层有慢性炎症即可长期感染内膜的功能层，导致慢性子宫内膜炎。结核性子宫内膜炎是最常见的慢性炎症。

（6）长期存在的输卵管卵巢炎或严重的子宫颈炎可以导致慢性子宫内膜炎。

（7）无明显诱因的慢性子宫内膜炎也可能存在。病原体多来自阴道内的菌群。

（2）病理

慢性子宫内膜炎的内膜间质常有太量浆细胞及淋巴细胞，内膜充血、水肿，有时尚可见到肉芽组织及纤维样变，大量浆细胞的存在是病理诊断慢性子宫内膜炎的依据之一，但有时内膜细胞增生、经前期内膜的蜕膜样改变以及大量淋巴细胞的存在可能影响对浆细胞的辨认。近年来有用免疫过氧化物酶，对免疫球蛋白 G 进行染色，可清楚地辨认浆细胞的特性，从而有助于诊断慢性子宫内膜炎，但内膜中浆细胞少或缺乏，并不能否定慢性子宫内膜炎的存在。

老年性子宫内膜炎的内膜变得菲薄，其中见不到或仅见少量腺体，间质部可出现大片的纤维或肉芽组织。

3.临床表现

慢性子宫内膜炎患者常诉有不规则阴道出血或月经不规则，有时有轻度下腹痛及白带增多。此症的主要症状是：①不规则月经或子宫出血；②约半数患者有下腹痛或坠胀感；③白带增多；④少数患者可能有发热。

主要体征是:①子宫有触痛,可能增大;②宫旁组织可能有增厚及触痛。约有20%的慢性子宫内膜炎患者可以完全无症状,而是由于医师诊断为其他妇科疾病行诊刮时所发现。

老年性子宫内膜炎患者常有绝经期后出血,兼有白带增多,白带往往较稀薄且可能为血性。但遇有此种情况应首先排除宫颈癌或子宫内膜的恶性肿瘤。另外,在使用宫内避孕器者、有非婚性生活史的年轻妇女、妊娠次数>3次者,以及宫颈慢性炎症的患者中发病率较高。

4.治疗

慢性子宫内膜炎在治疗上应去除诱因,如在阴道分娩后、剖宫产后、人工流产后疑有胎膜胎盘残留者,如无急性出血,可给抗生素3~5d后行刮宫术清除可能残留的胎膜、胎盘组织;有宫内避孕器者,应取出宫内避孕器;如有子宫内膜息肉、黏膜下肌瘤,可根据情况做相应的处理。对老年性子宫内膜炎患者,除在行诊刮时注意扩张宫颈口以利引流外,给予小剂量雌激素。

(三)宫腔积脓

宫腔积脓不常见,易被忽略或误诊。不论是急性或慢性子宫内膜炎所导致的宫颈阻塞,如宫腔内的炎性分泌物不能外流或引流不畅,即可形成宫腔积脓。

造成宫颈管狭窄阻塞的原因可能与宫颈恶性肿瘤,尤其是放疗后患者,宫颈电烙、冷冻或宫颈锥切、严重的慢性宫颈炎、阴道炎所导致的瘢痕形成,以及老年妇女的宫颈萎缩等有关。

患者的主要症状是下腹坠痛、发热。但由于慢性子宫内膜炎而逐渐形成的宫腔积脓也可以无明显症状。妇科检查时可发现子宫增大,柔软,有触痛,宫旁结缔组织可有明显增厚,并可有附件的炎性包块同时存在。老年妇女如有以上情况尤应想到有宫腔积脓的存在。

以宫腔探针探入宫腔时,如有脓液流出,诊断即可确立,但应同时轻取宫腔组织以了解有无恶性肿瘤存在。有时由于宫颈管瘢痕较多,管腔弯曲,探针不易插入,故需耐心操作。一旦诊断确立,将宫颈扩张,脓液即可顺利外流。如引流不够满意可在宫颈管内放置橡皮管引流,以防止颈管在短期内又发生阻塞,影响脓液的排出。如引流通畅,症状即迅速消失,抗生素的应用与否,可根据引流后的疗效而定。对老年患者,可给予倍美力或补佳乐口服7~10d。

三、输卵管卵巢炎、盆腔腹膜炎

(一)急性输卵管炎、卵巢炎、盆腔腹膜炎

在盆腔生殖器官与盆腔组织的炎症中以输卵管炎最常见。由于相互邻近的关系,往往是输卵管炎、卵巢炎以及盆腔腹膜炎甚至盆腔结缔组织炎同时并存,互相影响,而单纯的输卵管炎甚为少见。

输卵管卵巢炎与盆腔腹膜炎很可能是输卵管炎在发展过程中的不同阶段在病因、临床表现、诊断与治疗各方面都有很多共同之处。

1.病因及发病机制

据国内外报道本病常见,多为混合感染。主要病原体有淋球菌、沙眼衣原体、大肠杆菌、克雷白杆菌、变形杆菌、需氧性链球菌、厌氧菌(类杆菌、梭状芽孢杆菌、消化球菌、消化链球菌、放线菌)等。国外以淋菌及沙眼衣原体感染为最多,其次为厌氧菌及需氧菌的混合感染。国内则以厌氧菌、需氧菌最多。

(1)在产后、流产后细菌通过胎盘剥离面或残留的胎盘、胎膜、子宫切口等至肌层、输卵管、

卵巢、盆腔腹膜发生炎症。当全身免疫功能降低时，隐匿在阴道皱襞内的厌氧菌即开始活跃，并进入上生殖道发生感染。在急性盆腔炎患者的后穹穿刺液中以及盆腔腹膜炎患者抽出的脓液中均可培养出厌氧菌，以类杆菌、消化球菌、消化链球菌最常见。产褥感染败血症的血培养厌氧菌阳性者占 1/3，以消化球菌、消化链球菌和脆弱类杆菌最多见。脆弱类杆菌的内毒素毒力较大肠杆菌为低，但它能产生破坏青霉素的 β-内酰胺酶，对青霉素有抗药性，还产生肝素酶，溶解肝素，促进凝血，导致引起发生血栓静脉炎和迁徙性脓肿。消化球菌与消化链球菌除单独感染外，常与其他细菌混合感染，消化链球菌中，厌氧性链球菌是产褥期脓毒血症中最易发现的细菌，随着抗生素的有效应用这种病已明显减少。产气荚膜杆菌（属梭状芽孢杆菌）在感染性流产中能见到，有时可引起严重后果。但有时也可表现为一般良性无并发症的后果。

(2)月经期性交：月经期子宫内膜的剥脱面有扩张的血窦及凝血块，均为细菌的良好滋生环境，如在月经期性交或使用不洁的月经垫，可使细菌侵入发生炎症。

(3)妇科手术操作后：未经严格消毒而进行的输卵管通液、碘油造影与刮宫手术，经腹腔镜进行输卵管电烙绝育术与其他经腹妇科手术均有可能导致急性输卵管卵巢炎；作妇科手术时误伤肠道或对感染性流产进行吸刮术不慎将子宫穿破，则可先导致严重的急性盆腔腹膜炎，然后炎症波及输卵管与卵巢，偶尔亦可见子宫内膜炎未治愈时，放置宫内避孕器致严重的急性盆腔炎者。近年来由于宫内避孕器的广泛应用，不少急性输卵管卵巢炎、盆腔腹膜炎都是因此而发生。宫内避孕器所致的子宫内膜炎或输卵管卵巢炎有时是放线菌感染。

(4)邻近器官炎症的蔓延：邻近器官的炎症最常见者为急性阑尾炎、腹膜炎、结肠憩室炎等可分别引起邻近一侧的输卵管卵巢炎，但此种情况较为少见。

(5)慢性炎症急性发作：如有慢性输卵管炎、卵巢炎，在未治愈前有性生活或不洁性交等可引起炎症的急性发作。

(6)全身性疾病：由血液传播的常是结核性炎症，全身性菌血症亦偶可引起输卵管卵巢炎。流行性腮腺炎则可经血行感染卵巢，引起单纯的卵巢炎，这也是较罕见的现象。

(7)淋菌及沙眼衣原体：多为上行性急性感染，继发于宫颈炎、尿道炎或前庭大腺炎等上行感染输卵管及卵巢。

寄生虫病，如血吸虫、丝虫，甚至蛔虫、绦虫卵均可经血行而积聚于输卵管壁或卵巢中引起所谓肉芽肿性输卵管卵巢炎，在血吸虫病高发地区偶可见到血吸虫卵性输卵管卵巢炎症。

(2)发病高危因素

性活动、避孕措施及社会诸因素与急性盆腔炎的发生有关。

(1)性活动：急性盆腔炎的发生其危险性与性活动有关，研究发现 16 岁前开始性生活的妇女较更晚期者的急性盆腔炎的发病次数高 2 倍，性交频率与患盆腔炎的次数呈正相关。15～19 岁感染过沙眼衣原体的妇女较 30～40 岁的妇女再次感染衣原体的危险性高 8 倍。性伴侣数增加，患盆腔炎的危险性也相应增加。

(2)避孕措施：研究发现采用避孕套或避孕膜达 2 年以上的妇女较短于 2 年者患盆腔炎低23％。社会层次及经济水平较高的妇女由于性交的年龄较晚，以及长期用工具避孕，较低层次者发生盆腔炎的概率平均减少一半。口服避孕药可减轻患者输卵管炎的病变程度，长期服用口服避孕药者较未服用者患盆腔炎的危险性减少 50％，使用宫内避孕器者较不使用者患盆腔炎的相关危险性提高了(2)5～7.3倍,说明不同避孕措施对患盆腔炎的危险性不同。

(3)阴道冲洗:常行阴道冲洗的妇女,由于阴道冲洗改变了阴道的环境,使其不能抗御病原菌的侵袭,同时也可能将阴道宫颈的致病菌冲入宫腔致使盆腔炎发生的危险性增加。有学者指出:曾被沙眼衣原体感染的性伴侣可致妇女的盆腔炎反复发作。

(4)细菌性阴道病:上生殖道感染的患者中有66%的患者合并有细菌性阴道病。

(5)人工流产术:人工流产术前曾患阴道炎或术前有盆腔炎的妇女流产术后患盆腔炎的危险性明显增加。

3.病理

(1)急性输卵管炎、卵巢炎、输卵管卵巢脓肿:一般由化脓菌引起,病变多通过子宫颈的淋巴播散至子宫颈旁的结缔组织,首先侵及输卵管浆膜层再达肌层,输卵管内膜受侵较轻,或可不受累。病变是以输卵管间质炎为主,由于输卵管管壁增粗,可压迫管腔变窄,轻者管壁充血、肿胀,重者输卵管肿胀明显,且有弯曲,并有含纤维素性渗出物,引起周围的组织粘连。炎症如经子宫内膜向上蔓延时,首先为输卵管内膜炎,输卵管黏膜血管扩张、淤血,黏膜肿胀,间质充血、水肿及大量中性多核白细胞浸润,黏膜血管极度充血时,可出现含大量红细胞的血性渗出液,称为出血性输卵管炎,炎症反应迅即蔓延至输卵管壁,最后至浆膜层。输卵管变得红肿、粗大,近伞端部分的直径可粗达数厘米。管腔内的炎性分泌物易经伞端外溢导致盆腔腹膜炎及卵巢周围炎。重者输卵管内膜上皮可有返行性变或成片脱落,引起输卵管管腔粘连闭塞或伞端闭塞,如有渗出液或脓液积聚,可形成输卵管积脓,肿大的输卵管可与卵巢紧密粘连而形成较大的包块,临床上称之为输卵管卵巢炎性包块或附件炎性包块。卵巢表面有一层白膜包被,很少单独发炎,卵巢多与输卵管伞端粘连,发生卵巢周围炎,也可形成卵巢脓肿,如脓肿壁与输卵管粘连穿通形成输卵管卵巢脓肿,脓肿可发生于初次感染之后,但往往是在慢性附件炎反复发作之后形成。脓肿多位予子宫后方及阔韧带后叶及肠管间,可向阴道、直肠穿通,也可破入腹腔,发生急性弥漫性腹膜炎。

(2)急性盆腔腹膜炎:盆腔腹膜的受累程度与急性输卵管炎的严重程度及其溢出物多少有关。盆腔腹膜受累后,充血明显,并可渗出含有纤维蛋白的浆液。可形成盆腔脏器的粘连,渗出物聚集在粘连的间隙内,可形成多数的小脓肿,或聚集在子宫直肠窝内形成盆腔脓肿,脓肿破入直肠则症状减轻,如破入至腹腔则可引起弥漫性腹膜炎,使病情加重。

4.临床表现

根据病情及病变范围大小临床表现有所不同,发热及下腹痛是典型的症状,患者可先有发热然后感下腹痛,也可能两种症状同时发生。发热前可先有寒战、头痛,体温高达39～40℃。下腹部剧痛为双侧,或病变侧剧痛。如疼痛发生在月经期则可有月经的变化,如月经量增多,月经期延长;在菲月经期疼痛发作则可有不规则阴道出血,白带增多等现象。由于炎症的刺激,少数患者也可有膀胱及直肠刺激症状,如尿频、尿急、腹胀、腹泻等。

检查时患者有急性病容,辗转不安,体温常在38℃以上,可高达40℃或更高,呈弛张热或稽留热,脉搏明显加速,面部潮红、唇干。病初起时下腹一侧触痛可较另一侧明显,如已发展为较严重的盆腔腹膜炎时则整个下腹有触痛及反跳痛,患者因疼痛而拒按。妇科检查见阴道充血,宫颈充血,有触痛,分泌物多,呈黄白色或脓性,有时带恶臭,阴道穿隆有触痛,子宫增大,压痛,活动受限,双侧附件增厚或触及包块,压痛明显。

急性输卵管卵巢炎患者可伴发肝周围炎(Fitz-Hush-Curtis 综合征),临床表现为右上腹或右下胸部痛,颇似胆囊炎或右侧胸膜炎的症状。淋菌或沙眼衣原体感染均可能引起此种情况。其病理特点是在腹腔镜或剖腹探查直视下,可见到肝脏包膜有纤维素斑,横膈浆膜面有小出血点,而最典型的表现是在肝脏表面和横膈间见有琴弦状粘连带。据报道,此综合征的发生率最高可达 30%,如不注意,可被误诊为急性胆囊炎。

5.诊断

对患急腹症的妇女,详细询问病史,了解有无安放宫内避孕器、发病前有无流产、有无过频的性交或经期性交、曾否做过宫颈小手术等,再结合临床表现,诊断急性输卵管卵巢炎及急性盆腔腹膜炎当无困难,但在临床实际工作中此症的误诊率仍高达 30%。诊断该病除根据病史及临床检查外,尚应做相关的实验室检查,包括血、尿及宫颈分泌物涂片和培养找细菌(包括厌氧菌),阴道后穹穿刺如有脓液,则诊断更明确。可作涂片找淋球菌、沙眼衣原体及其他化脓菌。

多年来已知某些生殖器官的黏膜,如输卵管及宫颈管黏膜等可产生一种有别于胰腺所产生的淀粉酶,此种生殖淀粉酶与唾液淀粉酶不易区别。数年前,瑞典有人发现在直肠子宫陷窝处的腹水中存在着非胰腺产生的淀粉酶,包括生殖与唾液淀粉酶,称为同种淀粉酶,其正常值为 300U/L,当输卵管黏膜发炎时,则腹水中的同种淀粉酶的含量明显降低,降低的程度与炎症的严重程度成正比,可降至 40U/L。该作者对可疑急性输卵管炎患者进行试验,取患者阴道后穹穿刺液及其血液作同种淀粉酶试验,结果腹水同种淀粉酶值/血清同种淀粉酶的比值<1.5 者,多数均被手术证实为急性输卵管炎。此法已被证明是对急性输卵管炎较可靠的诊断方法。国外有人发现急性输卵管炎患者的后穹穿刺腹水中白细胞计数远远高于非此症患者,并认为如能将在后穹抽出的腹水同时作上述两项检查,则诊断准确率可进一步提高。

6.鉴别诊断

须与急性阑尾炎、卵巢囊肿蒂扭转、异位妊娠、盆腔子宫内膜异位症等鉴别。

(1)急性阑尾炎:右侧急性输卵管卵巢炎易与急性阑尾炎混淆。一般而言,急性阑尾炎起病前常有胃肠道症状,如恶心、呕吐、腹泻等,腹痛多初发于脐周围,然后逐渐转移并固定于右下腹。检查时急性阑尾炎仅麦氏点有压痛,左下腹则不痛,体温及白细胞增高的程度不如急性输卵管卵巢炎。如系急性输卵管卵巢炎,则疼痛起于下腹左右两侧,右侧急性输卵管卵巢炎者,常在麦氏点以下压痛明显,妇科检查子宫颈常有举痛,双侧附件均有触痛。但临床上二者同时发生者也偶可遇到。如诊断不能肯定,应尽早作剖腹探查,否则阑尾穿孔后不仅对患者危害极大,其所形成的局限性腹膜炎或脓肿也将与严重的急性输卵管卵巢炎及盆腔炎难以区别。

(2)卵巢囊肿蒂扭转:卵巢囊肿蒂扭转可引起急性下腹痛伴有恶心、甚至呕吐。扭转后囊腔内常有出血或伴感染,则可有发热,故易与输卵管卵巢炎混淆。仔细询问病史及进行妇科检查,并借助 B 超可明确诊断。

(3)异位妊娠或卵巢黄体囊肿破裂:异位妊娠或卵巢黄体囊肿破裂均可发生急性下腹痛并可能有低热,但异位妊娠常有停经史,有腹腔内出血,患者面色苍白,急性病容,甚至呈现休克,尿 HCG 呈阳性,而急性输卵管卵巢炎多无这些症状,阴道后穹穿刺,抽出为陈旧性血液则诊断明确。卵巢黄体囊肿仅限于一侧,块状物界限明显。

(4)盆腔子宫内膜异位症:患者在经期有剧烈下腹痛,经量增多,多合并不孕病史,须与输卵管卵巢炎鉴别,妇科检查子宫可增大,盆腔有结节状包块,可通过 B 超及腹腔镜检查做出诊断。

7.治疗

(1)全身治疗:较重要,患者应卧床休息,予以高蛋白流食或半流食,取头高脚低位以利子宫腔内及宫颈分泌物排出体外,盆腔内的渗出物聚集在子宫直肠窝内而使炎症局限。补充液体,纠正电解质紊乱及酸碱平衡,高热时给予物理降温。

(2)抗生素治疗:近年来由于新的抗生素不断问世,对细菌培养的技术提高以及药物敏感试验的配合,急性炎症可彻底治愈。由于本病多为混合性感染,一般在药物敏感试验做出以前,先使用需氧菌及厌氧菌兼顾的抗生素联合用药,但要求抗生素达到足量,给药途径以静脉滴注收效快。抗生素选择原则如下:

青霉素类:代表药物有青霉素 G,剂量 240 万～1200 万 U/d,静滴,主要针对革兰阳性或阴性球菌;氨苄西林,剂量 2～6g/d,静滴,主要针对大肠杆菌;阿莫西林-克拉维酸钾,剂量1.2～(2)4g/d,静滴,抗菌谱更广,能抑制 β-内酰胺酶活性;氨苄西林-舒巴坦 3.0～9.0g/d,静滴;替卡西林-克拉维酸钾,3.2～9.0g/d,静滴。哌拉西林:又称氧哌嗪青霉素,对多数需氧菌及厌氧菌均有效,每日 4～12g,分 3～4 次静注或静滴,严重感染每日可用 16～24g。

头孢菌素类抗生素:①第一代头孢菌素,对革兰阳性菌有效,代表药物有头孢唑啉(先锋Ⅴ)2～4g/d,静滴;头孢拉定(先锋Ⅵ)2～4g/d,静滴。对第 1 代头孢菌素敏感的细菌有 B 族溶血性链球菌、葡萄球菌、大肠杆菌等。②第、二代头孢菌素,对革兰阳性菌抗菌力较第一代强,对革兰阴性菌的抗菌谱较第一代有所扩大。代表药物有头孢呋辛 1.5～3g/d,静滴;头孢西丁 2～4g/d,静滴;头孢替安 1.0～(2)0g/d,静滴。③第三代头孢菌素,对 β-内酰胺酶较第二代稳定,其抗菌谱更广、更强,不良反应更少。代表药物有头孢噻肟钠 2g/d,静滴;头孢哌酮 2～4g/d,静滴;头孢拉定 4～6g/d,静滴;头孢曲松钠 2～4g/d,静滴;头孢曲松 2～4g/d,静滴;头孢唑肟 1～2g/d,静滴;头孢甲肟 1～2g/d,静滴。

氨基糖苷类抗生素:对革兰阴性菌效果良好,代表药物有庆大霉素 16 万～24 万 U/d,静滴;阿米卡星 0.4～0.8g/d,静滴;硫酸阿米卡星 0.2～0.4g/d,静滴;妥布霉素 80～240mg/d,静滴。

大环内酯类抗生素:对革兰阳性菌、沙眼衣原体有较强作用。代表药物有红霉素 1.2～1.8g/d,静滴;交沙霉素 800～1200mg/d,口服;罗红霉素 300～450mg/d 口服;克拉霉素 500～1000mg/d,静滴;阿奇霉素 500mg/d。

喹诺酮类抗生素:目前有多个品种应用于临床,其抗菌谱广,对革兰阳性、阴性等菌均有抗菌作用,且具有较好的组织渗透性。现多选用第三代喹诺酮类抗生素,代表药物有氧氟沙星 200～400mg/d,静滴或 400～800mg/d,口服;环丙沙星 400～800mg/d,静滴或 500～1000mg/d,口服;培氟沙星(甲氟哌酸)800mg/d,静滴或口服;洛美沙星 600mg/d,口服;左氧氟沙星 200～400mg/d,口服。此外,喹诺酮类药物中近年来发展的妥舒沙星、斯帕沙星和左氟沙星,这 3 种药对革兰阳性菌、厌氧菌、衣原体、支原体的活性比环丙沙星强,妥舒沙星对金黄色葡萄球菌的活性是环丙沙星的 8 倍,左氟沙星是氧氟沙星的左旋体,其活性较氧氟沙星大 1 倍,毒副作用更小,这些药物标志着喹诺酮向高效能低毒性的活性药物迈进。

其他:①克林霉素,又称克林霉素,与氨基糖苷类药物(常用庆大霉素)联合,克林霉素每次 600mg,每 6 小时 1 次,静脉滴注,体温降至正常后改口服,每次 300mg,每 6 小时 1 次。克林霉素对多数革兰阳性和厌氧菌(如类杆菌,消化链球菌等)有效。与氨基糖苷类药物合用有良好的效果。但此类药物与红霉素有拮抗作用,不可与其联合。②林可霉素,其作用与克林霉素相同,用量每次 300～400mg,每日 3 次,肌内注射或静脉滴注。克林霉素及林可霉素对厌氧菌如脆弱类杆菌、梭形杆菌,消化球菌及消化链球菌均敏感,对输卵管卵巢脓肿用克林霉素的疗效优于单用青霉素。③甲硝唑 1.0～(2)0g/d,静滴。④替硝唑 0.8g/d,静滴。⑤多诺环素 200mg/d,口服。

急性输卵管炎、卵巢炎及盆腔腹膜炎可供选择的抗感染治疗方案如下:

①头孢呋辛 1.5g,静滴或头孢曲松钠 1g,静滴或头孢噻肟 1～2g,静滴或头孢哌酮 1～2g,静滴或头孢拉定 2～3g,静滴或头孢甲肟 1g,静滴,每日 2 次,连用 7～14d;同时加用多西环 100mg 口服,每日 2 次,服用 7d 或阿奇霉素 1g 顿服(特别是合并沙眼衣原体感染时)。

②氧氟沙星或左氧氟沙星 200mg,静滴,联合甲硝唑 0.5g 或替硝唑 0.4g 静滴,每日 2 次,连用 7～14d。

③克林霉素 1.2g,静滴,联合阿米卡星或奈替米星 0.2g,静滴,每日 2 次,连用 7～14d。

④替卡西林＋克拉维酸 1.2g,静滴,每日 2 次,加用阿米卡星 0.2g 或奈替米星 0.2g,静滴,每日 2 次,连用 7～14d。

⑤青霉素 G 560 万～1200 万 U、庆大霉素 16 万～24 万 U 加甲硝唑 1.0g,静滴,连用 7 ～14d。

除静脉给药外,最近有学者主张局部抗感染治疗,即在腹部或阴道 B 超引导下后穹或下腹部穿刺,将消炎药物头孢曲松 1.0～(2)0g 和甲硝唑 0.5g 注入盆腔内,保留局部穿刺管,每日注药 1 次,3～7d 为一疗程。

若以上治疗后症状无明显好转,高热持续不退,则可能有输卵管积脓或输卵管卵巢脓肿形成,其治疗见盆腔脓肿部分。

美国疾病控制中心(CDC)对盆腔腹膜炎的治疗分两步:一步是门诊治疗,第二步为住院治疗。门诊治疗的患者多为轻症盆腔炎,先控制住淋球菌,给头孢西丁 250mg 一次性肌注,然后再给多西环素 100mg,每日 2 次,共 10～14d,或给诺氟沙星 800mg,口服,服药后 48～72h 再检查,如治疗不理想,则需住院治疗。第二阶段治疗为控制沙眼衣原体、需氧菌及厌氧菌,建议用口服多西环素 100mg,每日 2 次,共用 10～14d;四环素 500mg.每日 4 次,共服 10～14d,如患者对药物过敏,则可给红霉素 500mg,每日 4 次,共药 10～14d,如有厌氧菌,可同时加用甲硝唑 500mg 口服,每日 4 次。门诊治疗疗效不佳须住院治疗,其性伴侣也应作检查,如有性传播性疾病,也应积极接受治疗。住院治疗的指征:①病情严重,已形成脓肿;②门诊治疗效果不佳或无效;③孕期;④诊断不明确;⑤放置宫内避孕器者。住院治疗方案如下:第一方案:头孢西丁 2g 静脉注射,每 6 小时 1 次;或头孢替坦 2g,静脉注射,每 12 小时 1 次,加多西环素 100mg 口服或静脉注射每 12 小时 1 次,直至体温下降或症状消失 48h 后,病轻者可出院并给多西环素 100mg 口服,每 12 小时 1 次,共 10～14d。第二方案为克林霉素 900mg,静脉注射,每 8 小时 1 次,加庆大霉素 2mg/kg 负荷量静脉注射或肌内注射,然后再给维持量 1.5mg/kg 静脉注射或肌内注射,每 8 小时 1 次。第二方案与第一方案同,即治疗至患者退热及症状消失后 48h 可出院,并给克林霉素 450mg,每 5 小时 1 次,口服,共 10～14d,或给多西环素 100mg,每 12 小时 1 次,口服,共 10～14d。头孢西丁及头孢替坦对淋球菌及衣原体有效,对 B 族链球菌、厌氧及需氧革兰阴性细菌均有良好的效果。克林霉素对淋球菌、B 群链球菌、沙眼衣原体最有效,庆大霉素联合克林霉素对需氧菌及革兰阴性菌有好效果。

此外,氨曲南为一种 β-内酰胺类抗生素,如患者有肾功能不全,可代替庆大霉素,用量为 2g,静脉给药,每 8 小时 1 次。

(3)中药治疗:采用活血化瘀、清热解毒的中药,如银翘解毒汤、安宫牛黄丸、紫雪丹等。

(4)手术治疗:经药物治疗 48～72h,体温持续不降,肿块加大,或有中毒症状,应及时手术排脓,年轻妇女要考虑保留卵巢功能,对体质衰弱患者的手术范围须根据具体情况决定。如为盆腔脓肿或为盆腔结缔组织脓肿,可经腹部或阴道切开排脓,同时注入抗生素。如脓肿位置较表浅,系盆腔腹膜外脓肿向上延伸超出盆腔者,于髂凹处扪及包块时,可在腹股沟韧带上方行切开引流。

输卵管卵巢脓肿,经药物治疗有效,脓肿局限后,也可行手术切除肿块。

脓肿破裂后,患者突然觉得腹部剧痛,伴高热、寒战,并有恶心、呕吐、腹胀、拒按等情况时应立即实行手术,剖腹探查。

(二)慢性输卵管炎、卵巢炎、盆腔腹膜炎

慢性输卵管炎、卵巢炎、盆腔腹膜炎多为急性附件炎未彻底治疗或患者体质较差,病程迁延所致,但沙眼衣原体感染时,由于呈亚急性表现,症状多不明显而易被人们忽略,以致形成慢性炎症。

1.病理

慢性输卵管卵巢炎、盆腔腹膜炎可以发生以下几种病理改变。

(1)慢性输卵管卵巢炎:多为双侧性,输卵管多增粗、变硬且黏膜多处可发生粘连而导致管腔闭塞,但管腔亦可仅有重度狭窄而仍然保持贯通。镜检下可发现黏膜间质有浆细胞与淋巴细胞浸润。输卵管的增粗程度不一,但由于其变硬,作妇检时可扪到有如索状物,而正常的输卵管一般是扪不到的。慢性卵巢炎多与输卵管炎同时发生,乃慢性输卵管炎波及卵巢与卵巢粘连形成炎性包块,如输卵管重度增粗且与卵巢、盆腔腹膜、肠曲、大网膜等发生重度粘连时,则可以形成较大的炎性包块,但两侧包块的大小可有明显差异。如慢性炎症伴有反复的急性发作,则包块可继续增大且粘连越紧而不利于手术切除。

(2)输卵管积水:为慢性输卵管炎症中较为常见的类型。"水"可以有两种来源:①输卵管因炎症而发生峡部及伞端粘连,阻塞后,易形成输卵管积脓,将输卵管的管腔扩大,当管腔内的脓细胞及坏死组织经分解而被吞噬细胞清除后,最终成为水样液体;②管腔的两端因粘连而阻塞后,黏膜细胞的分泌液即积存于管腔内,越积越多,管腔内黏膜细胞虽因受压而变扁平但并未完全丧失功能,其结果是大量水样液体积存于管腔中形成输卵管积水。积存的水多为清澈液体,但亦偶可稍呈血性液,在水中已无细菌存在。

输卵管积水多为双侧性,但一侧可明显大于另一侧,呈曲颈瓶样,越近伞端越粗,最大直径可达十余厘米。管壁菲薄,表面光滑,与周围组织粘连较少是其特点,故可以峡部为轴而发生扭转,一般在手术探查前,输卵管积水扭转不易与卵巢囊肿蒂扭转相鉴别。在临床上偶可遇到由于管内积水多,管内压力增高致使积水的输卵管与子宫腔有小孔相通,因而患者可有阵阵阴道排液的现象,此种情况有时需与输卵管癌相鉴别,因后者的主要症状之一是自宫颈口阵阵排出液体。必须指出,并非所有的输卵管积水都是由于炎症所致,如输卵管结扎绝育术后,亦偶可导致输卵管积水。

(3)输卵管卵巢囊肿:若输卵管有积脓而卵巢亦已形成脓肿且逐渐增大,两者之间的间隔可以穿通而成为一个整体,脓液液化(机制同前述)后即形成输卵管卵巢囊肿。有时积液的输卵管因与卵巢有粘连而与后者中的卵泡囊肿相贯通亦可形成一个较大的输卵管卵巢囊肿。不论此种囊肿是如何形成的,剖腹探查时可见到该侧输卵管已大部分被破坏变薄,而卵巢则被压扁,附于输卵管卵巢囊肿的基底部。

(4)输卵管积脓(见盆腔脓肿)。

(5)峡部结节性输卵管炎:为一种特殊类型的输卵管炎,多在输卵管峡部有黄豆大硬结,有时亦可见于壶腹部。常为双侧性。由于结节较硬,在作妇科检查时多可扪到,故在临床上不难做出诊断。

结节的形成是由于输卵管黏膜受炎症刺激侵入管壁,引起肌壁增生而致。亦有人认为其发生机制与子宫腺肌病的病因相似而不一定是炎症。如在肌壁间有子宫内膜腺体而其周围又发现有间质,则可以诊断为腺肌瘤。

(6)慢性盆腔腹膜炎,炎症蔓延至盆腔腹膜,腹膜充血、水肿而逐步增厚,炎性分泌物可沿其周围组织渗透,渗透至子宫直肠陷凹时,局部组织变硬、变厚。

(2)临床表现

全身症状不明显,可以表现为下腹部坠痛、腰骶部胀痛、性交痛或痛经等。疼痛是由于盆腔内组织充血,盆腔器官有粘连所致,故常于经前或劳动后加重。患者往往因长期下腹不适或腰骶部痛致全身健康受到影响。有时可伴尿频,白带增多,月经量多,周期不准,经期延长等症状。慢性输卵管卵巢炎常因其与周围组织粘连而不孕,即使可以受孕,发生输卵管妊娠的机会亦较多。

据报道,如对急性输卵管卵巢炎治疗不及时不彻底,其中有一部分患者在 1～2 年后可发生骶髂关节炎,引起骶髂部的持续疼痛,此种关节炎的晚期可以用 X 线片诊断,但在早期则 X 线片上并无关节炎的特征显示,可用定量的放射性同位素锝扫描加以发现。

慢性输卵管卵巢炎的另一特点是可有反复急性发作。发作的原因可能为重复感染,也可能因患者机体抵抗力降低致使潜伏的细菌重新活跃。每次发作后均使输卵管卵巢、盆腔腹膜以及周围器官的粘连更紧密而逐渐发展成为较大的包块,以致症状越来越明显。

作妇科检查时常发现子宫多为后倾,活动性受限,甚至完全固定。在宫旁或后方可触及增粗的输卵管或其中的结节或输卵管与卵巢炎所形成的包块,并有触痛,如合并有盆腔结缔组织炎则宫骶韧带增厚,触痛明显。如仅有输卵管积水,则可扪到壁薄的囊样物,且可能推动而无触痛,故甚难与卵巢囊肿鉴别。输卵管卵巢囊肿一般较输卵管积水大,固定于子宫一侧。检查时如发现为固定的囊块,则提示有此种囊肿的可疑。

3.诊断

在询问病史时如发现患者以往曾有急性盆腔炎病史,诊断多无困难。如患者除不育外症状不严重,检查时仅发现宫旁组织稍增厚而无包块,则可进行输卵管通液检查,如证明输卵管不通,慢性输卵管炎的诊断即基本上可以确立。但尚需进一步明确有无结核性输卵管炎的可能。

鉴别诊断须与子宫内膜异位症、卵巢肿瘤、盆腔结核等鉴别。

4.治疗

慢性炎症患者由于经常有下腹坠痛,思想顾虑重,应加强宣传,解除思想顾虑,加强营养,做好体质锻炼,避免重体力劳动。

(1)药物治疗

透明质酸酶:给1500U或糜蛋白酶5mg肌内注射,隔日1次,5～10次为一疗程,有利于炎症及粘连的吸收,个别患者如出现全身或局部过敏反应,应停用药。

封闭疗法:能阻断恶性刺激,改善组织营养,如骶前封闭,每次用0.25%普鲁卡因40ml,每周1～2次,每疗程4～5次;或用阴道侧穹隆封闭,即在距子宫颈1cm处刺入侧穹隆2～3cm深,每侧缓慢注射0.25%普鲁卡因10ml,每日1次,每疗程6～7次。

抗生素治疗:可选用治疗急性输卵管卵巢炎的药物。应用抗生素的依据是,在此类慢性病患者的输卵管内尚可残存有少量致病菌,抗生素可将其杀灭,且可防止复发。在用抗生素的同时,可加用肾上腺皮质激素,治疗一段时间后一些患者的症状可明显减轻甚至消失,少数患者的输卵管可以复通,但这不等于患者已被根治,输卵管复通后,亦不等于即可受孕。对这些患者仍需继续随访检查。

(2)物理疗法:可促进盆腔组织局部血液循环,改善局部组织的新陈代谢,以利炎症的吸收和消退。

激光治疗:利用激光治疗的特点,消炎、止痛以及促进组织的修复作用。

超短波疗法:用下腹腰部对置法,或将阴道电极置于阴道内,微热量或温热量,每次15～20min,每日1次,或隔日1次,12～15次为一疗程。

微波治疗:因机体组织对微波吸收率高,其穿透力较弱,产热均匀,可准确限定治疗部位,操作方便,对慢性炎症用圆形或矩形电极横置于下腹部,距离10cm,功率80～100W,每次15～20min,每日1次,10～20次为一疗程。

石蜡疗法:用腰-腹法,使用蜡饼或蜡袋置于下腹部及腰骶部,每次30min或用蜡栓放置阴道内,隔日1次,10～15次为一疗程。

热水坐浴:一般用1∶5000高锰酸钾液或中药洁尔阴坐浴,水温约为40℃,每日1次,5～10次为一疗程,每次10～20min。

此外,尚有中波直流电透入法、紫外线疗法等物理疗法。应用理疗治疗慢性盆腔炎性疾病时应注意禁忌证:月经期及孕期;生殖器官有恶性肿瘤;伴有出血;内科合并症,如心、肝、肾功能不全;活动性结核;高热;过敏性体质等情况时均不应作理疗。

(3)手术治疗

手术指征:年龄较大、已有子女者。症状明显者,影响身体健康及工作,尤以盆腔已形成包块者；有反复急性发作史而经非手术治疗效果不佳者；较大的输卵管卵巢囊肿或输卵管积水者；年龄较轻，婚后不孕，其他功能正常、输卵管梗阻但未形成包块，盼望生育者。

手术范围：

全子宫切除：对输卵管卵巢囊肿、输卵管积水，如已有子女，年龄超过 40 岁者，可行全子宫切除及病灶切除术，但需保留一侧卵巢或部分卵巢。但双侧附件尸形成包块者（包括输卵管积水、输卵管卵巢囊肿）宜作全子宫及双侧附件切除术。

年轻患者迫切希望生育，如单侧或双侧输卵管均不通，根据情况可作输卵管复通术。手术中应同时将输卵管、卵巢周围可见到的粘连带全部分离。进行输卵管复通手术时，必须肯定炎症是非结核性的，否则不可能成功。

慢性炎症患者经以上方法治疗后，有可能使输卵管通而不畅，以致发生输卵管妊娠。此种情况在临床上并不罕见，应高度重视。

四、盆腔结缔组织炎

盆腔结缔组织（又称纤维结缔组织）是腹膜外的组织，位于盆腔腹膜后方、子宫两侧以及膀胱前间隙等处。这些部位的结缔组织之间并无界限，盆腔腹膜后的结缔组织与整个腹膜后（上达肾周围）的结缔组织相连，在阔韧带下方的宫旁组织（即主韧带）及宫颈骶骨韧带中均含有较多的结缔组织兼有少许平滑肌细胞。盆腔结缔组织炎（又称蜂窝织炎）多初发于宫旁结缔组织，然后播散至其他部位。

盆腔结缔组织炎可以分为原发性与继发性两种类型。原发者系指炎症初发时仅限于盆腔结缔组织，但如炎症严重可以穿透腹膜而波及盆腔腹膜或通过输卵管系膜而影响输卵管及卵巢；继发者则指先有严重的输卵管卵巢及盆腔腹膜炎，再播散至盆腔结缔组织。

（一）急性盆腔结缔组织炎

1.病因

急性盆腔结缔组织炎多由于手术损伤所致。扩张宫颈术时之宫颈撕伤；全子宫切除（尤其是经阴道者）术后阴道断端周围之血肿及感染；人工流产术中误伤子宫或宫颈侧壁以及分娩或手术产时造成的宫颈或阴道上端撕伤等，均易导致急性盆腔结缔组织炎。妊娠期间盆腔结缔组织常有增生并充血，一旦发生感染，往往迅速扩散至大部分的盆内结缔组织，导致较严重的盆腔结缔组织炎。病原体多为通常寄生于阴道内的需氧或（及）厌氧菌，包括链球菌、葡萄球菌、大肠杆菌、厌氧菌、淋球菌、衣原体、支原体等。

（1）链球菌：为革兰阳性链球菌，其中以乙型链球菌致病力强，能产生溶血素和多种酶，使感染扩散。此类细菌感染的脓液较稀薄，呈淡红色，量较多。本菌对青霉素敏感。B 族溶血性乙型链球菌常见于产后子宫感染及新生儿致命性感染。

（2）葡萄球菌：常见于产后、剖宫产后、妇科手术后的感染。分金黄色、白色、柠檬色 3 种，致病力强。脓液色黄、稠、无臭，对一般常用的抗生素易产生耐药，须根据药敏试验用药较理想，耐青霉素金黄色葡萄球菌对头孢噻吩、克林霉素、万古霉素及氯霉素等较敏感。

（3）大肠杆菌：革兰阴性菌，本菌一般不致病，但如机体衰弱、外伤或手术后，也可引起较严重的感染，常与其他细菌发生混合感染。脓液稠厚并带有粪臭。对氨苄西林、阿莫西林、头孢菌素及氨基糖苷类抗生素均有效，但易产生耐药菌株，最好根据药敏试验用药。

（4）厌氧菌：细菌多来源于结肠、直肠、阴道及口腔黏膜，易形成盆腔脓肿、感染性血栓静脉炎，脓液有气泡，带粪臭。有报道，70%～80%脓肿的脓液可培养出厌氧菌，用药应采用兼顾厌氧菌及需氧菌的抗生素，如青霉素、克林霉素、甲硝唑等。

脆弱类杆菌：为革兰阴性杆菌，常伴有严重感染形成脓肿。脓液常带粪臭，显微镜下，可见到多形性，着色不均匀的革兰阴性杆菌，本菌对青霉素、第一代先锋霉素及氨基糖苷类药物不敏感，对甲硝唑敏感。

消化道链球菌与消化球菌：为革兰阳性球菌，致病力较强，多见于产后、剖宫产后、流产后的输卵管炎、盆腔结缔组织炎。脓液带粪臭，可见到革兰阳性球菌，本菌对青霉素敏感。

（5）性传播疾病的病原体：淋球菌、衣原体及支原体是近年急性盆腔结缔组织炎的常见病原体。

（2）病理

急性盆腔结缔组织炎一旦发生，局部组织出现水肿、充血，并有大量白细胞及浆细胞浸润，临床上常发现发炎处有明显的增厚感。炎症初起时多在生殖器官受到损伤的同侧宫旁结缔组织中，如自子宫颈部的损伤浸润至子宫颈的一侧盆腔结缔组织，逐渐可蔓延至盆腔对侧的结缔组织、盆腔的前部分。发炎的盆腔结缔组织容易化脓，发展形成大小不等的脓肿，急性盆腔结缔组织炎如未能获得及时有效的治疗，炎症可通过淋巴向输卵管、卵巢或髂窝处扩散，或向上蔓延而导致肾周围脓肿。由于盆腔结缔组织与盆腔内血管接近，故结缔组织炎亦可引起盆腔血栓性静脉炎。现在广谱抗生素较多，群众对疾病的认识有所提高，发展至血栓性静脉炎者已不多见。如阔韧带内已形成脓肿未及时切开脓肿引流，脓肿可向阴道、膀胱、直肠自行破溃，高位脓肿也可向腹腔破溃引起全身性腹膜炎、脓毒症使病情急剧恶化，但引流通畅后，炎症可逐渐消失。

3.临床表现

炎症初期，患者可有高热及下腹痛，体温可达 39～40℃。如在发病前患者曾接受过经腹或经阴道进行的子宫全切术，或手术虽小但有损伤阴道上端、宫颈以及子宫侧壁时，则所引起的炎症往往是盆腔结缔组织炎。如已形成脓肿，除发热、下腹痛外，常见有直肠、膀胱压迫症状，如便意感、排便痛、恶心、呕吐、排尿痛、尿意频数等症状。

在发病初期妇科检查，子宫一侧或双侧有明显的压痛及边界不明显的增厚感，增厚可达盆壁，子宫略大，活动性差，触痛。如已形成脓肿或合并有子宫附件炎时，则因脓肿向下流入子宫后方，阴道后穹常触及较软的包块，且触痛明显。如患者系在子宫切除术后发病，则有时可在阴道的缝合处见有少许脓性或脓血性渗出物，提示阴道周围组织已发生感染。

4.诊断

根据病史、临床症状及妇科检查所见诊断不难，但有时须与以下疾病进行鉴别：

（1）输卵管妊娠破裂：有停经史、阴道少量出血、下腹痛突然发生，面色苍白，急性病容，腹部有腹膜刺激症状，尿 HCG（＋），后穹穿刺为不凝血。

（2）卵巢囊肿蒂扭转：突发的一侧下腹痛，有或无卵巢肿瘤史，有单侧腹膜刺激症状，触痛明显，尤其在患侧子宫角部，妇科检查子宫一侧触及肿物及触痛。

（3）急性阑尾炎：疼痛缓慢发生，常有转移性右下腹部疼痛，麦氏点触痛明显。

5.治疗

对急性盆腔结缔组织炎的治疗,主要依靠抗生素,所用药物与治疗急性输卵管卵巢炎者相同。诊断及时用药得当,一般均可避免脓肿的形成或炎症的进一步扩散。

(1)抗生素治疗:可用广谱抗生素如青霉素、氨基糖苷类抗生素、林可霉素、克林霉素、多西环素及甲硝唑等。待抗菌敏感试验得出后,改用敏感的抗生素。

如在用抗生素治疗的过程中患者的高热不退,则除应改变所用药物外,尚应考虑有无隐匿的脓肿(如肾周围脓肿)或(及)盆腔血栓性静脉炎的可能,而给予相应的处理。

(2)腹腔镜治疗:一旦患者病情比较复杂,怀疑有脓肿形成;或者经药物治疗72h,不但无效病情反而加重;或者盆腔炎反复多次发作;疑有脓肿破裂,与阑尾炎无法鉴别的患者均可使用腹腔镜探查术,进行诊断与治疗。

腹腔镜探查时,首先要确定病变最严重的部位,以判断病情。取盆腔内渗出物或脓液送细菌培养加药敏试验,有助于术后选用抗生素。腹腔镜探查术在以前是一种单纯的诊断措施,但是最近几年,使用腹腔镜冲洗术治疗盆腔炎性疾病,不仅可以大大缩短抗生素使用时间,而且可以防止术后盆腔脏器粘连。在急性期,尤其是使用了几天抗生素的患者,脏器之间的粘连一般都不是很致密,使用钝性的拨棒可以将绝大多数粘连分离开来。由于腹腔镜手术对腹腔脏器的损伤小,术后发生严重粘连的病例较少。腹腔镜术中应注意,有的患者由于病程长,下腹部腹壁与肠管之间有粘连,应警惕在进行侧孔穿刺时,容易伤及肠管。应掌握手术指征。

(3)手术治疗:手术治疗盆腔炎性疾病,往往弊大于利,在绝大多数情况下,不要轻易采用手术治疗,以免炎症扩散或出血,且术后容易形成严重的肠粘连、输卵管粘连,导致慢性腹痛等。但有些情况须作以下处理:

宫腔内残留组织,阴道出血时,首先应积极消炎,如无效或出血较多时,在用药控制感染的同时,用卵圆钳小心谨慎地清除宫腔的内容物,而避免做刮宫术;子宫穿孔时如无肠管损伤,可不必剖腹修补;宫腔积脓时,应扩张宫口使脓液引流通畅;有 IUD 时应及时取出。

有明显脓肿形成,或者怀疑有脓肿破裂,或者与外科疾病无法鉴别等,应该及时进行外科手术探查,切除病变器官,进行引流。

(二)慢性盆腔结缔组织炎

慢性盆腔结缔组织炎多由于急性盆腔结缔组织炎治疗不彻底,或患者体质较差,炎症迁延形成。

1.病因与病理

宫颈淋巴管直接与宫旁结缔组织相通,故慢性盆腔结缔组织炎常继发于较严重的慢性宫颈炎,也常是宫颈癌的并发症之一。此症也可能是由于在急性阶段治疗不彻底所致,因而病原体可能尚存活于病灶之中。

本病的病理变化在急性期以充血、水肿为主,成为慢性炎症后,则以纤维组织增生为主,逐渐使结缔组织变为较坚硬的瘢痕组织,与盆壁相连,甚至可使盆腔内出现"冰冻骨盆"的状态。子宫固定不能活动,或活动度受限制,子宫常偏于患侧的盆腔结缔组织。

(2)临床表现

轻度慢性盆腔结缔组织炎可无症状;偶于身体劳累时有腰痛,下腹坠痛感。性交痛是此症的常见症状,这是由于盆腔内的结缔组织所处的位置较低,易受到刺激之故。妇科检查,子宫多呈后倾曲,三合诊时触及宫骶韧带增粗呈条索状,触痛,双侧的宫旁组织肥厚,触痛如为一侧者则可触及子宫移位,偏于患侧,如已形成冰冻骨盆,则子宫可以完全固定。

3.诊断与鉴别诊断

根据有急性盆腔结缔组织炎史、临床症状与妇科检查,诊断不难,但须与子宫内膜异位症、结核性盆腔炎、卵巢癌以及陈旧性子宫外孕等鉴别。

(1)子宫内膜异位症:多有痛经史,妇科检查可能触到子宫旁有结节,或子宫两侧有包块。B型超声及腹腔镜检查有助于诊断。

(2)结核性盆腔炎:多有其他脏器的结核史,腹痛常为持续性,偶有闭经史,常有子宫内膜结核、腹胀,偶有腹部包块,X线检查下腹部可见有钙化灶,包块位置较慢性盆腔结缔组织炎高。

(3)卵巢癌:包块为实质性,表面不规则,常有腹水,患者一般健康状态较弱,晚期癌也有下腹痛,与慢性盆腔结缔组织炎不同,诊断有时困难,腹腔镜检查及病理活体组织检查有助于诊断。

(4)陈旧性宫外孕:多有闭经史及不规则阴道出血,腹痛偏于患侧,妇科检查子宫旁有粘连的包块,触痛,腹腔镜检查有助于诊断。

4.治疗

由于慢性盆腔结缔组织炎往往继发于慢性宫颈炎,故应对后者进行积极治疗。对慢性盆腔结缔组织炎可用物理治疗,以减轻疼痛。与物理治疗合用效果较好,但抗生素不能长期使用。慢性盆腔结缔组织炎经治疗后症状可减轻,但容易复发,尤其在月经期后、性交后以及体力劳动后,因此应做好解释工作,使患者配合治疗。

五、盆腔脓肿

盆腔脓肿多由急性盆腔结缔组织炎未得到及时的治疗,化脓形成盆腔脓肿,这种脓肿可局限于子宫的一侧或双侧,脓液流入于盆腔深部,甚至可达直肠阴道隔中。输卵管积脓、卵巢积脓、输卵管卵巢脓肿所致的脓肿也属盆腔脓肿的范畴。这些脓肿虽各有其特点,但亦有不少相同之处。

(一)病因

盆腔脓肿形成的病原体多为需氧菌、厌氧菌、淋球菌、衣原体、支原体等,而以厌氧菌为主,在脓液培养中最常发现的是类杆菌属的脆弱类杆菌、大肠杆菌,近年来发现放线菌属(尤其是依氏放线菌属)是导致盆腔脓肿的常见病原体,其与宫内避孕器的安放有关,这种病原体不易培养,故用一般方法培养未能培养出病原体,并不等于病原体不存在。

输卵管积脓是由急性输卵管炎发展而成,当输卵管的伞部及峡部因炎症粘连而封闭后,管腔的脓液即越积越多,可以形成较大的腊肠状块物;单纯的卵巢脓肿较少见,在排卵时如输卵管有急性炎症并有分泌物,则后者可经卵巢的排卵处进入卵巢中而逐渐形成脓肿,大者有拳头大小或更大;在急性输卵管炎发生的初期其伞端尚未封闭,管腔内的炎性分泌物可外溢到盆腔内的卵巢、盆腔腹膜及盆腔中的其他器官周围,如脓性分泌物被因炎症而有广泛粘连的输卵管与卵巢所包围积存其中,即可发展成为输卵管卵巢脓肿,此种脓肿的周围尚可有大网膜、肠管及盆腔腹膜等组织与之粘连。

以上三种脓肿在盆腔内所处的位置一般较高,而与盆腔底部有一定的距离。

如输卵管内的脓液积聚于子宫直肠陷凹处,或严重的盆腔腹膜所渗出的脓液大量流入盆腔则将形成盆腔底部的脓肿,其上方可为输卵管、卵巢、肠曲所覆盖;急性盆腔结缔组织炎如未得到及时的治疗,亦往往化脓而形成脓肿,此种脓肿虽可局限于子宫的一侧,但其下端往往位置较低,且脓液可流入阴道直肠隔中,形成肿块。

以上两种脓肿均处于盆腔底部,是"真正"的盆腔脓肿。

(二)临床表现

盆腔脓肿形成后,患者多有高热及下腹痛,而常以后者为主要症状,体温可达 39℃ 左右。也有部分患者发病弛缓,脓肿形成过程较慢,症状不明显,甚至有无发热者。妇科检查时可在子宫的一侧或双侧扪及包块,或在子宫后方子宫直肠窝处触及包块并向阴道后穹膨隆,有波动感和明显触痛,有时子宫与脓肿界限不清。此外,直肠受脓肿的刺激可有排便困难,排便时疼痛,便意频数等。常伴周围血白细胞数升高及红细胞沉降率增高。

盆腔脓肿可自发破裂,脓液大量流入腹腔内引起严重的急性腹膜炎甚至脓毒血症、败血症以致死亡,这是盆腔脓肿的最严重并发症。急性盆腔结缔组织炎所导致的盆腔脓肿偶有可能自发地穿破阴道后穹,也可能破入直肠,脓液由阴道或肠道大量排出,患者的症状可迅速缓解。现广谱抗生素较多,病原体对抗生素敏感,形成盆腔脓肿者已大为减少,但无治疗条件的地区,仍有这种疾病。

(三)诊断

如在产后、剖宫产术后、人工流产术后或其他宫颈手术后,患者发生高热、下腹痛,妇科检查,盆腔深部触及包块,触痛,有波动感,白细胞计数增高,血沉快,多可确诊。后穹穿刺抽出脓液可明确诊断。应将脓液作普通及厌氧菌培养,以明确病原体的类型,进行针对性的抗菌药物治疗。此外,可应用 B 型超声、CT 等协助诊断。

位置较高的宫旁炎性包块,单凭妇科检查甚难确定包块是否为脓肿,而进行阴道后穹穿刺亦不安全,须借助于辅助诊断方法。

1.超声检查

临床上怀疑为脓肿的包块,用超声检查,可以发现包块内有多种回声区,提示包块内有液体(脓液)。此法为非损伤性检查,简便易行,可靠性可高达 90% 以上。

1.计算机断层扫描(CT)

应用此法以诊断腹腔脓肿可获得 100% 的准确率。但此法费用昂贵,尚不能普遍应用。

3.放射性同位素扫描

近年来有人采用镓或铟标记的白细胞作扫描以诊断腹腔脓肿,取得较高的准确率。但目前临床上较少应用。

(四)治疗

1.一般治疗

患者卧床休息,床头抬高,使脓液沉积于子宫直肠陷凹,注意营养,给高蛋白半流食。

(2)药物治疗

由于多种广谱抗生素的出现,选用的药物应对厌氧菌(尤其是脆弱类杆菌)有效,最好是广谱药。目前常用于治疗盆腔脓肿的药物是克林霉素,甲硝唑以及第三代头孢菌素,如头孢西丁等,甲硝唑可给 0.4g,每日 3 次,连服 7~14d。头孢西丁 2g 静注,每 6 小时 1 次,然后再给多西环素 100mg,每 12 小时 1 次口服,症状缓解体温已下降至正常后,尚须继续用药 1 周以上,以巩固疗效,也可免于手术治疗。克林霉素在脓肿内可达到较高的浓度,这是由于多核白细胞可以将此药带入脓肿中,从而使其发挥疗效。衣原体感染用庆大霉素、克林霉素、多西环素治疗盆腔脓肿极有效,痊愈率可达 90% 以上。

药物的应用一般仅限于治疗较早期的输卵管卵巢脓肿。如经药物治疗,虽取得疗效,但所遗留的包块尚大时,常需再用手术将病灶切除。在药物治疗的过程中必须随时警惕脓肿破裂的可能。如脓肿突然发生自发性破裂,脓液大量溢入腹腔中,可以危及生命,此时必须立即进行手术治疗。

3.手术治疗

多用于药物治疗无效者。

(1)脓肿切开引流:对位置已达盆底的脓肿,常采用后穹切开引流方法予以治疗。可先自阴道后穹穿刺.如能顺利吸出大量脓液则自该穿刺部位作切开排脓后插入引流管,如脓液已明显减少可在 3d 后取出引流管。脓液大量引流后,患者的症状可以迅速缓解。在应用引流法的同时应加用抗生素。

此种方法对治疗急性盆腔结缔组织炎所致的脓肿,尤其是对子宫切除术后所形成的脓肿,一旦脓液全部引流,患者即可达到治愈的目的。但如系腹腔内的脓肿,即使引流只能达到暂缓症状的目的,常需在以后剖腹探查将病灶切除,其时盆腔组织的急性炎症阶段已过,手术较安全易行。

(2)手术切除脓肿:不少人认为除可以很容易经阴道引流的盆腔脓肿外,其他各类腹膜腔内的脓肿,包括输卵管积脓、卵巢脓肿以及输卵管卵巢脓肿等,进行手术切除是最迅速而有效的治疗方法。患者入院经 48~72h 的抗生素治疗后即可进行手术。采用此种方法除可以迅速取得疗效外,尚可避免脓肿破裂所引起的严重后果。但即使在术前采用抗生素治疗 2~3d,手术时仍应注意操作轻柔,避免伤及肠道,或使脓液溢入腹腔内。

手术范围应根据患者情况而定。患者年轻、尚未生育者,应仅切除患侧病灶,保留对侧附件。如患者已有子女,且年龄较大,则应作双侧附件及全子宫切除术,使不再复发。如术时发现双侧附件均已严重破坏,则不论患者年龄大小均宜将双侧附件及全子宫切除。术后可用激素替代治疗。

六、盆腔血栓性静脉炎

(一)病因

盆腔血栓性静脉炎一般继发于以下各种情况:妇科感染、手术(宫颈癌根治术、盆腔淋巴结清扫术、外阴癌根治术等)后、术前盆腔放疗、长期卧床休息致盆腔静脉血液回流缓慢、手术时血管壁损伤或结扎等,产后胎盘剥离处许多栓塞性小血管是细菌滋生的良好场所,厌氧性链球菌及类杆菌等侵犯盆腔静脉丛,可能产生肝素酶降解肝素,促进血凝,可导致盆腔血栓性静脉炎。

（二）临床表现

盆腔血栓性静脉炎可累及卵巢静脉，子宫静脉、髂内静脉甚至髂总静脉或阴道静脉，尤其以卵巢血栓性静脉炎最常见。常为单侧，由左卵巢静脉向上扩散至左肾静脉甚至左侧肾脏，右侧可扩散至下腔静脉。常在术后或产后1周左右出现寒战、高热，持续数周不退，伴下腹一侧或双侧疼痛，并向肋脊角、腹股沟、腰部放射。检查下腹深压痛，妇科检查宫颈举痛，宫旁触痛，或触及疼痛明显的静脉丛，术后或产后发热不退应想到此病。

（三）诊断

根据病史、症状及体征即可做出初步诊断，为了解血栓性静脉炎的部位、范围及通畅程度，则需进一步检查。

1.多普勒超声血液图像检查

可了解静脉是否通畅，有无血栓形成。

（2）下肢静脉造影

了解血栓部位、范围、形态及侧支循环形成情况。

3.血浆 D-二聚物（D-dimer）

静脉血栓形成时，D-二聚物浓度升高，＜0.5mg/L，可除外此病。

4.碘-纤维蛋白原摄取试验（FUT）

血栓形成中对[131]碘-纤维蛋白原的摄取率明显升高，可采用体外-闪烁计数器测定[131]碘标记的纤维蛋白含量，来诊断血栓性静脉炎。

5.其他

采用测定下肢静脉压、温度记录法、实时二维超声显像、CT 或 MRI 等均有助于诊断。

（四）治疗

1.一般治疗

绝对卧床休息（平卧位），高热者物理降温，补液，注意水、电解质平衡，给予支持治疗。

（2）积极抗感染

选择对需氧菌和厌氧菌有较强作用的抗生素联合应用。

3.抗凝疗法

持续高热不退，在大剂量抗生素联合应用的同时，可加用肝素治疗。每 6 小时静滴肝素50mg，连用10d，使部分凝血酶时间维持于正常值的1.5～2倍。急性期除用肝素外，亦可用华法林口服，第一日 10mg，第二日 5mg，第三日减量为（2）5mg 维持，使凝血酶原时间维持在正常值的 1.5 倍。抗凝疗法应在患者恢复正常生活后才能停止。

4.手术治疗

仅用于少数患者。手术指征为：①药物治疗无效；②脓毒血症继续扩展；③禁忌使用抗凝疗法者。

手术范围包括双侧卵巢静脉结扎或下腔静脉结扎。病程中一旦发现盆腔脓肿，立即行后穹切开引流术或剖腹切开脓肿引流术。术中根据盆腔感染的性质、范围和患者自身情况决定是否切除子宫及双侧附件，术后仍需给予支持治疗和抗感染治疗，并根据病情决定是否继续应用抗凝疗法。

七、盆腔其他感染

(一)放线菌病

是真正的慢性盆腔炎性疾病之一,由衣氏放线菌引起。该病好发于20～40岁生育年龄的妇女。衣氏放线菌存在于正常人口腔、牙垢、扁桃体与咽部等,属于正常菌群,该菌系条件致病菌,当人体抵抗力降低时才对人类致病,对其他哺乳动物不致病。绝大多数放线菌继发于阑尾炎、胃肠道感染以及带宫内节育器者,文献报道大约占宫内节育器者的15%,而不使用宫内节育器者体内非常少见,原因尚不清楚。

病理表现主要是输卵管卵巢的炎症,开始为局部组织的水肿,以后逐渐发展成中心性坏死、脓肿,在输卵管腔内充满大量的坏死物质,周围组织增生,管腔呈现出腺瘤样改变。肉眼可见脓液中有黄色颗粒,显微镜下呈特征性的硫黄样颗粒,从中心向四周有放射状排列的菌丝。可见单核细胞浸润,也可以有巨细胞出现。

妇科检查可发现约半数患者的双侧附件增厚伴有压痛,症状有时容易与阑尾炎甚至卵巢恶性肿瘤混淆。主要采用青霉素或磺胺药物,持续治疗10～12个月。对这两种药物过敏者也可选用四环素、克林霉素或林可霉素。

(二)异物性输卵管炎

主要发生于输卵管碘油造影后,也可以继发于其他阴道内异物,如淀粉、滑石粉或无机油之后。

(三)血吸虫病

由血吸虫引起,少见。病理上在输卵管卵巢产生非特异性炎症,显微镜下可见虫卵周围有肉芽肿样反应,伴有巨细胞和上皮样细胞。临床表现为盆腔疼痛、月经不调以及原发不孕。在组织中发现有虫卵结节可以确诊。血吸虫病疫区的患者要考虑这种病的可能。

(四)麻风杆菌性输卵管炎

非常罕见。组织学上与结核性输卵管炎类似,需行结核杆菌培养才能加以鉴别。

(五)肉芽肿样病

非常罕见,易误诊为输卵管癌。

第二章　月经失调

第一节　功能失调性子宫出血

凡月经不正常,内、外生殖器无明显器质性病变或全身出血性疾病,而由神经内分泌调节紊乱引起的异常子宫出血,称为功能失调性子宫出血,简称功血,为妇科常见病。功血可发生于月经初潮至绝经间的任何年龄,50％的患者发生于绝经前期,育龄期占 30％,青春期占20％。功血可分为排卵性和无排卵性两类,80％～90％的病例属无排卵性功血。

一、无排卵性功能失调性子宫出血

【病因】

机体内部和外界许多因素(如神经精神因素、环境因素以及全身性疾病)均可通过大脑皮质和中枢神经系统影响下丘脑-垂体-卵巢轴功能。此外,营养不良、贫血及代谢紊乱也可影响激素的合成,而导致月经失调。

【病理生理】

无排卵性功血主要发生于青春期和围绝经期妇女,但两者的发病机制不完全相同。在青春期以中枢成熟障碍为主,下丘脑和垂体的调节功能尚未成熟,此时期垂体分泌 FSH 呈持续低水平,LH 无高峰形成,故虽有卵泡发育,但无排卵,到达一定程度即发生卵泡退化、闭锁。而围绝经期妇女则是由于卵巢功能衰竭,卵巢卵泡对垂体促性腺激素的敏感性低下所致。

【诊断】

(一)临床表现

1.详细询问病史

应注意患者年龄、胎次、产次、历次分娩经过、月经史;一般健康情况,有无慢性疾病,如肝病、高血压、各种血液病;其他内分泌疾病,如甲状腺及肾上腺功能失调或肿瘤;精神因素,有无精神紧张、恐惧忧伤、精神冲动等;用口服或肌内注射避孕药者,尤其应问清服药史与出血的关系,注意使用内分泌药物的详细经过及治疗效果;有无生殖系统器质性病变,如与妊娠有关的各种子宫出血、炎症、良性及恶性肿瘤等。对出血情况需详细询问发病时间、流血量、持续时间、出血性质、出血前有无停经或反复出血等病史。

2.临床症状

无排卵型功血即子宫内膜增殖症最多见,约占90％,主要发生于青春期和围绝经期,其特点是月经周期紊乱,经期长短不一,血量时多时少,甚至大量出血,反复发作。出血多者可致贫血。

3.妇科检查

功血患者生殖器无明显病变,有时仅子宫略有增大,也有时可伴有一侧或双侧卵巢囊性增大。

(二)辅助检查

1.诊断性刮宫

诊断性刮宫将刮出物送病理检查既有诊断意义,也兼有治疗目的。刮宫时间的选择:如了解是否有排卵或黄体功能是否健全,则在经前期或月经来潮 6 小时内刮取内膜;如疑为内膜不规则剥脱,则在行经第 5 天刮取内膜;不规则出血需排除癌变者,则任何时间均可刮取内膜。

2.宫腔镜或子宫输卵管造影

了解宫腔情况,宫腔镜下可见子宫内膜增厚,但也可不增厚,在宫腔镜直视下可对病变部位进行活检。尤其可提高早期宫腔病变(如子宫内膜息肉、子宫黏膜下肌瘤、子宫内膜癌)的诊断率。

3.内分泌检查

根据情况进行阴道细胞学、宫颈黏液、基础体温测定,有条件可测定垂体促性腺激素(LH 和 FSH)及卵巢性激素(雌激素和孕二醇)或 HCG 等水平。

(三)鉴别诊断

需与以下疾病相鉴别:①全身性疾病,如血液病、高血压、肝脏疾病及甲状腺疾病等。②妊娠有关疾病,如异位妊娠、滋养细胞疾病、子宫复旧不良、胎盘息肉。③生殖器炎症与肿瘤,如子宫内膜炎、子宫内膜息肉、黏膜下子宫肌瘤、子宫内膜癌、卵巢颗粒细胞瘤及卵泡膜细胞瘤。④性激素类药物使用不当。

【治疗】

青春期应以止血和调整周期为主,促使卵巢功能恢复排卵;围绝经期以止血和减少经量为原则。

(一)一般治疗

加强营养,纠正贫血,保证充分休息和睡眠,预防感染,适当应用凝血药物。

(二)性激素治疗

1.止血

(1)雌激素:适用于无排卵型青春期功血。妊马雌酮 1.25～(2)5mg,每 6 小时 1 次或 17β-雌二醇 2～4mg,每 6～8 小时 1 次。有效者于 2～3 天内止血,血止或明显减少后逐渐减量,每 3 天减量 1 次,每次减药量不超过原用量的 1/3,直至维持量,妊马雌酮 0.625～1.25mg 或 17β-雌二醇 1～2mg,维持至血止 15～20 天。停雌激素前 10 天加用孕激素(如甲羟黄体酮 10mg/d,口服)。

胃肠道反应严重时,可改用针剂,如苯甲酸雌二醇 1～3mg,肌内注射,每天 2～3 次,以后逐渐减量或改服妊马雌酮 0.625～1.25mg 或 17β-雌二醇 1～2mg,维持至血止后 15～20 天。

(2)孕激素:甲地黄体酮(妇宁片)6～8mg 或甲羟黄体酮 6～8mg,每 4～6 小时服 1 次,用药 3～4 次后出血量明显减少或停止,则改为 8 小时 1 次,再逐渐减量,每 3 天减量 1 次,每次减量不超过原用量的 1/3,直至维持量,即甲地黄体酮 4mg 或甲羟黄体酮 4～6mg,维持到血止后 15～20 天,适用于患者体内有一定雌激素水平、血量多者。

(3)丙酸睾酮:25～50mg,肌内注射,每天 1 次,连用 3～5 天,血止后减量为 25mg,每 3 天

1 次,维持 15～20 天,每月总量不超过 300mg,以免引起男性化。多用于围绝经期妇女。

2.调整周期

(1)雌激素、孕激素序贯法:即人工周期。妊马雌酮 0.625mg 或 17β-雌二醇 1mg 或己烯雌酚 1mg,每晚 1 次,于月经第 5 天起连服 20 天,于服药第 11 天,每天加用黄体酮 10mg 或甲羟黄体酮 6～8mg,两药同时用完。常用于青春期功能性子宫出血患者。使用 2～3 个周期后,患者即能自发排卵。

(2)雌激素、孕激素合并应用:妊马雌酮 0.625mg 或 17β-雌二醇 1mg,每晚服 1 次,甲羟黄体酮 4mg,每晚 1 次,也可用复方炔诺酮片(口服避孕药 1 号),于流血第 5 天起两药并用,连服 20 天,适用于各种不同年龄的功能性子宫出血。

(3)肌内注射黄体酮 10mg 或甲羟黄体酮 4～6mg,每天 1 次。共 10 次,于月经后半期应用,适用于子宫内膜分泌不足患者。

3.促排卵

(1)氯米芬(克罗米酚):自月经第 5 天起,每天口服 50～100mg,共 5 天,以 3 个周期为一疗程,不宜长期应用,以免引起卵巢过度刺激征。

(2)人绒毛膜促性腺激素(绒促性素,HCG):当卵泡发育到近成熟时,可大剂量肌内注射绒促性素 5000～10000U,可望引起排卵。

(3)人绝经期促性腺激素(尿促性素,HMG):相当于月经第 3～6 天起用尿促性素 1 支,肌内注射,1～2 次/天,每天观察宫颈黏液、B 超监测卵泡或测定血雌二醇水平,了解卵泡成熟程度,根据卵泡生长情况可适当增加尿促性素用量,连续用 7～10 天,如卵泡成熟(卵泡直径≥18mm),即停用尿促性素,改用绒促性素 5000～10000U,一次肌内注射,一般停药后 36 小时排卵。用药时应注意:剂量不宜过大,用药期间应严密观察卵泡生长情况及或尿雌二醇浓度,有过度刺激倾向时(如恶心、呕吐、卵巢增大≥5cm 或血雌二醇>200μg 时),不应注射绒促性素,以免发生过度刺激。

(三)手术治疗

(1)刮宫刮宫对围绝经期功血患者,不但可协助诊断,而且能使出血减少或停止。刮宫时需彻底刮净,才能止血。一般未婚者不用刮宫止血。

(2)子宫内膜切除术对药物治疗无效的功血,子宫腔深度<10cm,而又不愿切除子宫者,可采用激光或电切子宫内膜,以达到减少月经量或闭经。

(3)切除子宫用于年龄较大、伴有严重贫血、药物治疗无效或经病理检查证实为子宫内膜腺瘤型增生过度者。

(四)中药治疗

根据辨证施治,以补肾为主,佐以健脾养血药物。

(五)放射治疗

不能承担手术的更年期功血患者,可用深度 X 线或镭疗行人工绝经。

二、排卵性月经失调

(一)黄体功能不全

黄体功能不全(LPD)是指月经周期中有卵泡发育和排卵,但黄体期孕激素分泌不足或黄体过早衰退,导致子宫内膜分泌反应不良。

【病因与发病机制】

黄体功能不全是因多种因素所致:神经内分泌调节功能紊乱,可导致卵泡早期 FSH 分泌不足,使卵泡发育缓慢,雌激素分泌减少;LH 脉冲频率虽增加,但峰值不高,LH 不足使排卵后黄体发育不全,孕激素分泌减少;LH/FSH 比率也可造成性腺轴功能紊乱,使卵泡发育不良,排卵后黄体发育不全,以致子宫内膜反应不足。部分患者在黄体功能不全的同时,表现为血催乳素水平增高。

【病理】

子宫内膜的形态多表现为腺体分泌不足,间质水肿不明显,亦可见腺体与间质不同步现象,或在内膜各部位显示分泌反应不均匀。

【诊断】

1.临床表现

一般表现为月经周期缩短,月经频发。有时月经周期虽正常,但是卵泡期延长,黄体期缩短,发生在生育年龄妇女可影响生育,若妊娠亦易发生早期流产或习惯性流产。

2.辅助检查

(1)基础体温:表现为基础体温双相,但排卵后体温上升缓慢,上升幅度偏低(<0.5℃),或黄体期体温上、下波动较大,升高时间仅维持 9~11 天即下降。

(2)诊断性刮宫及病理组织学检查:经前期或月经来潮 6 小时内诊刮,子宫内膜显示分泌反应不良。

(3)血清黄体酮的测定:黄体期黄体酮的测定是诊断黄体功能不全的常用参数。黄体功能不全时黄体酮的分泌量减少,其诊断标准因各实验室的条件而异。

【治疗】

1.促进卵泡的发育

月经周期的开始阶段应用抗雌激素,可阻断内源性雌激素与 FSH 之间的反馈,通过这种治疗使 FSH 和 LH 增加;调整性腺轴功能,促使卵泡发育和排卵,以利于正常黄体的形成。首选药物是氯米芬 50~100mg/d,于月经第 5~9 天口服(连用 5 天),黄体功能改善率达 60%。氯米芬疗效不佳者可用尿促性素、绒促性素治疗(治疗方法同无排卵性功血)。

2.黄体功能刺激疗法

通常应用绒促性素以促进及支持黄体功能。于基础体温上升后开始,隔天肌内注射绒促性素 2000~3000U,共 5 次,可明显提高血浆黄体酮水平,随之正常月经周期恢复。然而,多数黄体功能不全者,单纯黄体期绒促性素治疗可能不够,与促进卵泡发育的药物联合应用治疗效果更好。

3.黄体功能替代治疗

一般选用天然黄体酮制剂,因合成孕激素多数有溶解黄体作用,妊娠期服用还可能使女胎男性化。黄体酮 10~20mg,肌内注射,从体温上升第 3 天起至月经来潮或至妊娠为止,用以补充黄体分泌黄体酮不足。若已妊娠,最好用药至妊娠 3 个月末。

（二）子宫内膜不规则脱落

此类黄体功能异常在月经周期中有排卵，黄体发育良好，但萎缩过程延长，导致子宫内膜不规则脱落。

【病因】

由于下丘脑-垂体-卵巢轴调节功能紊乱引起黄体功能萎缩不全，内膜持续受孕激素影响，以致子宫内膜不规则脱落。

【病理】

正常月经周期第3～4天时，分泌性子宫内膜已全部脱落，代之为再生的增生性内膜。但在子宫内膜不规则脱落时，于月经周期第5～6天仍能见到呈分泌反应的子宫内膜。子宫内膜表现为残留的分泌期内膜与出血坏死组织及新增生的内膜混杂存在的混合型。

【诊断】

1.临床表现

月经周期正常，但经期延长，长达9～10天，且出血量多。

2.辅助检查

(1)基础体温：基础体温呈双相，但下降缓慢。

(2)诊断性刮宫及病理组织学检查：诊断性刮宫在月经期第5～6天进行，仍能见到呈分泌反应的子宫内膜。

【治疗】

1.孕激素

下次月经前8～10天开始，每天肌内注射黄体酮20mg或甲羟黄体酮10～12mg，共5天，其作用是使内膜及时而较完整脱落。

2.绒促性素

有促进黄体功能的作用，其用法同黄体功能不全。

第二节　闭　经

闭经并不是一种疾病，而是妇科疾病中一个最常见的症状，它的病因涉及多系统多学科。通常将闭经分为原发性闭经和继发性闭经。原发性闭经是指年龄超过16岁，第二性征已发育，无月经来潮，或年龄超过14岁，第二性征尚未发育，且无月经来潮者；继发性闭经则指以往曾建立正常月经，但此后因某种病理性原因而月经停止6个月，或按自身原来月经周期计算停经3个周期以上者。前者约占5％，后者约占95％。由于月经初潮的年龄受遗传、营养、气温等条件的影响，上述定义不是绝对的。

一、病因及分类

根据其发生的原因将闭经分为生理性闭经及病理性闭经两大类，本节重点讨论病理性闭经。

（一）生理性闭经

青春期前、妊娠期、哺乳期、绝经期后月经不来潮均属生理性闭经。月经初潮常发生在 11～14 岁。在初潮前卵巢的雌激素活动已经开始，但这时雌激素的水平通常不足以适应子宫内膜的发育，当雌激素撤退时，不足以引起撤退性出血。受孕以后，由绒毛细胞分泌的 HCG 将卵巢黄体转变为妊娠黄体，足够的 HCG 可使妊娠黄体不退化，以后随着胎盘的发育，胎盘自身可分泌大量的类固醇激素使整个妊娠期无阴道出血。哺乳期，腺垂体分泌大量的泌乳素，泌乳素压抑部分 LH 的分泌，所以哺乳期有卵泡发育但不排卵。不哺乳的患者通常在停止哺乳后 10～12 周恢复月经来潮。绝经后，垂体分泌大量的促性腺激素，卵巢分泌雌激素停止，子宫内膜无周期性变化，形成闭经。

（二）病理性闭经

正常月经的建立和维持有赖于下丘脑-垂体-卵巢轴的神经内分泌调节、靶器官子宫内膜对性激素的周期性反应以及子宫-下生殖道经血引流通畅，其中任何一个环节发生障碍就会呈现月经失调、闭经。病理性闭经按月经生理控制程序分为四大区域。

一区：下生殖道和子宫病变所引起的闭经；

二区：卵巢病变所引起的闭经；

三区：腺垂体病变所引起的闭经；

四区：中枢神经系统（包括下丘脑）病变所引起的闭经，不包括甲状腺及肾上腺病变导致生殖功能失调而引起的闭经。

1.下生殖道和子宫性闭经

（1）处女膜、阴道闭锁：米勒管发育往往正常，是由于泌尿生殖窦发育障碍所致。在幼年期可无症状。青春期后因经血不能外流，而逐渐形成阴道、宫腔和输卵管积血，甚至盆腔积血。患者可感周期性下腹胀痛。检查发现处女膜膨出，无开口。肛诊可触及阴道血肿，子宫增大、触痛，宫旁触及腊肠样包块。阴道闭锁多发生在阴道下段，症状与处女膜闭锁相似，检查时处女膜完整无孔，无向外膨出征。B超有助于鉴别诊断。

（2）阴道横隔：多位于阴道上段，有类似处女膜闭锁的临床表现。但有正常的处女膜和阴道下段。

（3）米勒管发育不全综合征：由于米勒管发育停滞于不同的时期或发育不同步所致。可表现为先天性无子宫、无阴道、始基子宫及各种类型的子宫畸形，常伴泌尿系统发育异常、骨骼畸形等。患者卵巢多发育正常。

（4）雄激素不敏感综合征：为 X-连锁隐性遗传病，又称为睾丸女性化综合征。是由于患者体内缺乏 5α-还原酶，不能使睾酮转化为二氢睾酮，或因缺乏二氢睾酮受体，不能表达雄激素的作用所致。患者常因原发性闭经就诊，由于体内的睾酮能通过芳香化酶转化为雌激素，青春期乳房发育丰满，但乳晕苍白，乳头小，阴毛、腋毛缺乏，外生殖器正常。染色体核型为 46,XY，分为完全性和不完全性。完全性者外阴女性，阴毛少，阴道为盲端，较短浅，子宫缺如。不完全性者外阴多表现为两性畸形，可有阴蒂肥大或短小阴茎，阴道极短。青春期在乳房发育的同时，有阴毛、腋毛增多，阴蒂继续增大。

（5）子宫内膜损伤性病变：常见的是宫颈宫腔粘连综合征，是因人工流产或自然流产刮宫过度,损伤了子宫内膜基底层,或术后感染造成宫腔内瘢痕粘连或闭锁而闭经,称为子宫腔粘连综合征。

(6)子宫内膜炎:子宫内膜结核引起内膜瘢痕,或其他感染所致子宫内膜炎也可造成闭经。

(7)子宫切除后或子宫腔内放射治疗后:因生殖道疾病而切除子宫或因子宫恶性肿瘤行腔内放疗破坏了子宫内膜而闭经。

(2)卵巢性闭经

由于卵巢的病变,卵巢激素水平低落,子宫内膜不能发生周期性变化而致闭经。

(1)先天性卵巢发育不全:常见的为特纳综合征。主要病变是卵巢不发育,由此引起原发性闭经、第二性征不发育、子宫发育不良。典型的体征是身材矮小、智力低下、蹼状颈、肘外翻、桶状胸等先天性畸形。染色体核型为 45,XO,也有呈 45,XO 嵌合体者,如 45,XO/46,XX,45,XO/47,XXX 等。另外,亦有单纯性性腺发育不全,表现为原发性闭经、第二性征发育不良、内外生殖器有一定程度的发育不良,但无特纳综合征的特殊体态。患者染色体为正常女性或男性型。血 FSH 和 LH 升高,而 E_2 极低。腹腔镜检查仅见条索状性腺,活检一般无生殖细胞。

(2)卵巢抵抗综合征:又称卵巢不敏感综合征,可能是因卵巢缺乏促性腺激素受体或促性腺激素受体变异,卵巢中多数始基卵泡及初级卵泡对促性腺激素不敏感,卵泡不分泌雌二醇。表现为原发性闭经、第二性征及生殖器发育不良。染色体核型为 46,XX,卵巢较正常小,活检见卵巢中存在众多始基卵泡,但少有窦状卵泡存在。

(3)卵巢功能早衰:患者<40 岁绝经。继发性闭经伴有典型的更年期症状。雌激素水平低下而促性腺激素水平升高。卵巢内尤卵母细胞或虽有原始卵泡,但对促性腺激素无反应,本病病因复杂,可能与遗传因素、自身免疫、酶的缺乏有关。近年来尤其重视关于自身免疫的研究,认为自身免疫反应对卵巢的 FSH 与 LH 受体产生抗体,使卵母细胞死亡、卵泡消耗。

(4)卵巢酶缺乏:在卵巢激素合成过程中,17α 羟化酶,17、20 碳链裂解酶均发挥关键的作用,其先天性缺乏,卵巢雌、雄激素合成受阻,卵泡发育障碍,表现为原发性闭经、第二性征不发育、疲乏、肌肉显著无力、肢体麻木、刺痛、部分脱发、严重的高血压等一系列内分泌代谢异常。染色体核型可为 46,XX 或 46,XY,如核型为后者,由于雄激素合成受阻,患者为女性表现型。

(5)卵巢男性化肿瘤:卵巢功能性肿瘤中产生雄激素的睾丸母细胞瘤、卵巢门细胞瘤等。

(6)卵巢切除或组织被破坏:手术切除双侧卵巢或卵巢经过放射治疗,严重感染破坏了卵巢组织,使其丧失功能而闭经。

3.垂体性闭经

由于垂体病变所致闭经。腺垂体病变影响促性腺激素的分泌,从而影响卵巢功能,进而闭经。

(1)腺垂体功能减退:由于产后大出血和休克,造成腺垂体缺血坏死、功能减退,促性腺激素、促甲状腺激素、促肾上腺激素分泌均减少。临床症状与垂体坏死程度及代偿能力有关。表现为产后无乳汁分泌、闭经、第二性征减退、性欲减退、生殖器萎缩,并且有低血压、低血糖、畏寒、嗜睡、黏液水肿等症状称之为希恩综合征。

(2)原发于垂体单一促性腺激素缺乏症:垂体其他功能均正常,使促性腺激素分泌功能低下,可能是促性腺激素亚单位或受体异常所致。主要症状为原发性闭经、性腺、性器官和性征不发育。血 FSH、LH 和 E_2 均低下。身长正常或高于正常,指距大于身高。性染色体正常。

(3)垂体肿瘤:泌乳素瘤最常见,其次为促甲状腺激素瘤、生长激素瘤等,不同性质的肿瘤表现不同的症状,但因为肿瘤压迫分泌促性腺激素的细胞,使促性腺激素减少,故均表现为闭经。泌乳素瘤分泌过多泌乳素造成高泌乳素血症,可引起闭经泌乳综合征。

(4)垂体破坏:手术或放疗可造成不可逆性垂体破坏,导致系统性垂体功能低下。

(5)空蝶鞍综合征:主要是由于先天性蝶鞍横隔缺损,垂体窝空虚,脑脊液流入鞍内,腺垂体被压扁,鞍底组织被破坏而导致蝶鞍增大,偶见于妊娠期垂体先增大而产后又缩小、留下空隙以及鞍内肿瘤破裂或垂体手术或放射治疗后垂体萎缩,使脑脊液流入垂体窝。多见于中年肥胖女性,常以头痛为主要临床表现,可有视力障碍但无视野缺损。一般无内分泌功能异常,当血泌乳素水平升高时,影响卵巢功能,可有闭经、泌乳。

4.下丘脑性闭经

下丘脑及中枢神经系统所致的闭经最为常见,种类最多。中枢神经系统-下丘脑功能失调可影响垂体,继之影响卵巢而引起闭经。

(1)丘脑功能尚未成熟:部分 20 岁以下女性,由于丘脑发育尚未成熟,促性腺激素释放激素水平低,或无脉冲式释放,使 FSH 与 LH 比例失调或无 LH 高峰而无排卵致闭经。

(2)精神应激性:环境改变、过度紧张或精神打击等应激引起的应激反应,可扰乱中枢神经与下丘脑之间的联系,从而影响下丘脑-垂体-卵巢轴而闭经。多见于年轻未婚妇女,从事紧张脑力劳动者。发病机制可能由于应激状态时,下丘脑分泌的促肾上腺皮质激素释放因子(CRF)长期上升,而 CRF 浓度上升抑制了 GnRH 的脉冲释放。另外,下丘脑分泌的内啡肽还可能介导 CRF 减少 GnRH 脉冲频率而闭经。

(3)体重下降、神经性厌食:中枢神经对体重急剧下降极为敏感,而体重又与月经联系紧密,不论单纯性体重下降或真正的神经性厌食均可诱发闭经。神经性厌食起病于强烈惧怕肥胖而有意节制饮食,当体重降至正常体重的 15% 以上时,即出现闭经,继而出现进食障碍和进行性消瘦及多种激素改变。促性腺激素释放激素降至青春期前水平,以致促性腺激素和雌激素水平低下而发生闭经。

(4)运动性闭经:竞争性体育运动以及强运动可引起闭经,称运动性闭经。系因体内脂肪减少及应激本身引起下丘脑 GnRH 分泌受抑制。

(5)Kallman 综合征:系单一性促性腺激素释放激素(GnRH)缺乏而继发的性腺发育及功能减退,同时伴有嗅觉丧失或减退的一种疾病。遗传特性不明。表现为原发性闭经,内外生殖器均为幼稚型,低 Gn,E_2 水平明显降低或测不到,染色体正常,自幼丧失嗅觉或嗅觉减退。

(6)多囊卵巢综合征(PCOS):患者有闭经、肥胖、多毛、不孕、无排卵及卵巢增大,卵巢被膜厚,有多个囊泡。由于下丘脑-垂体-卵巢轴功能失调,LH/FSH>3,雄激素产生过多,而雌激素减少。

(7)闭经溢乳综合征:主要是由于垂体泌乳素瘤引起,其次长期服用利舍平、氯丙嗪、奋乃近以及甾体类避孕药等也可引起此症状。患者表现为闭经和持续溢乳,继之出现生殖器萎缩。这是由于通过下丘脑抑制了泌乳素抑制激素或多巴胺的释放,使 PRL 升高引起溢乳,间接通过抑制促性腺激素释放激素分泌而引起闭经。

(8)颅咽管瘤:为一先天性生长缓慢、多为囊性的肿瘤。最常见的部位是蝶鞍上的垂体柄漏斗部前方,由于肿瘤压迫垂体柄,阻碍下丘脑 GnRH 和多巴胺向垂体转运,从而使促性腺激素下降、泌乳素升高,导致闭经、泌乳,还可有颅内高压、视力障碍等表现。

(9)弗勒赫利希综合征:属下丘脑性幼稚肥胖症,可见于下丘脑肿瘤、颅底损伤或脑炎、脑膜炎、结核菌感染后,主要由于下丘脑组织的病变,侵犯了释放促性腺激素释放激素的神经核群,也常累及下丘脑中与摄食有关的核群,故常伴有肥胖。表现为多食、肥胖,脂肪沉积于大腿、臀部、下腹部、前胸、面部,第二性征发育差,内外生殖器发育不良,无阴毛、腋毛,也无月经。

5.其他内分泌腺疾病

甲状腺功能低下或亢进、肾上腺皮质增生或肿瘤以及糖尿病等均可通过下丘脑影响垂体功能而造成闭经。先天性肾上腺皮质增生症是由于一种或多种激素合成酶缺乏引起,这些酶缺乏常同时影响肾上腺皮质和卵巢激素的合成。最常见的为 21 羟化酶缺乏,临床表现为多毛、肥胖、性发育异常和原发性闭经。实验室检查 E_2、皮质激素降低,FSH、LH、T、P、ACTH增高。

二、诊断

(一)询问病史

闭经发生的期限及伴发症状(如溢乳、肥胖、多毛等),发病前有无精神因素、环境改变、各种疾病和用药情况等诱因。详细了解月经史、婚育史(孕产次、人工流产情况、分娩及哺乳情况)、避孕方法,以及既往史、个人史有无先天性缺陷,自幼生长发育过程和双亲婚育史及家族史,以及院外治疗用药情况。

(二)体格检查

注意患者精神状态、营养、全身发育及智力状况、身高及体重,有无侏儒、颈蹼、黏液水肿、肢端肥大、有无多毛,并挤双乳观察有无乳汁分泌。注意女性第二性征的发育情况,如音调、乳房发育、阴毛及腋毛情况、是否呈女性特有的体态,如骨盆横径较大、胸部及肩部皮下脂肪较多。妇科检查注意内外生殖器发育,有无先天性畸形和肿瘤。

(三)辅助检查方法

1.子宫功能检查

(1)诊断性刮宫:已婚妇女应行此项检查,了解子宫腔的大小,有无宫颈管及宫腔粘连,刮取子宫内膜做病理检查,了解子宫内膜对卵巢激素能否有正常反应,并排除子宫内膜结核。

(2)宫腔镜检查:直视下观察子宫腔及内膜情况,并取内膜送病理学检查。

(3)药物撤退试验:首先进行孕激素试验给予黄体酮每日 1 次 20mg 肌注,共用 5d;或甲羟黄体酮每日 1 次 10~20mg 口服,共 5d。停药 3~7d 发生撤药性出血,说明子宫内膜已受一定雌激素影响,给予外源性孕激素后发生分泌期变化,有撤药出血为阳性反应,称为 I 度闭经。如无撤药出血为阴性反应,阴性反应者需再做雌激素试验。

雌激素试验,患者口服己烯雌酚每日 1mg,连续 20d,或用苯甲酸雌二醇肌注 2mg,隔日 1次,共 10 次,最后 5d 加用甲羟黄体酮口服每日 10mg,停药 3~7d 发生撤药性出血,说明子宫内膜功能正常,对甾体激素有反应,闭经是由于患者体内雌激素水平低落所致,为阳性反应,称为Ⅱ度闭经。如无撤药性出血为阴性,再重复一次雌激素试验,若仍无撤药性出血,提示子宫内膜有缺陷或被破坏,可确诊为子宫性闭经。

(2)卵巢功能检查

(1)基础体温测定:双相基础体温代表体内有黄体酮作用,提示卵巢功能正常,有排卵和黄体形成。

(2)血清激素浓度测定:用放射免疫法测定血中雌二醇、黄体酮及睾酮水平,直接测定血中 E_2 浓度结合 B 超检查,能更精确地提示卵巢内卵泡发育的程度。黄体酮水平反映卵巢排卵及黄体功能。雌、孕激素浓度低提示卵巢功能不正常或衰竭,睾酮值高应怀疑多囊卵巢综合征或卵巢男性化肿瘤等。

(3)阴道脱落细胞检查:涂片见有正常周期性变化,提示闭经的原因在子宫。涂片见中层及底层细胞,表层细胞极少或无,无周期性变化,若 FSH 升高,提示病变在卵巢,如卵巢早衰。涂片表现不同程度雌激素低落,或持续轻度影响,若 FSH、LH 均低,提示垂体或以上中枢功能低下引起闭经。

(4)宫颈黏液结晶检查:雌激素作用显著时出现典型的羊齿状结晶,受孕激素作用后涂片上见椭圆体。

3.垂体功能检查

(1)放免法测定血 FSH、LH:鉴别卵巢性闭经与下丘脑垂体性闭经的主要方法是测定促性腺激素,当 E_2 水平低而促性腺激素增高时提示原发病变部位为卵巢,反之若 FSH、LH 低下则原发病变部位在下丘脑或垂体。

(2)垂体兴奋试验:用促性腺激素释放激素做垂体兴奋试验,主要测试垂体对 GnRH 刺激起反应的敏感性及储备。将 LHRH $100\mu g$ 溶在 5ml 生理盐水中,在 30s 内行静脉注射。注射前及注射后 15、30、60、120min 分别采取 2ml 静脉血,测其 LH 含量,如注射后 $15\sim60$min 较注射前升高 $2\sim4$ 倍以上,说明垂体功能正常,对 LHRH 有良好反应,病变在下丘脑,若经重复试验,LH 值仍无升高或增高不明显,提示引起闭经的病变在垂体。

(3)克罗米芬试验:目的在于检验下丘脑-垂体-卵巢轴正负反馈的完整性,当用药后 LH 及 E_2 至少增高 2 倍,示为阳性,表明下丘脑-垂体-卵巢轴功能完整,若无 LH 增高,则提示下丘脑或垂体功能障碍。若仅有 LH 增高而无 E2 水平升高,则提示卵巢无反应,表明卵巢有病变。

(4)垂体泌乳素(PRL)测定:PRL$>25\mu g/L$,可示为高泌乳素血症,$10\%\sim40\%$ 继发性闭经患者可有高泌乳素血症,当 PRL$>200\mu g/L$ 则垂体瘤的可能性很大,应进一步行蝶鞍检查。当血中促甲状腺激素释放激素(TRH)可出现高泌乳素血症,因其能刺激 PRL 分泌。

(5)蝶鞍检查:为除外垂体肿瘤应做蝶鞍 X 线片或 CT 扫描或磁共振检查,肿瘤直径$<$1cm 称垂体微腺瘤。

(6)血生长激素(GH)及功能试验:若闭经者身材矮小,或疑肢端肥大症、垂体无功能瘤时须测定血 GH 浓度。诊断 GH 分泌不足时除测血 GH 浓度外,还需做两种 GH 刺激试验,如运动试验、左旋多巴试验,GH 值升高应$<$7ng/ml。诊断 GH 分泌亢进,须行 GH 抑制试验,如葡萄糖抑制试验,血 GH 水平不能抑制到 2ng/ml 以下。

4.其他检查

染色体检查必要时进行家谱分析。为了解甲状腺功能可测定 T_3、T_4、TSH;了解肾上腺功能应做血、尿皮质醇测定。

(四)闭经的诊断步骤

排除器质性病变和排除早孕后,做孕激素试验,如无撤药性出血则行雌激素试验,仍无出血则表示为子宫性闭经。孕激素试验如有出血或雌激素试验有出血应进一步查血 FSH、LH 水平,如增高可确定为卵巢性闭经。如降低则行垂体兴奋试验,兴奋试验无反应者为垂体性闭经,兴奋试验有反应者为下丘脑性闭经。

三、治疗

(一)下生殖道及子宫性闭经

下生殖道阻塞性闭经应在青春期前及早手术治疗,以防经血倒流。米勒管发育不全者,外阴、阴道畸形婚前予以手术治疗;子宫发育不良者尽早给予适量雌激素促进子宫生长发育,常用己烯雌酚加甲羟黄体酮序贯用药。子宫内膜粘连可通过扩宫或刮宫或宫腔镜直视下行宫腔分离。分离术后立即给高剂量雌激素 2 个月(结合雌激素(2)5mg,每日 1 次,共 3 周,后 1 周加甲羟黄体酮每日 10mg)。术后亦可放置宫内节育器,或用小号 Foley 尿管,气囊内注射 3ml 的液体,7d 后取出,术后应用广谱抗生素 10d。无效者可重复治疗。结核或其他感染引起者应同时抗结核、抗感染治疗。雄激素不敏感综合征:完全性和不完全性者其社会性别均以女性为宜,阴道短妨碍性生活者可在婚前行阴道成型术。完全性者青春期后应切除双侧睾丸以防恶变,术后应长期应用雌激素维持女性第二性征。有外生殖器畸形的不完全性患者可在切除睾丸的同时做外阴整形术。

(二)卵巢性闭经

(1)先天性卵巢发育不全:①Turner 综合征给予促生长治疗,应用生长激素促生长的疗效已被肯定,应用时间可早至 5～6 岁,但价格昂贵,剂量是每周 0.5～1U/kg。有报道治疗第 1～2 年生长速度增快显著,第 3 年效果即不显著。小剂量雌激素,如炔雌醇每日 25～100ng/kg,也有短期增快生长速度的作用,但同时加速骨龄成熟,现一般主张骨龄 13 岁以后再用。②应用人工周期维持第二性征的发育,诱导人工月经。

(2)卵巢男性化肿瘤一旦确诊,应及早手术治疗。

(3)卵巢早衰及卵巢不敏感综合征:①无生育要求者行雌孕激素替代治疗,应尽早给予雌激素消除更年期症状,预防骨质疏松及心脑血管疾患。越早应用激素替代治疗,卵巢功能恢复的可能性越大。②促排卵治疗:大量应用雌激素可以通过负反馈减少 FSH 的分泌,降低高促性腺激素对卵巢受体的降调节作用,减少卵巢抗原的合成;外源性雌激素协同体内的 FSH 诱导卵巢颗粒细胞自身促性腺激素受体生成,从而使卵巢恢复对促性腺激素的敏感性。应用雌孕激素替代治疗后,部分患者可恢复自然排卵,尽管排卵率很低,但同时为其他的治疗方法奠定了基础。大剂量的促性腺激素对卵巢早衰和卵巢不敏感综合征的疗效均不肯定,但雌激素治疗后,二者均有一定的成功率。方法是每天应用 HMG 2～4 支(每支含 LH,FSH 各 75U),超声监测至卵泡成熟,再注射 HCG 10000～15000U 诱发排卵。③免疫抑制药:由于卵巢早衰及卵巢不敏感综合征均存在免疫因素,对血清自身免疫抗体阳性者,可应用肾上腺皮质激素治疗。如泼尼松 $10\sim30mg/d$、地塞米松等。部分患者在治疗期间或治疗后血 FSH 下降、E_2 升高,卵泡发育,甚至获得成功妊娠。

(4)17α 羟化酶缺乏症患者如染色体为 46,XY,应手术切除双侧性腺,以防恶变。46,XX 者不必手术。补充皮质醇制剂以抑制 ACTH 分泌过量。可应用激素替代治疗促进第二性征发育及诱导月经来潮。

(5)卵巢切除或组织破坏者如无禁忌应用激素替代治疗。

(三)垂体、下丘脑性闭经

1.病因治疗

如为下丘脑垂体肿瘤应酌情行手术治疗。精神因素、过度运动、神经性厌食症等病因者应针对具体情况进行心理治疗,耐心开导安慰,补充营养、维生素及钙质,减少运动量,增加体重,严重者甚至采用肠道外高营养。

(2)内分泌治疗

(1)靶腺激素替代治疗:有垂体功能低下者应采用靶腺激素替代治疗,并应定期检查靶腺激素浓度,指导调整剂量。

1)雌、孕激素替代治疗:模仿自然月经周期序贯用药,选用炔雌醇 $25\sim50\mu g$ 或倍美力 $0.625\sim1.25mg$,每晚 1 次,连服 25d,于服药第 $14\sim16$ 天,每天加用甲羟黄体酮 $8\sim10mg$,连服 $10\sim12d$,停药后出血,并于出血第 5 天开始重复。有些闭经时间较长的患者,子宫内膜萎缩,停药后可能无撤药性出血,可适当增加雌激素剂量或在停药后第 15 天继续服用直至出现撤药性出血。对严重的患者,需终身替代。有些患者停药后可能出现卵巢功能的恢复。

2)糖皮质激素:泼尼松 $5\sim10mg/d$ 或醋酸可的松 $25mg/d$,清晨服 2/3,下午服 1/3,以符合肾上腺皮质激素分泌的昼夜规律。

3)甲状腺素:甲状腺片剂量从 $15\sim30mg/d$ 开始,逐渐增至 $60\sim120mg/d$,一般应在服泼尼松 $1\sim2$ 周后再服甲状腺片,或同时服用。

(2)促排卵治疗:对有生育要求者,在全身情况改善后,可予以促排卵治疗。促排卵前,行人工周期替代治疗 3 个周期以上,以提高卵巢的敏感性及增加雌激素受体,使子宫内膜得到充分发育,有利于卵泡的发育及孕卵着床。排卵后酌情使用 HCG 或黄体酮维持黄体功能,已妊娠者,黄体酮应维持至孕 3 个月时以防止流产。具体方法有:

1)氯米芬:仅对轻型下丘脑性闭经及垂体性闭经有效。于出血第 5 日起,每晚服 50mg,连续 5d。若不能诱发排卵可增加剂量至每日 100mg。服用过程中应行基础体温测定,以了解有无排卵。

2)人绝经期促性腺激素(HMG):低促性腺激素低雌激素的闭经患者,在雌、孕激素撤药性出血后,从出血的第 $3\sim5$ 天开始肌注 150U/d,若雌激素水平不十分低,可从 75U/d 开始,用药期间须通过超声检查及血 E_2 测定,观察卵巢中卵泡的发育情况,随时调整剂量。当卵泡达到成熟时,应用 HCG 5000u 促使排卵,令其自然受孕。如有过多卵泡发育,卵巢体积也增加,直径达 4cm 以上,未见有优势卵泡则应停用 HMG,以避免卵巢过度刺激综合征的发生,待下次月经后再调整剂量。

3)纯促卵泡成熟激素(FSH):替代垂体的 FSH 不足,达到促使卵泡发育的目的,适用于内源性 LH 不低的闭经患者。

　　4)促性腺激素释放激素(GnRH):适用于下丘脑功能不足、垂体功能正常的闭经患者。应模拟生理的 GnRH 脉冲频率给药,可使垂体正常分泌促性腺激素,一般在撤退性出血后 1～3d,每日静脉或皮下给予人工合成的促性腺激素释放激素(如戈那瑞林每次 5～20μg,每隔 90～120 分钟 1 次)。注意观察注射部位有无感染栓塞形成。同时行宫颈黏液检查、血 E2 测定、B 超监测卵泡大小,随时调整用药剂量。GnRH 脉冲给药可诱发卵泡破裂及排卵,也能维持黄体功能。但因脉冲用药需携带注射泵及针头,患者应用不便,故在 B 超显示排卵 2d 后停用 GnRH 脉冲给药,改用 HCG 每次 1000U,每周 2 次,共 3～4 次维持黄体功能。GnRH 脉冲治疗时不易发生卵巢过度刺激综合征,也不常出现多个卵泡同时成熟及多胎妊娠。但因其疗程长及用药的诸多不便,故下丘脑性闭经者也可选用 HMG 或 FSH 治疗。GnRH 脉冲治疗前最好行 GnRH 兴奋试验,以估计患者的治疗反应。

(四)高泌乳素血症性闭经

1.药物治疗

　　(1)溴隐亭:是目前应用最普遍的药物,是一种半合成麦角碱的衍生物,多巴胺能增效剂,其药理作用为直接作用于垂体,抑制泌乳素细胞的增殖、PRL 的合成与分泌,使泌乳素瘤减小;激动中枢神经系统的多巴胺受体,降低多巴胺在体内的转化;促进 PRL 的代谢。初服量为1.25mg,每日 1～2 次,与食物同时服下,如连服 3d 无不适,可逐渐加量,常用剂量为 5～7.5mg/d。也可阴道用药(2)5mg 或 5mg,放入阴道深处,每日 1 次,吸收效果好,99% 进入全身血液循环,避免通过肝脏代谢,能更好地发挥药物作用,亦能减轻胃肠道反应。阴道内用小剂量溴隐亭((2)5～7.5mg/d)对精子功能无明显干扰作用。

　　(2)长效溴隐亭针:每 28 天肌注一次,每次 50～100mg,最大剂量 200mg,效果好而不良反应小,可有效抑制 PRL 水平及减小肿瘤体积。用于对溴隐亭耐药或不能耐受的泌乳素瘤患者,它能降低大腺瘤的泌乳素水平,恢复正常垂体功能。

　　(3)诺果宁:是一种非麦角碱类多巴胺 D_2 受体激动药,为新一代特异、高效抗 PRL 药物。用法为治疗最初的剂量为 25μg/d,第 2 天、第 3 天为 50μg/d,从第 7 天开始 75μg/d,维持量一般为 75～150μg/d,于晚餐时服或睡前与一些食物同服。该药使用安全,副反应轻。大剂量时可出现头痛、头晕、恶心、呕吐等。

　　(2)手术治疗

　　溴隐亭问世前,手术为传统疗法,但手术不易切净瘤体,且复发率可高达 50%,故目前手术仅用于伴有明显神经症状和对多巴胺激动药耐药或不能耐受的患者。

3.放射治疗

　　过去放疗用于手术不易切除或肿瘤已扩散到蝶鞍以外,不可能全部摘除,术后有持续高泌乳素血症或有手术禁忌的患者,现已很少应用。

4.综合治疗

　　对有明显神经系统症状的泌乳素大腺瘤,特别是明显向鞍上、鞍旁扩展和蝶窦受侵者,应选择综合治疗。方法有先用溴隐亭治疗,使肿瘤缩小后手术,或术后加溴隐亭治疗,也可用手术加放射治疗,联合治疗能有效地减少垂体瘤的复发机会。高泌乳素血症由于甲状腺功能低下者,应补充甲状腺素,达到抑制 TRH、TSH 而降低 PRL 的作用。

多囊卵巢综合征的治疗详见六、多囊卵巢综合征。

其他内分泌腺功能异常造成的闭经治疗原发病。

第三节　痛　经

痛经是指在月经前、后月经期出现下腹疼痛、坠胀,伴腰酸或其他不适,影响正常生活。痛经常发生在年轻女性,其疼痛常为痉挛性。痛经分为原发性和继发性两种,原发性痛经是指痛经不伴有明显的盆腔疾患,又称为功能性痛经;继发性痛经是由于盆腔疾病导致的痛经,又称为器质性痛经,常见于子宫内膜异位症、子宫腺肌病、生殖道畸形、慢性盆腔炎、宫腔粘连及子宫肌瘤等疾病。

由于每个人的疼痛阈值不同,临床上又缺乏客观的测量疼痛程度的方法,故有关痛经的发病率文献报道差别较大。我国 1980 年全国女性月经生理常数协作组的全国抽样调查结果显示,痛经的发生率为 33.19%,其中原发性痛经为 36.06%,而轻度痛经占 45.73%,中度占 38.81%,重度占 13.55%。

痛经的发生与年龄、是否分娩有关。月经来潮的最初几个月很少发生痛经。16～18 岁时发病率最高,可达 82%,以后逐渐下降,50 岁时维持在 20%,性生活的开始可以降低痛经的发生率。有过足月分娩史的女性其痛经的发生率及严重程度明显低于无妊娠史或虽有妊娠但自然流产或人工流产者。初潮早、月经期长、经量多的女性痛经严重,而口服避孕药者痛经的发生率明显降低。痛经还有一定的家族性,痛经者的母亲及妹妹也常有痛经的发生。文化水平和体力活动与痛经无关,寒冷的工作环境与痛经的发生有关。还有研究表明痛经的发生可能与长期接触汞、苯类混合物有关。

一、原发性痛经

(一)病因及发病机制

1.子宫收缩异常

正常月经周期,子宫的基础张力＜1.3kPa(10mmHg),活动时压力不超过 16kPa(120mmHg),收缩协调,频率为每 10 分钟 3～4 次;痛经时,子宫基础张力升高,活动时压力超过 16～20kPa(120～150mmHg),收缩频率增加并变为不协调或无节律的收缩。子宫异常活动的增强使子宫血流减少,造成子宫缺血,导致痛经发生。研究表明,有些异常的子宫收缩与患者主观感觉的下腹绞痛在时间上是吻合的。引起子宫过度收缩的因素有前列腺素、血管升压素、缩宫素等。

(2)前列腺素的合成与释放异常

许多研究表明,子宫合成和释放前列腺素(PG)增加是原发性痛经的重要原因。$PGF_{2\alpha}$使子宫肌层及小血管收缩,与痛经发生关系最密切。在正常子宫内膜,月经前期合成 $PGF_{2\alpha}$ 的能力增强,痛经患者增强更为明显;分泌期子宫内膜 PG 含量多于增殖期子宫内膜,痛经患者经期内膜、经血内及腹腔冲洗液中 PG 浓度明显高于正常妇女;月经期 PG 释放主要在经期第 48

小时以内,痛经症状则以此段时间最为明显。静脉输入 PGF_{2a} 可以模拟原发性痛经的主要症状如下腹疼挛性疼痛、恶心、腹泻及头痛等。PGF_{2a} 行中期引产时引起的症状与原发性痛经的临床表现十分相似而证实了这一点。PGE_2 和前列环素 PGI_2 可以使子宫松弛,二者浓度的减低可能与痛经有关。最有利的证据是 PG 合成酶抑制药(PGSI)如非甾体类消炎药可使本病患者疼痛缓解。

3.血管升压素及缩宫素的作用

血管升压素是引起子宫收缩加强、子宫血流减少的另一种激素。女性体内血管升压素的水平,与雌孕激素水平有一定的关系。因为神经垂体受雌激素刺激可释放血管升压素,这种作用可以被孕激素抵消。在正常情况下,排卵期血管升压素水平最高,黄体期下降,直至月经期。原发性痛经女性晚黄体期雌激素水平异常升高,所以在月经期血管升压素水平高于正常人 2～5 倍,造成子宫过度收缩及缺血。

以往认为缩宫素与痛经关系不大,但近来研究证实,非孕子宫也存在缩宫素受体。给痛经女性输入高张盐水后,血中缩宫素水平也升高。增压素和缩宫素都是增加子宫活动导致痛经的重要因素。它们作用的相对重要性,取决于子宫的激素状态,增压素也可能影响非孕子宫的缩宫素受体。用缩宫素拮抗药竞争性抑制缩宫素和增压素受体,可以有效缓解痛经。

4.神经与神经递质

分娩后痛经症状会减轻或消失这一现象,过去一直认为是子宫颈管狭窄这一因素在分娩得到解除所致,可是即使是剖宫产后,痛经也能好转。这一事实引起研究神经的学者们的关注,实验证明,荷兰猪子宫上的神经在妊娠后会退化;人类妊娠期子宫去甲肾上腺素水平也低下,即使分娩后子宫的交感神经介质再生,其去甲肾上腺素浓度也不能达到妊娠前水平,所以痛经的症状减轻或消失。Chen 等报道通过腹腔镜行骶前交感神经切除术治疗原发性痛经,效果良好,其原理是切断了来自于宫颈、子宫及输卵管近端向脊柱的神经传导,此研究也进一步证实神经与神经传递在原发性痛经中的作用。

5.其他因素

(1)精神因素:有关精神因素与痛经的关系,争论较大。有人认为,痛经妇女精神因素也很重要。痛经女性常表现为自我调节不良、抑郁、焦虑和内向,很多研究表明,抑郁和焦虑等情绪因素影响痛经,但情绪因素如何参与痛经的发生,机制尚不明确;也有人认为精神因素只是影响了对疼痛的反应而非致病因素。

(2)宫颈狭窄:子宫颈管狭窄或子宫极度前屈或后屈,导致经血流出受阻,造成痛经。用 CO_2 通气法进行研究,结果显示痛经患者子宫峡部的张力高于正常妇女。

(3)免疫因素:近来有研究发现,痛经患者的免疫细胞和免疫反应发生改变,淋巴细胞增殖反应下降,血中单核细胞 β-内啡肽水平升高。认为痛经是一种反复发作性疾病,形成了一种身体和心理的压力,从而导致免疫反应的改变。关于痛经与免疫之间的关系还有待于进一步的研究。

(二)临床表现

原发性痛经的临床特点是:①青春期常见,多在初潮后 6～12 个月发病,这时排卵周期多已建立,在孕激素作用下,分泌型子宫内膜剥脱时经血的 PG 含量显著高于增殖型内膜经血中浓度。无排卵月经一般不发生痛经。②痛经多自月经来潮后开始,最早出现在经前 12h;行经第1日疼痛最剧,持续2~3d缓解;疼痛程度不一,重者呈痉挛性;部位在耻骨上,可放射至腰骶部和大腿内侧。③有时痛经伴有恶心、呕吐、腹泻、头晕、乏力等症状,严重时面色发白、出冷汗,与临床应用PG时引起胃肠道和心血管系统平滑肌过强收缩的副反应相似。④妇科检查无异常发现。

(三)诊断及鉴别诊断诊断

原发性痛经,主要是排除盆腔器质性病变的存在。完整的采取病史,做详细的体格检查,尤其是妇科检查,必要时结合辅助检查,如B超、腹腔镜、宫腔镜、子宫输卵管碘油造影等,排除子宫内膜异位症、子宫腺肌症、盆腔炎症等,以区别于继发性痛经。另外,还要与慢性盆腔痛区别,后者的疼痛与月经无关。

关于疼痛程度的判定,一般根据疼痛程度对日常生活的影响、全身症状、止痛药应用情况而综合判定。轻度:有疼痛,但不影响日常生活,工作很少受影响,无全身症状,很少用止痛药;中度:疼痛使日常生活受影响,工作能力亦受到一定影响,很少有全身症状,需用止痛药且有效;重度:疼痛使日常生活及工作明显受影响,全身症状明显,止痛药效果不好。

(四)治疗及预防

原发性痛经的预防在于注意锻炼身体,增强体质,保持乐观态度,树立健康的人生观。治疗以对症治疗为主,药物治疗无效者,亦可采取手术治疗,中医中药也常能显效。

1.一般治疗

对原发性痛经患者进行必要的解释工作十分重要,尤其是对青春期少女。讲解有关的基础生理知识,阐明"月经"是正常的生理现象,帮助患者打消顾虑,有助于减轻患者的焦虑、抑郁及痛经的程度。痛经重时可以卧床休息,或热敷下腹部,注意经期卫生。可以应用一般非特异止痛药,如水杨酸盐类,有解热镇痛的作用。

(2)口服避孕药

有避孕要求者,可采用短效口服避孕药抑制排卵达到止痛的效果。口服避孕药可有效治疗原发性痛经,使50%的患者痛经完全缓解,40%明显减轻。口服避孕药可抑制内膜生长,降低血中前列腺素、增压素及缩宫素水平,抑制子宫活动。原发性痛经妇女,子宫活动增强部分是由于卵巢激素失衡,可能是黄体期或月经前期雌激素水平升高所致,雌激素可以刺激 $PGF_{2\alpha}$ 和增压素的合成、释放。口服避孕药可能通过改变卵巢激素的失衡状态,抑制子宫活动。

3.前列腺素合成酶抑制药

对于不需避孕或口服避孕药效果不好者,可以用非甾体消炎药(NSAID),它是前列腺素合成酶抑制药,通过阻断环氧化酶通路,抑制 PG 合成,使子宫张力和收缩性下降,达到治疗痛经的效果。由于效果好(有效率60%~90%),服用简单(经期用药2~3d),副作用少,自20世纪70年代以来已广泛用于治疗原发性痛经。NSAID 不仅可以减轻疼痛,还可以减轻相关的症状,如恶心、呕吐、头痛、腹泻等。

一般于月经来潮、疼痛出现后开始服药,连服2~3d,因为前列腺素在经期的初48h释放最多,连续服药的目的是为了纠正月经血中 PG 过度合成和释放的生化失调。如果不是在前48h连续给药,而是疼痛时临时间断给药,难以控制疼痛。经前预防用药与经后开始用药,效果相似。如果开始服药后最初几小时仍有一定程度的疼痛,下一个周期的首剂量需加倍,但维持量不变。

NSAID 常用药物及用法:吲哚美辛 25mg,每日 3 次;氟芬那酸 100～200mg,每日 3 次;甲芬那酸 250～500mg,每日 4 次;单氯甲芬那酸 133mg,每日 3 次;布洛芬 400mg,每日 3 次;萘普生 200mg,每日 2 次;酮洛芬 50mg,每日 3 次;吡罗昔康 20mg,每日 1 次;双氯芬酸 25mg,每日 3 次。禁忌:胃肠道溃疡,对阿司匹林或相似药物过敏者。

4.钙离子通道阻滞药

硝苯地平可以明显抑制缩富素引起的子宫收缩,经前预服 10mg,每日 3 次,连服 3～7d 或痛经时舌下含服 10～20mg,均可取得较好效果,该药毒性小,副作用少,安全有效,服药后偶有头痛。

5.β 肾上腺素受体激动药

特布他林(间羟舒喘宁,terbutaline)治疗原发性痛经,有一定疗效,但副作用较 NSAID 为多。

6.中药

中医认为不通则痛,痛经是由于气血运行不畅,治疗原则以通调气血为主。应用当归、芍药、川芎、茯苓、白术、泽泻组成的当归芍药散治疗原发性痛经,效果明显,并且可以使血中的 $PGF_{2\alpha}$ 水平降低。

7.经皮电神经刺激

经皮电神经刺激(TENS),可用于药物治疗无效,或有副作用,或不愿接受药物治疗的患者。将刺激探头置于耻骨联合上、两侧髂窝或骶髂区域的皮肤上,刺激强度逐渐增加达 40～50mA,同时记录宫腔内压力。结果表明,这一方法可迅速缓解疼痛,机制可能是减少子宫缺血或子宫活动及阻断中枢神经的痛觉传导系统。

8.腹腔镜下骶前神经切除术

对上述方法治疗无效的顽固痛经的患者,可考虑使用此方法。Chen 等报道,对原发性痛经患者,疼痛缓解率可达 77%(64/83),其机制是阻断来自宫颈、宫体和输卵管近端的感觉通路。

9.运动

有资料表明,体育锻炼对原发性痛经患者是有益的,通过体育锻炼,可减少原发性痛经的发生率及减轻痛经的程度。Lzzo 等通过对 764 例青春期少女痛经的研究,得出结论,任何形式的运动均可减少痛经的发生,可能与运动改善子宫的供血和血流速度有关。

二、继发性痛经

继发性痛经常与盆腔器质性疾病有关,如子宫内膜异位症、子宫腺肌症、盆腔感染、子宫内膜息肉、子宫黏膜下肌瘤、宫腔粘连、宫颈狭窄、子宫畸形、盆腔充血综合征、宫内节育器等。首次常发生在初潮后数年,生育年龄阶段多见。常有不同的症状,伴腹胀、下腹坠,牵引痛常较明显。疼痛常在月经来潮前发生,月经前半期达高峰,以后减轻,直至结束。但子宫内膜异位症的痛经也有可能发生在初潮后不久。盆腔检查及其他辅助检查常有异常发现,可以找出继发痛经的原因。

第四节　经前期综合征

经前期综合征（PMS）是指反复于月经前期（黄体期）周期性出现的躯体、精神及行为方面改变的症候群，影响日常生活和工作。临床特点为周期性发作，与月经密切相关但症状轻重不等，多少不一，在不同的人、不同的周期之间出现的症状也不相同。

PMS 最多见于 30～40 岁的育龄妇女，发生率因采用不同的诊断标准而异，因此较难得到确切的发生率。估计 3%～10% 的妇女完全没有经前期症状；30%～90% 的妇女经前期有轻度的症状，通常不认为是 PMS。20%～30% 的妇女经前期有干扰日常生活的中至重度症状；其中 2%～10% 的症状严重，影响日常生活。

一、病因

过去认为经前期综合征是由于水钠潴留造成的，因为一些 PMS 患者，在近经期体重明显增加 1～5kg，并有不同程度的水肿，但有些女性经前体重增加更多，却不出现经前期证候。对经前期水肿的女性限制盐分摄入，使用利尿药，能使水肿消退，但症状的消除与体重下降不成比例。研究证明，整个月经周期中钠离子平衡并无周期性变化，且 PMS 女性体内总体液并无增加，而是细胞内体液向细胞外流出增加，故目前认为水钠潴留不是造成经前期综合征的病因。到目前为止的研究尚无法阐明确切的发病原因，但推测经前期综合征的发生与环境压力、个人精神心理特征、中枢神经递质与卵巢类固醇激素的相互作用以及前列腺素水平的变化有关。

1.精神社会因素

不少学者提出精神社会因素引起身心功能障碍的病因学说。Keye 研究了 PMS 患者的医学和心理资料，发现 PMS 患者在臆想、抑郁、转换性癔症、神经衰弱及社会精神内向方面的评分均高于无 PMS 的对照组。临床上 PMS 对安慰剂的治愈反应高达 30%～50%，有的治愈反应高达 80%，这种现象很大程度地反映了应激反应性和心理两方面的调节在 PMS 中的作用，也反应了患者的精神心理与社会环境因素之间的相互作用参与了 PMS 的发病。并为 PMS 的心理学和安慰剂治疗的需要和合理性提供了理论依据。

2.卵巢类固醇激素及其代谢

卵巢类固醇激素水平异常也是该病发病的一个因素。有研究报告，PMS 患者的黄体期黄体酮水平下降，雌激素或雌/孕激素比值升高，考虑孕激素撤退可能是病因之一，但以后更多研究显示，PMS 患者血中 FSH、LH、PRL、雄激素及雌孕激素水平与正常女性无明显差别，下丘脑-垂体-卵巢轴的功能检查也无异常，因此临床上不能把雌孕激素测定作为诊断方法。最近的研究发现，尿中黄体酮的代谢产物孕烷二醇葡萄糖醛酸与经前期身体及精神的症状有关，提示孕激素的代谢异常可能是 PMS 的病因之一，应用孕激素拮抗药米非司酮（RU486）可导致经前期综合征的出现也证明这一点。

3.神经递质学说

（1）阿片肽：雌孕激素均有促进内源性阿片肽的作用，在动物实验和人类的研究中发现在高雌激素的增殖晚期和高雌孕激素的黄体中早期,内源性阿片肽的活性增加,黄体晚期内源性阿片肽的水平急剧下降,形成一个快速撤退反应,可引起疲劳、紧张、忧虑及攻击行为等。PMS女性外周血β-内啡肽水平也有下降,但其意义还不清楚。

(2)γ-氨基丁酸(GABA):孕激素及其代谢产物能与GABA受体结合,减少了GABA受体数目,影响GABA的作用,从而在PMS的发病中起到一定作用。

(3)5-羟色胺:5-羟色胺是一种重要的神经递质,当中枢神经系统5-羟色胺水平下降时,机体对外界刺激的敏感性增加,易激惹。给大鼠注射黄体酮后,脑内5-羟色胺吸收和转化增加;在人类,正常女性5-羟色胺水平在月经周期的各个时期均增加,而PMS患者黄体期及月经前5-羟色胺水平明显下降。

4.前列腺素作用

1984年Jakubowicz测定19例PMS患者的22个周期的前列腺素水平,发现血PGE_2与$PGF_{2\alpha}$在卵泡期及黄体期均下降,主要是因为PMS患者的合成前列腺素的前身物明显下降,所以使各种前列腺素均降低,这可能是诱导本病发生的一个因素。

5.甲状腺功能

甲状腺功能异常者常表现精神抑郁,同时有PMS。PMS患者中多数人出现甲状腺刺激试验反应异常。但是,目前还没有证据说明甲状腺功能异常是导致PMS的原因。

6.饮食与营养因素

维生素B_6是合成多巴胺和5-羟色胺的辅酶,在维生素B_6缺乏的女性部分表现为抑郁症者应用维生素B_6治疗可缓解,因此推测PMS患者可能也存在维生素B_6缺乏,但应用维生素B_6治疗该病无效的结果否定了这种可能。大量的研究还表明PMS患者体内镁、锌、铁、维生素A及维生素E均在正常范围。

总之,目前尚无确定的单一病因可以解释全部临床表现,多因素造成经前期综合征发生的可能性大。

二、临床表现

典型的PMS症状常在经前一周开始,逐渐加重,至月经前最后2～3d最为严重,月经来潮后消失;有些患者症状持续时间长,一直延续至月经开始后的3～4d才完全消失。另有一种不常见的情况,即月经周期中存在两个不相连接的严重症状期,一是在排卵前后,然后经历一段无症状期,于月经前一周再出现症状,为PMS的特殊类型。

1.精神症状

(1)焦虑:为精神紧张,情绪波动,急躁失去耐心,易怒,细微琐事就可引起感情冲动乃至争吵、哭闹,不能自制。

(2)抑郁:无精打采,抑郁不乐,情绪淡漠,不愿与人交往和参加社会活动,爱独居独处,失眠,注意力不集中,健忘,判断力减弱,害怕失控,有时精神错乱、偏执妄想,产生自杀念头。

2.身体症状

包括水钠潴留、疼痛和低血糖症状。

(1)水钠潴留:常见症状是手足及眼睑水肿,有的感乳房胀痛及腹部胀满,少数患者有体重增加。

(2)疼痛:可有头痛、乳房胀痛、盆腔痛及肠痉挛等全身各处疼痛症状。

①经前头痛:为较常见的主诉,多为双侧性,但亦可单侧头痛;疼痛部位不固定,一般位于颞部或枕部。头痛症状于经前数天即出现,伴有恶心甚至呕吐,呈持续性或时发时愈,可能与间歇性颅内水肿有关。

②乳房胀痛:经前感乳房饱满、胀痛及疼痛。以乳房外侧边缘及乳头部位为重;严重者疼痛可放射至腋窝及肩部,可影响睡眠。扪诊时乳头敏感、触痛,有弥漫的坚实增厚感,但无局限性肿块感觉,经后症状完全消失。

③盆腔痛:经前发生盆腔坠胀和腰骶部疼痛,持续至月经来潮后缓解,与前列腺素作用及盆腔组织充血水肿有关。但应与盆腔子宫内膜异位症等器质性病变引起的痛经鉴别。

④肠痉挛痛:偶有肠痉挛性疼痛,可有恶心呕吐,临近经期可出现腹泻。

(3)低血糖症状:疲乏,食欲增加,喜甜食。头痛也可能与低血糖有关。

大多数妇女 PMS 有多种症状。严重的 PMS 均有精神症状,其中焦虑症状居多,占 70%～100%。60%的 PMS 患者有乳房胀痛及体重增加的主诉;45%～50%的患者有低血糖症状;约 35%患者有抑郁症状,该组患者因有自杀意识,故对生命有潜在威胁。

三、诊断和鉴别诊断

PMS 既没有能供诊断的特定症状,也没有特殊的实验室诊断标准。诊断的基本要素是确定经前症状的严重性以及月经来潮后缓解情况,不在经前发生的症状不属于 PMS。严重 PMS 的识别是根据对患者工作、社交及日常活动等方面能力受损的程度。目前推荐采用美国精神病协会(APA)和美国国家精神健康协会(NIMH)的诊断标准。

APA 的诊断标准为:

(1)暂时性的与月经周期有关的症状,开始于月经周期的最后 1 周,月经来潮后消失。

(2)确诊至少需要以下症状中的 5 个及前 4 个症状中的一个:①情感失常,如突然暴发的悲伤、哭泣、愤怒等;②持续的、显著的愤怒易激惹;③显著的焦虑或紧张;④显著的抑郁,对生活失去信心;⑤对日常活动没有兴趣;⑥易疲劳或明显的体力不足;⑦主观感觉精力难以集中;⑧明显的食欲改变,过食或食欲极强;⑨嗜睡或失眠;⑩身体不适如乳房触痛、头痛、水肿、关节肌肉痛、体重增加。

(3)症状干扰了正常的工作,日常活动或人际关系。

(4)所出现症状不是其他精神错乱疾病的加重。

NIMH 的诊断标准则强调月经前 5d 的严重症状较月经来潮后 5d 至少加重 30%。

应用 NIMH 和 APA 的诊断标准,约有 5%的育龄期女性可以诊断为 PMS。PMS 主要与容易在经前加重的疾病鉴别,如偏头痛、围绝经期综合征、子宫内膜异位症等。有精神病病史者应先到精神病科就诊。

四、治疗

由于 PMS 的临床表现多样化,严重性不一,因此不可能用一种治疗方法解决所有的症状,临床医师必须根据该症的病理生理和精神社会学特点,设计个体化治疗方案以达到最好疗效。

1.心理疗法及饮食调整

PMS 的处理首先是情感支持,帮助患者调整心理状态,认识疾病和建立勇气及信心,这种精神安慰治疗对相当一部分患者有效。另外,让患者的家庭成员了解该疾病周期性发作的规律和预期发病时间,理解和宽容患者经前期的行为过失,并协助调整经前期的家庭活动,减少环境刺激,使患者的失控过失减少到最小程度。

合理的饮食结构对缓解症状有帮助。目前认为 PMS 的低血糖样症状与雌、孕激素的周期性变化对糖代谢的影响有关,高糖类和低蛋白饮食可以改善 PMS 的精神症状,包括抑郁、紧张、易怒、疲劳等;咖啡因与 PMS 症状的严重性有关,PMS 患者应避免或减少咖啡因的摄入;限制盐的摄入以减轻水钠潴留。

补充维生素和微量元素可改善或减轻症状。高剂量维生素 E(每日 400mg)可减轻 PMS 的精神症状,低剂量(150～300mg)无效。维生素 B_6 是合成多巴胺和 5-羟色胺的辅酶,后两者已证明是影响精神和行为的神经递质。饮食中每天添加 50mg 的维生素 B_6 可以减轻 PMS 经前抑郁及疲劳等症状,但要注意长期或大剂量服用维生素 B_6 对感觉神经有毒性作用。镁缺陷可通过各种途径激活经前症状,近年有报道口服镁能有效减轻经前精神症状,但机制不明。适当的体育运动有助于放松神经,对改善 PMS 症状有一定疗效。

2.药物治疗

对于一般治疗无效的患者,分析引起症状的病理生理,选择合适的药物。

(1)孕激素:较早的研究认为 PMS 是由于孕激素缺乏而引起的,故常用孕激素阴道栓剂(或肛门栓),内含黄体酮 200mg,黄体期每日给药,其疗效并未确认,黄体酮的应用近年趋向放弃。含有性激素的口服避孕药研究证实该药不但不能改善 PMS 症状,还可能加重症状,亦不再主张应用。

(2)达那唑:为合成的 17α-炔黄体酮衍生物,能阻断下丘脑促性腺激素释放激素和垂体促性腺激素的合成和释放,直接抑制卵巢甾体激素的释放。100～400mg/d(平均 200mg/d),可使 PMS 的多种症状好转,特别是对消极情绪、嗜睡、易怒及焦虑症状和乳房痛有良好的改善。此药有轻度的雄激素作用并在肝脏代谢,可造成肝损害,治疗时应密切观察。

(3)促性腺激素释放激素增效药:促性腺激素释放激素增效药(GnRH-a)在垂体水平通过降调节,抑制垂体促性腺激素分泌,造成低促性腺激素低雌激素状态,可达到药物切除卵巢的效果。近年大多数临床对照研究证实各种类型的 GnRH-a 治疗 PMS 有效。但 GnRH-a 对那些同时存在的重型抑郁型精神障碍无效。长期应用 GnRH-a 有低雌激素状态引起的副作用,包括阵发潮热、阴道干燥、骨质疏松等,建议单独应用 Gn-RH-a 不应超过 6 个月。性激素反添加疗法可以减轻 GnRH-a 低雌素的副作用。GnRH-a 的常用药及用法:组氨瑞林 100μg/(kg·d);亮丙瑞林缓释液 3.75mg/m。

(4)抗抑郁药:氟西汀是 5-羟色胺受体的抑制药,约 70% 的 PMS 能得到精神症状的缓解,可作为一线药物应用。20mg/d,全月经周期服用,约 15% 的患者因不良反应不能耐受,如头晕、恶心等。帕罗西汀是选择性 5-羟色胺再摄取抑制药,对抑郁焦虑和一般症状都有效,20mg/d。氯米帕明是 5-羟色胺和去甲肾上腺素重复摄入抑制药,25～75mg/d,与其他抗抑郁药合用存在相互作用,应单独使用。

(5)抗焦虑药:阿普唑仑为苯二氮䓬类药物,可作用于 GABA 受体,为一种抗焦虑和抗惊厥药,也有一些抗抑郁特性。可于月经前开始用药,起始剂量为 0.25mg,每日 4 次。

（6）前列腺素抑制药：如甲芬那酸用于黄体期，能减轻 PMS 有关的许多身体症状。应用于有明显经前和经期疼痛不适者，于经前 12d 用药，250mg，每日 3 次，餐中服用。

（7）溴隐亭：黄体期口服 1.25～2.5mg，每日 2 次，可以改善水肿、乳房胀痛，情绪也有好转。

（8）利尿药：螺内酯，也称安体舒通，除有利尿作用外，还对血管紧张素有直接抑制作用，并可改善精神症状。用药剂量为 25mg，每日 2～3 次，黄体期给药。

3.手术治疗

严重的 PMS 可采用手术切除卵巢或放射性破坏卵巢功能治疗。由于手术或放射性治疗永久性破坏了性腺功能，不适于对青中年女性采用。

第五节　围绝经期综合征

围绝经期综合征过去称更年期综合征，1994 年世界卫生组织人类生殖特别规划委员会决定废弃"更年期"一词，推荐使用"围绝经期"，并对一些术语做了阐述。围绝经期是指从接近绝经，出现与绝经有关的内分泌、生物学和临床特征（卵巢功能衰退的征象）起至绝经 1 年内的时期。绝经是指女性月经最后停止。可分为自然绝经和人工绝经。自然绝经是由于卵巢卵泡活动的丧失引起月经永久停止，无明显病理或其他生理原因。临床上，连续 12 个月无月经后才认为是绝经。人工绝经是指手术切除双卵巢或医疗性终止双卵巢功能，如化疗或放疗。绝经过渡期指从出现卵巢功能开始衰退的征象至绝经的一段时间，通常在 40 岁后开始，经历 2～8 年，平均约 4 年。绝经年龄受遗传、营养、体重、居住地区的海拔高度、嗜烟等多种因素的影响。我国城市妇女的平均绝经年龄为 49.5 岁，农村妇女为 47.S 岁。围绝经期妇女约 1/3 能通过神经内分泌的自我讽节达到新的平衡而无自觉症状，2/3 妇女则可出现一系列性激素减少所致的躯体和精神心理症状，称为围绝经期综合征。

一、围绝经期的内分泌变化

围绝经期的内分泌变化首先表现为卵巢功能衰退。由于卵巢功能下降，全身许多系统与器官的组织结构也受到影响，因而或早或晚地出现一系列衰退症状。卵巢功能衰退表现为卵泡发育较差，内分泌功能不足，卵泡对促性腺激素作用的反应较差。颗粒细胞所分泌的雌激素量低，甚至不能排卵。因此，垂体分泌较多的促性腺激素以达到排卵的需要。故在绝经前 10 年，虽尚有正常的有排卵的月经周期，但血中促卵泡激素水平已开始升高，以促使卵泡可以达到成熟与排卵的状况，此时的黄体生成素尚保持原有的正常水平。随着卵巢组织的逐渐衰退，卵巢中卵泡群明显减少，雌激素水平明显降低，虽 FSH 及 LH 均升高，也不能使卵泡继续生长。

1.卵巢的变化

卵巢体积缩小，其重量仅为性成熟期妇女卵巢的 1/2 至 1/3。卵巢门血管硬化，动脉分支减少。卵巢皮质变薄，原始卵泡几已耗尽，遗留的少数卵泡对促性腺激素又不敏感，以致卵泡成熟发生障碍，不再排卵。

2.性激素

(1)雌激素:正常月经妇女体内雌激素主要是 17β 雌二醇(E_2)。血 E_2 90％来自卵巢的优势卵泡和黄体,平均产生率为 $60\sim600\mu g/24h$。血浓度呈周期性变化。在绝经过渡期,与卵泡的不规则发育相应,E_2 水平变化大。绝经后 E_2 平均产生率为 $12\mu g/24h$,主要来自周围组织雌酮的转化和睾酮的芳香化,无周期性改变,并明显低于正常月经周期任何时相的水平。正常月经妇女另一主要雌激素是雌酮(E_1)。血中 E_1 少量直接来自卵巢和肾上腺,主要为 E_2 的可逆性代谢产物;雄烯二酮的芳香化是 E_1 的另一主要来源;E_1 还部分来自硫酸雌酮的转化。绝经后 E_1 成为体内的主要雌激素,主要来自雄烯二酮的转化,转化率约为青年妇女的 2 倍,与体重呈正相关,肥胖者转化率高。绝经后硫酸雌酮仍是 E_1 的另一来源。血 E_1 的下降程度较 E_2 轻,仍保持昼夜节律。

(2)孕激素:黄体酮在生育期主要由排卵后的黄体所产生。黄体期黄体酮水平反映黄体分泌活性。卵泡期黄体酮水平很低。绝经过渡期早期卵巢尚有排卵,但黄体功能不健全,黄体分泌黄体酮减少。绝经后血黄体酮水平进一步降低,约为青年妇女卵泡期的 1/3,可能来自肾上腺。

(3)雄激素:①雄烯二酮,雄烯二酮为正常月经妇女体内主要雄激素之一,主要来源于卵巢发育中的卵泡及肾上腺,两者各占 50％。绝经后卵巢产生雄烯二酮的能力明显下降,血中浓度约为青年妇女的 50％,以肾上腺来源为主,卵巢来源仅占 20％。②睾酮,睾酮是妇女体内活性最高的雄激素,其活性比雄烯二酮高 $5\sim10$ 倍。卵巢与肾上腺来源各约占 25％,其余 50％来自周围组织中雄烯二酮的转化。绝经后卵巢卵泡来源睾酮减少,但在增高的 LH 作用下,间质分泌睾酮增多,因此卵巢来源睾酮与绝经前大致相同。总产生率比青年妇女低 1/3。

3.抑制素

最近研究指出抑制素与卵巢功能开始衰退有密切关系。抑制素抑制 FSH 分泌,与 FSH 构成一个关系密切的反馈回路,当卵巢开始老化时,血 E_2 尚未降低,而抑制素已降低,使 FSH 升高。绝经后,抑制素很低,难以测出。

4.促性腺激素

接近绝经时血中 FSH 及 LH 均逐渐升高,绝经 $2\sim3$ 年时其水平可达到最高水平,此时 FSH 水平为正常早期卵泡期的 $13\sim14$ 倍,LH 的水平约为 3 倍,持续这种水平达 $5\sim10$ 年之久,然后开始逐渐下降,但 $20\sim30$ 年后仍高于生育年龄时的水平。

5.促性腺激素释放激素

促性腺激素释放激素的活动情况可以通过猴实验结果来推测。GnRH 水平在绝经后与 LH 水平一样是升高的,并且也有周期性释放。此时 LH 水平虽已较高,但若再给予静脉注射 GnRH,血中的 FSH 及 LH 水平仍可升高,这种现象说明了绝经后下丘脑与垂体之间仍保持一定的功能。

6.泌乳素

由于雌激素具有肾上腺能耗竭剂的功能,可抑制下丘脑分泌泌乳素抑制因子(PIF),从而使泌乳素浓度升高,绝经后雌激素水平下降,下丘脑分泌 PIF 增加,致使泌乳素浓度降低。

7.其他内分泌系统

(1)肾上腺:肾上腺雄激素脱氢表雄酮(DHEA)和硫酸脱氢表雄酮(DHEAS)均为妇女体内的主要雄激素前身物。从 30 岁以后随年龄增长,血浓度逐渐下降,到 50 岁左右,分别下降 50％和 25％,这种下降与绝经无关。肾上腺糖皮质激素与盐皮质激素也不受绝经的影响。

(2)甲状腺:绝经后血总 T_4 与游离 T_4 水平无改变,T_3 随年龄增加下降 25％～40％,但不存在甲低。

(3)胰岛 β 细胞:绝经前后 10 年左右,女性糖尿病发生率高于男性,说明绝经影响胰岛 β 细胞功能,有学者观察到绝经后妇女空腹和各时相的胰岛素、C 肽水平均明显高于青年女性,表明绝经后妇女存在高胰岛素血症,胰岛素抵抗。

二、临床表现

围绝经期综合征的持续时间长短不一,一般 2～5 年,严重者可达 10 余年。

1.月经改变

(1)月经频发:月经周期短于 21d,常伴有经前点滴出血致出血时间延长。其发生原因多为黄体功能不足,此时的黄体期由正常的 14d 左右缩短为 9d 以内。

(2)月经稀发:月经周期超过 40d,因排卵稀少引起,常伴有经血量减少。

(3)不规则子宫出血:因停止排卵而发生的无排卵性功能失调性子宫出血。

(4)闭经:卵巢合成性激素大幅度减少后,子宫内膜失去雌激素及孕激素的影响而处于静止状态,因而不再增殖及脱落,此时发生闭经。

多数妇女经历不同类型和时期的月经改变后,逐渐进入闭经,而少数妇女可能突然闭经,取决于卵巢的功能变化。

2.血管舒缩功能不稳定症状

表现为潮热及出汗,有时伴头痛。典型的表现是突然上半身发热,由胸部冲向头部,或伴头胀、眩晕或无力,持续数秒至 30min 不等,症状消失前常大量出汗或畏寒,轻者数日发作一次,重者日夜发作几十次。潮热发作的体征是面、颈及胸部潮红,上肢温度升高,躯体温度正常或稍降低,血压不变,手指血流量增加。潮热是围绝经期及绝经后妇女特征性的症状,只有少数妇女(15％～25％)不发生,症状严重者占 10％～20％。

血管舒缩不稳定的机制尚未阐明,雌激素降低是重要原因。雌激素降低时,下丘脑 β-内啡肽释放减少,降低了内源性鸦片肽对脑干去甲肾上腺素能神经元的抑制能力,使后者的冲动增加,刺激正中隆起近处的体温调节中枢及 GnRH 中枢,引起外周血管扩张和 GnRH 释放脉冲增多,出现潮红及血 LH 升高。绝经后妇女血中 5-羟色胺水平升高,已证实它有升高体温的作用,并能兴奋交感神经节前纤维,由颈部交感神经纤维传出冲动,产生上半身及头、颈部皮肤发红。

3.自主神经系统功能不稳定症状

如心悸、眩晕、失眠、皮肤感觉异常等。常伴随潮热症状,少数妇女无潮热发作,只表现此类症状的一种或数种。

4.精神、心理症状

如抑郁、焦虑、多疑、自信心降低、注意力不集中、易激动、恐怖感,甚至癔症发作样症状。

5.泌尿、生殖道症状

(1)外阴及阴道萎缩,阴毛渐少:阴道壁的上皮细胞随着雌激素的降低而渐萎缩,绝经数年后,则可发生老年性阴道炎。阴道弹性减低,缩短,皱褶消失,阴道分泌物减少,呈碱性,有利于细菌生长,并且易受损伤。可发生一系列症状,如外阴瘙痒,性交疼痛,阴道出现血性分泌物,易遭受真菌、滴虫或细菌的侵犯而发生继发感染。

(2)膀胱及尿道症状:尿道缩短,黏膜变薄,括约肌松弛,常有尿失禁;膀胱因黏膜变薄,易反复发作膀胱炎。

6.心血管系统疾病

绝经后妇女易发生动脉粥样硬化、心肌缺血、心肌梗死、高血压和脑卒中。

雌激素通过影响循环脂类的代谢或直接作用于心血管系统起到保护心血管的作用。①雌激素影响肝脏脂类代谢,使高密度脂蛋白和三酰甘油升高,低密度脂蛋白降低。②心肌血管和主动脉均存在雌激素受体,雌激素直接作用于心血管,抑制动脉粥样硬化斑块的形成,减少粥样硬化斑块的体积。③雌激素能通过调节血管内皮细胞分泌合成血管活性物质改善心脏供血,雌激素能使动脉内皮产生一氧化氮增加,一氧化氮可以增加动脉平滑肌细胞内一磷酸鸟苷的浓度,从而引起血管扩张,它也可以抑制血小板和巨噬细胞对动脉内皮的黏附作用;乙酰胆碱能刺激人类和猴类的冠状动脉扩张,雌激素可能增加内皮细胞上蕈毒碱受体量,引发乙酰胆碱诱导的内皮依赖性血管扩张。④雌激素能通过调节动脉壁突触前连接处肾上腺素、去甲肾上腺素释放及摄取起到保持动脉张力、稳定血流的作用。⑤雌激素使纤溶酶原活性及浓度增加,纤维蛋白原浓度降低,从而促进纤溶系统功能,保护心血管系统。

绝经后雌激素水平低下,使血胆固醇水平升高,各种脂蛋白增加,而高密度脂蛋白/低密度脂蛋白比值降低,失去了对心血管系统的保护作用。

7.骨质疏松

绝经后妇女骨质吸收速度快于骨质生成,促使骨质丢失变为疏松,围绝经期过程中约有25%妇女患有骨质疏松症,其发生与雌激素下降有关。雌激素可通过多种途径影响骨代谢:①甲状旁腺激素(PTH)是刺激骨质吸收的主要激素,血中PTH没有改变时,雌激素降低骨对PTH的敏感性,绝经后由于甲状旁腺功能亢进,或由于雌激素不足使骨骼对PTH的敏感性增强,导致骨质吸收增加。②雌激素可促进甲状腺分泌降钙素,降钙素是一强有力的骨质吸收抑制物,对骨骼有保护作用,绝经后降低,应用雌激素后合成增加。③雌激素使肠吸收钙增加,降低肾排泄钙量。④骨组织上有雌激素受体,雌激素可直接作用于骨骼。⑤雌激素使转移生长因子-β(TGF-β)及胰岛素样生长因子-Ⅰ(IGF-Ⅰ)增多,它们促进骨形成。⑥雌激素抑制促骨吸收的细胞因子,如白细胞介素-1及白细胞介素-6。⑦雌激素也可抑制PGE_2的合成,其促进骨形成,也抑制骨吸收。因此,雌激素不足使骨质吸收增加。骨质疏松主要是指骨小梁减少,最后可能引起骨骼压缩使体积变小,严重者导致骨折,桡骨远端、股骨颈、椎体等部位易发生。

8.皮肤和毛发的变化

雌激素不足使皮肤胶原纤维丧失,皮肤皱纹增多加深;皮肤变薄、干燥甚至皲裂;皮肤色素沉着,出现斑点;皮肤营养障碍易发生围绝经期皮炎、瘙痒、多汗、水肿;暴露区皮肤经常受日光刺激易致皮肤癌。绝经后大多数妇女出现毛发分布改变,通常是口唇上方毫毛消失,代之以恒久毛,形成轻度胡须,阴毛、腋毛有不同程度的丧失;躯体和四肢毛发增多或减少,偶有轻度脱发。

三、诊断和鉴别诊断

1.诊断

根据年龄、月经改变及自觉症状如阵发性潮热、躁汗等可诊断,测定血中激素水平,显示雌激素水平下降、促性腺激素水平升高,对诊断更有意义。

2.鉴别诊断

其他多种疾病均可引起与围绝经期相似的症状和体征,综合分析,进行鉴别。

(1)闭经:绝经的主要症状是闭经,但引起闭经的原因很多,应根据年龄、症状及其他检查相鉴别。

(2)血管运动性潮热:有数种疾病会产生与潮热相混淆的潮红感症状,如甲亢、嗜铬细胞瘤、类癌综合征、糖尿病、结核及其他慢性感染等,应注意鉴别。

(3)异常阴道出血:月经紊乱是围绝经期的一个主要表现,应与子宫内膜癌、子宫内膜息肉等鉴别,必要时行诊刮或宫腔镜检查。

(4)外阴阴道炎:许多特殊的外阴阴道炎症表现与雌激素缺乏引起的外阴阴道炎相似,应通过检查、化验相鉴别。外阴有白化、增厚、皲裂,须行活检除外外阴癌。

四、治疗

(一)一般治疗

使患者了解围绝经期是正常生理过程及在这个过程中身体可能发生的变化,消除其对围绝经期变化的恐惧心理,对将会发生的变化做好思想准备。了解绝经前后减轻症状的方法,以及预防绝经后疾病的措施。加强锻炼,保持积极乐观的精神状态,可减轻患者的心理负担,在此基础上加用药物治疗。

(二)药物治疗

1.非激素类药物

(1)镇静药:失眠较重的患者,可于睡前服用镇静药。常用药物有:氯氮 10～20mg,地西泮 2.5～10mg,艾司唑仑(舒乐安定)1～2mg,苯巴比妥(鲁米那)30～60mg。可以选用上述药物一种或交替服用。日间烦躁不安、体力不支又不能安静休息者,可日间分次服药。

(2)可乐定:为 α-肾上腺素受体激动药,可稳定下丘脑调温中枢,使潮热降低 30%～40%。初始剂量为 0.05mg,每日 2 次,逐渐增加至 0.1～0.2mg,每日 2 次,副作用为头晕及口干。

(3)甲基多巴:作用机制与可乐定相同,250mg,每日 2 次,可使潮热降低 20%,有恶心、呕吐等消化道副反应。

(4)佳蓉片:为纯中药制剂,具有改善神经-内分泌功能,增强机体抵抗力及抗衰老的作用。主要成分为肉苁蓉、倒卵叶五加、肉桂、熟地黄等。其不影响出血而只控制症状,特别适用于尚未绝经或伴有月经紊乱者。用法为开始时每次 4～5 片,每日 3 次,当症状减轻后,可逐渐减量至每次 1 片,每日 3 次,无明显副作用。

2.激素替代治疗(HRT)

性激素治疗中以补充雌激素最为关键。雌激素受体分布于全身各重要器官,合理应用雌激素可有效控制围绝经期症状及疾病。

(1)适应证:雌激素缺乏所致的潮红、潮热及精神症状,老年性阴道炎、泌尿道感染,预防心血管疾病、骨质疏松等。

(2)禁忌证:妊娠、严重肝病、胆汁淤积性疾病、血栓栓塞性疾病、原因不明的子宫出血及雌激素依赖性肿瘤患者、血卟啉病、红斑狼疮、镰形红细胞贫血等。

(3)用药原则:HRT的原则是以小剂量进行生理性补充,维持围绝经期妇女健康的生理状况。

在绝经过渡期,根据卵巢功能及雌、孕激素缺乏的程度、临床调整月经的需要、患者的症状进行补充治疗,基本上是以孕激素为主的个体化治疗,必要时可应用人工周期样的激素替代治疗。

在绝经后,HRT是以补充雌激素为主。预防绝经后退化性疾病需要长期补充,为缓解围绝经期症状可短期使用。因雌激素能刺激子宫内膜异常增生及诱导某些妇女乳腺细胞的异常增生及癌的发生,故原则上有子宫的妇女在使用雌激素时要加用孕激素。孕激素在子宫内膜能增加 17β 雌二醇脱氢酶的活性,促进雌二醇的代谢,降调细胞核雌激素受体浓度,抑制 DNA 合成,周期性地加用孕激素可使受雌激素作用后呈增殖状态的子宫内膜分化,或与雌激素同时用,对抗雌激素对子宫内膜的促增殖作用。

用药剂量应为最小有效量,并对患者采取个体化原则,对不同年龄、不同症状、不同需要的患者采取不同的方案,在使用过程中根据疗效和副作用及时进行调整。

(4)用药方案

①单用雌激素:适用于子宫已切除,不需保护子宫内膜的妇女,但应检测乳房的变化。

②单用孕激素:分周期性使用及连续性使用两种,前者适用于绝经过渡期,体内有一定雌激素水平者;后者可短期用于症状重,需激素替代治疗又存在雌激素使用禁忌证者。

③合用雌、孕激素:适用于有完整子宫的妇女。分为序贯合用和同时连续联合使用两种方法。前者模拟生理性月经周期,在使用雌激素的基础上,每月序贯地加用孕激素 10～14d;后者为每日同时使用雌孕激素。上述两种方法又有周期性使用和连续性使用两种方案,周期性即每个月停用 4～6d,连续性即每日使用不停顿。周期性方案常有周期性出血,连续性方案避免了周期性出血,但用药早期可有非计划性出血。

(5)用药途径

①口服:其疗效肯定,口服途径是绝大多数 HRT 妇女的用药方法,除非患有肝病或血栓栓塞性疾病。因雌激素摄入后除首过肝脏时 30% 剂量与葡萄糖醛酸结合,经尿及胆汁排泄外,还通过肝肠循环,80% 再吸收返回肝脏,导致门脉中雌激素浓度比全身循环中浓度高 4～5倍。因此,口服给药对肝脏有一定损害,还可刺激产生肾素底物及凝血因子。口服给药的有利方面是通过肝效应可以改善血脂及糖耐量。

②胃肠道外途径:包括阴道、皮肤及皮下给药。无论哪种途径,均能解除潮热症状,预防骨质疏松,但尚未证明能降低心血管疾病的发病率。阴道给药:当萎缩性泌尿生殖道症状为主时适合阴道局部用药,阴道用药不但有强烈的局部作用,且易被黏膜吸收进入全身血循环。皮肤

贴片:可提供恒定的雌激素水平,方法简便。皮下埋藏:作用维持 3～6 个月,缺点是需要停药时难以去除。

（6）用药时间

①短期用药:用药的目的是为了解除围绝经期症状,待症状消失后即可停药。

②长期用药:用于防治骨质疏松,HRT 至少持续 5～10 年以上,有人主张绝经后终身用药。

（7）常用制剂

①雌激素制剂

尼尔雌醇:为长效雌三醇衍生物。每半个月服 1～2mg,或每个月服 2～5mg,可有效控制潮热、多汗、阴道干燥和尿路感染。亦可阴道用药。

孕马雌酮:通常称结合型雌激素,商品名倍美力。是从孕马尿中提取的水溶性天然结合型雌激素,每日或隔日口服 0.625mg。阴道用药有倍美力软膏。

微粒化 17-β 雌二醇:商品名为诺坤复,是天然雌激素,每日或隔日口服 1mg。

戊酸雌二醇（E_2V）:商品名为补佳乐,是雌二醇的戊酸酯,属天然雌激素,口服后在消化道迅速水解为雌二醇,其药效及药代动力学与雌二醇相同,片剂为 1mg/片,每日服用 1～2mg,每服用 21d 须停药 1 周。

炔雌醇（乙炔雌二醇）:为合成的雌激素,每日口服 5～10mg;美雌醇（炔雌醇甲醚）:为炔雌醇的衍生物,效价为炔雌醇的 1/2。口服合成雌激素刺激肝脏产生蛋白的作用要比天然雌激素强 100 倍,故不推荐用作 HRT。

②孕激素制剂最常用的是甲羟黄体酮,可根据各种方案选用不同剂量。

③雌孕激素复方制剂

倍美盈:每盒包装 28 片,其中前 14 片每片只含结合雌激素 0.625mg,后 14 片每片含结合雌激素 0.625mg 及甲羟黄体酮 5mg,适用于周期性序贯激素替代治疗。

倍美安:每盒包装 28 片,每片含结合雌激素 0.625mg 及甲羟黄体酮 2.5mg,适用于连续联合激素替代治疗。

诺康律:是一种天然人体雌激素及孕激素的复方制剂,三相片模拟妇女自然的月经周期,适用于周期性序贯疗法。日历盘包装,每盘含 28 片,于月经第 5 天开始服用,每日 1 片。

诺更宁:是一种含有适当比例的人体天然雌激素及孕激素的复方制剂,适用于连续联合疗法,日历盘包装,每盘含 28 片,每片含微粉化雌二醇 2mg 及醋炔诺酮 1mg,每日 1 片。

克龄蒙:日历式包装,每板含有 11 片戊酸雌二醇,每片含戊酸雌二醇 2mg 及 10 片戊酸雌二醇与醋酸环丙黄体酮复方片剂,每片含戊酸雌二醇 2mg,醋酸环丙黄体酮 1mg。适用于周期性序贯疗法,按顺序服用,停药 7d 后再开始下一个周期。克龄蒙中含有孕激素醋酸环丙黄体酮,有抗雄激素作用,并可维持血清中脂蛋白的水平稳定。因此,雌二醇在脂肪代谢中的积极作用被充分利用,有助于预防心血管系统动脉硬化的发生。

7-甲异炔诺酮:商品名为利维爱,是一种仿性腺甾体激素,在体内代谢后可与雌、孕及雄激素受体结合,兼有这三种激素弱的活性。每片 2.5mg,适用于绝经后妇女使用,有症状时每日 1 片,症状缓解后维持量为每 2 日 1 片或每 3 日 1 片。

利维爱在内膜处的代谢物为△4异构体,有孕激素活性。同时利维爱的代谢产物强烈抑制雌酮向雌二醇转化,故不刺激绝经后妇女的内膜,仅有极少数患者出现轻度增殖,其增殖的程度并不随着用药时间的延长而增加,无乳腺癌及子宫内膜癌发生的危险。同时也观察到利维爱对阴道黏膜的刺激作用。每日 2.5mg 利维爱具有抑制绝经后妇女骨丢失的作用。绝经期症状特别是血管舒缩症状如潮热、多汗等均受到抑制,对性欲和情绪也都有良好的作用。利维爱对血脂的影响,以降低三酰甘油最为明显,用药早期可降低高密度脂蛋白,长期使用(1年以上)可降低低密度脂蛋白。

④皮贴制剂有伊尔(EASE)贴片(国产):每片含雌二醇 2.5mg,每周使用 1 片,连用 3 周需停用 1 周,且用药第 3 周需加用孕激素。皮埋片内为结晶型雌二醇,每片内可含有雌二醇 25、50、100mg,可稳定释放雌二醇 6 个月。

(8)副作用及危险性

①子宫出血:单独应用雌激素及连续联合应用雌、孕激素时都有可能发生非计划性出血,尤其是在用药早期,需根据出血情况及内膜厚度处理,必要时需行诊断性刮宫排除子宫内膜病变。

②雌激素的副作用:剂量过大时可引起乳房胀、白带多、头痛、水肿、色素沉着等,应酌情减量或使用雌三醇。

③孕激素的副作用:子宫出血:周期性加用孕激素停药后可有月经样出血,连续联合使用者有不规则出血,但很少发生;可能影响雌激素对心血管的保护作用,如降低高密度脂蛋白、促血管收缩、增加胰岛素抵抗等;可引起乳房胀、恶心、腹胀、口干、阴道干、情绪压抑、烦躁等症状。

④子宫内膜增生及肿瘤:雌激素促进内膜细胞分裂增殖,如长期应用雌激素未予孕激素拮抗,则内膜将从单纯增生、复杂增生、不典型增生发展到早期癌,无拮抗的单用雌激素治疗,内膜癌的危险可增加 2～10 倍。用结合雌激素 0.625mg/d,应用 5 年以上,发生子宫内膜癌的相对危险性为 4.8,用药 8 年以上相对危险性上升至 8.22,其对策是每日加用孕激素(甲羟黄体酮 2.5mg)或每月加用孕激素至少 10d(最好 12～14d),剂量为甲羟黄体酮 10mg/d,可以完全阻止单纯型和复杂型子宫内膜增生,内膜癌的相对危险性降至 0.2～0.4。

⑤乳腺癌:根据流行病学调查研究,激素替代治疗短于 5 年者,并不增加乳腺癌的危险性;长期用药 10～15 年以上,是否增加乳腺癌的危险性尚无定论。

(9)用药过程中的检测:实施 HRT 前要了解患者的一般情况,主要症状、绝经时间,行妇科检查除外生殖器病变,了解子宫内膜及乳腺的基础情况及体内激素水平,酌情检查骨密度、血糖、血脂、肝肾功能、凝血因子等,一般在初剂后 4～8 周随访,如无异常可半年至 1 年随访 1 次。HRT 应用过程中要检测疗效及安全性。疗效主要包括症状、血雌二醇水平、血脂变化及骨密度。安全性主要包括血压、体重、乳房、子宫内膜厚度、阴道出血情况及有无新发疾病。乳房的检测方法有自检、超声检查、乳腺 X 线检查等。子宫内膜的检测方法有吸取宫内膜组织行细胞病理学检查,阴道超声检查测量内膜厚度,如厚度>5mm,可行内膜活检。

五、骨质疏松症的预防和治疗

绝经后雌激素水平降低是骨质疏松的主要原因,骨质疏松以预防为主,因骨质一旦丢失,很难恢复到原有水平。激素替代治疗是预防骨质疏松的有效方法。维持骨质的雌激素水平为 150~180pmol/L(40~50pg/ml),结合雌激素 0.625mg/d、微粒化 17p 雌二醇 Img/d、炔雌醇 15~25μg/d,能有效地防止骨质丢失。孕激素有拮抗雌激素的作用,但对减少骨质的重吸收与雌激素起着协同作用。这些预防性作用应尽可能在绝经初期开始。

预防和治疗骨质疏松需补充钙及维生素 D,绝经后妇女钙需要量为 1500mg/d,补充雌激素者为每日 1000mg,除食用含钙丰富的食物外,还应根据需要服用补钙制剂。户外活动少的妇女补钙同时应每日服用维生素 D 400~500U,与钙剂合用有利于钙的吸收。

降钙素可抑制破骨细胞的活性,有效地抑制骨吸收,降低血钙。还作用于肾脏的近端小管,加强 1α-羟化酶的活性,使 25-OH-D$_3$ 产生 1,25-(OH)$_2$D$_3$。可缓解骨痛,稳定或增加骨量。有效制剂为鲑降钙素(salmon calcitonin,商品名 Miacalcic,密钙息)。用法:100U 肌内或皮下注射,每日或隔日 1 次,2 周后改为 50U,每周 2~3 次。副反应轻,10%~20%的患者出现恶心和潮热。

氟化物中的氟离子对骨有特殊的亲和力,聚集在身体发生钙化的部位,对维持骨和牙齿的生长代谢非常重要。绝经后妇女适量补充氟化物能预防和治疗骨质疏松。

运动对预防骨质疏松有益,适量运动可减少骨量丢失,因此老年人每天应坚持适当锻炼。

第六节　多囊卵巢综合征

多囊卵巢综合征(PCOS)是指妇女月经调节机制失调,以长期无排卵及高雄激素血症为特征的内分泌综合征,表现为月经稀少、闭经或不孕,伴有肥胖、多毛和卵巢多囊增大等。PCOS 为年轻妇女月经紊乱最常见的原因,占无排卵性不孕症的 50%~70%。1935 年 Stein 和 Leventhal 两人描述以上现象,故过去也称 Stein-Leventhal 综合征。随着内分泌学的深入研究,多数学者认为该病是下丘脑-垂体-卵巢内分泌轴功能紊乱,终致卵巢发生病理改变。由于神经内分泌的变化,GnRH-GnH 释放频率和脉冲振幅增加,LH/FSH 比值增高,其与胰岛素抵抗和高胰岛素血症所诱发的高雄激素血症,共同构成该病的临床病理生理学基础。

一、多囊卵巢综合征的病理生理改变

1.高雄激素血症

多囊卵巢综合征一个主要病理生理变化就是体内雄激素增多。女性体内的雄激素主要有雄烯二酮(A)、睾酮(T)、脱氢表雄酮(DHEA)、硫酸脱氢表雄酮(DHEA-S)以及双氢睾酮(DHT)。A 和 T 绝大部分来自卵巢和肾上腺,两者各占一半;DHEA 和 DHEA-S 几乎都来源于肾上腺;DHT 是 T 经局部皮肤中的 5α-还原酶作用转化而来。

增多的雄激素来源较复杂,卵巢来源及肾上腺来源的雄激素均增多。卵巢静脉插管研究发现卵巢静脉血中睾酮、雄烯二酮、脱氢表雄酮均较外周血明显升高,提示主要为卵巢源性雄激素过多。多囊卵巢综合征者卵泡内膜细胞体外培养显示用 HCG 或 LH 刺激后睾酮、雄烯二酮生成量高于正常,用 GnRHa 刺激和降调节后血清雄激素水平相应地升高和下降,支持体内过多的雄激素来自卵巢。卵巢的形态学改变亦支持过多的雄激素来自卵巢,卵泡内合成雌激素的颗粒细胞层次减少,而合成雄激素的卵泡内膜细胞明显增生,卵巢间质细胞也增生。

卵巢雄激素分泌过多的机制包括①LH 过度分泌:LH 水平升高刺激卵巢的卵泡内膜细胞及间质细胞合成大量睾酮和雄烯二酮,这在无肥胖的多囊卵巢综合征患者中更为主要。②细胞色素 $P_{450c}17\alpha$ 酶功能亢进:细胞色素 $P_{450c}17\alpha$ 酶是卵巢和肾上腺合成雄激素的关键酶,能催化黄体酮和孕烯醇酮分别转变为 17α 羟黄体酮、雄烯二酮和 17α 羟孕烯醇酮、脱氢表雄酮。通过 GnRHa 刺激后检测 17α 羟黄体酮、雄烯二酮反应程度提示多囊卵巢综合征患者卵巢雄激素合成酶 $P_{450c}17\alpha$ 酶功能亢进。③高胰岛素血症:动物实验及体外试验均发现胰岛素参与卵巢类固醇激素合成的调控,在人卵泡膜细胞培养体系中加入胰岛素可刺激雄激素的合成,体外试验也证实高胰岛素能升高血雄激素水平。药物试验提示体内胰岛素能增加卵巢雄激素的合成。正常妇女胰岛素水平的升高并不引起雄激素水平的升高,这可能是因为正常妇女卵巢类固醇激素合成不如多囊卵巢综合征者对胰岛素敏感或正常妇女缺乏多囊卵巢综合征者所具有的雄激素过多合成的危险因素。胰岛素刺激卵巢雄激素的合成可能与细胞色素 $P_{450c}17\alpha$ 酶有关,有研究表明 PCOS 者卵巢中细胞色素 $P_{450c}17\alpha$ 酶活性增高是高胰岛素直接刺激的结果。胰岛素还可能协同 LH 作用或促进 LH 分泌从而使卵巢合成雄激素增加。高胰岛素能抑制肝细胞性激素结合球蛋白(SHBG)的合成,后者降低能使游离睾酮浓度增加,从而诱发高雄激素血症。胰岛素样生长因子-Ⅰ(IGF-Ⅰ)能直接刺激卵泡膜细胞合成雄激素,也能协同 LH 促雄激素合成作用,胰岛素能通过 IGF-Ⅰ 受体促进卵巢雄激素的合成;高胰岛素还能抑制肝脏胰岛素样生长因子结合蛋白-Ⅰ的合成,提高卵巢组织 IGF-Ⅰ 的生物活性,促进雄激素的活性。

约有 50% 的 PCOS 者肾上腺源雄激素也分泌过多,而且整个肾上腺的反应性增强。这可能是由于肾上腺细胞色素 $P_{450c}17\alpha$ 酶功能亢进,尤其是 17,20 碳链裂解酶功能亢进,表现为 PCOS 患者应用药理量 ACTH 刺激后,血 17α 羟黄体酮和雄烯二酮反应亢进,即使在使用 GnRHa 抑制后,上述反应仍亢进。另外,肾上腺源性雄激素分泌过多可能是由于肾上腺雄激素对 ACTH 过度敏感,当肾上腺皮质激素释放激素刺激内源性生理量 ACTH 分泌后,血脱氢表雄酮、11β 雄烯二酮、雄烯二酮、17 羟黄体酮反应亢进。

高雄激素血症者 SHBG 下降,游离睾酮及游离雌二醇水平上升,在皮肤毛囊及皮脂腺处经 5α 还原酶作用转化为活性最强双氢睾酮,使体毛增多、皮脂腺分泌活跃并出现痤疮。高浓度的雄激素还抑制 FSH 诱导的芳香化酶活性及颗粒细胞 LH 受体生成,抑制优势卵泡的发育,促进卵泡的闭锁,形成多囊卵巢。闭锁卵泡周围卵泡内膜细胞转变为次级间质细胞使间质区不断增大,分泌更多的雄激素,形成恶性循环。大量的雄烯二酮在外周及脂肪中转化为雌酮,形成一个无周期变化的雌激素环境,而使反馈失调,引起无排卵。

2.雌酮过多

卵巢产生的雌激素主要是雌二醇(E_2),PCOS 的雌二醇来源于多个不同成熟期的卵泡,一般维持在早~中卵泡期的水平,而雌酮(E_1)则明显增多,形成 E_2/E_1 比率增高,雌酮的来源除了与雌二醇的互相转化外,大部分来自雄烯二酮在外周组织中经局部芳香化酶的作用转化而成,特别是肥胖者,雌酮水平更高,而且来源于外周组织的雌酮不受垂体促性腺激素的调节,无周期性变化,而处于持续性高水平。

高水平的雌激素使垂体对下丘脑 GnRH 的敏感性增加,LH 水平上升;雌激素和多个不同生长阶段的卵泡所产生的抑制素对垂体 FSH 有选择性的抑制作用,使 FSH 水平较低,从而使 LH>FSH。

3.促性腺激素分泌异常

PCOS 患者体内 LH 相对升高,FSH 相对稍降低或正常,导致 LH/FSH 比值升高。具体表现为 PCOS 患者血清 LH 较恒定地维持在女性月经周期的中卵泡期水平上下,FSH 相当于早卵泡期水平,LH/FSH 的比值常>2。这可能是下丘脑促性腺激素释放激素(GnRH)脉冲发放频率增高的结果。较高频率的 GnRH 促进 LH 分泌。PCOS 患者 GnRH 分泌频率增高可能是 GnRH 脉冲发生器对雌二醇和黄体酮的负反馈抑制敏感性下降的结果,这种敏感性改变的机制尚不清楚。在下丘脑中多巴胺能和阿片类能对 GnRH 神经元抑制作用的失控,被认为可导致 LH 分泌的增加,但更多认为下丘脑的异常是继发于雌激素的异常反馈,特别是在缺乏黄体酮的情况下,因黄体酮可通过促进阿片类能的活动而抑制 GnRH-LH 的分泌。

高 LH 促使卵巢卵泡内膜细胞及间质细胞合成过多雄激素,并抑制肝脏性激素结合球蛋白的合成,使游离的雄激素增多。过多的雄激素转化为雌激素,使循环雌激素水平升高又刺激垂体 LH 对 GnRH 的敏感性增高,使 LH 分泌更加增多,形成恶性循环。如果有卵泡周期性发育,但卵泡期过高的 LH 诱导卵母细胞过早成熟,排卵时已是"老龄卵",受精能力低下或受精后着床困难。高水平的 LH 可诱导未成熟卵过早黄素化,或不足以诱导排卵而出现黄素化未破裂卵泡综合征。FSH 相对不足的后果也引起卵泡发育终止。

4.胰岛素抵抗和高胰岛素血症

胰岛素抵抗表现为机体组织对胰岛素敏感性下降。胰岛素抵抗和高胰岛素血症是许多肥胖和菲肥胖 PCOS 女性的一个显著特征。研究表明:胰岛素抵抗不是高雄激素作用的结果,用长效 GnRHa 抑制 PCOS 患者卵巢雄激素产生或切除双卵巢不会改变其胰岛素抵抗状态。

目前研究表明:胰岛素抵抗可能在 PCOS 的发病中起着早期和中心的作用,胰岛素抵抗是青春期患雄激素增多症女孩的突出表现;胰岛素通过自身受体增强卵巢和肾上腺的甾体激素的合成,同时也可增强垂体 LH 的释放;增高的胰岛素抑制肝脏合成性激素结合球蛋白,使其循环浓度下降,游离睾酮浓度升高,放大高雄激素血症的作用,血清性激素结合球蛋白下降是各种原因引起的胰岛素抵抗的一个标志。

PCOS 患者体内胰岛素抵抗产生的机制还不很清楚,可能与其受体缺陷有关。胰岛素受体与一般的受体不同,它是一个酪氨酸激酶受体,只有一个跨膜 α-螺旋,当位于膜外侧的较长肽链部分与胰岛素结合后,可直接引起肽链膜内段激活,使之具有磷酸激酶活性,通过自身肽链和膜内蛋白质底物中的酪氨酸残基发生磷酸化而产生细胞内效应。研究发现,PCOS 患者外周组织中胰岛素受体后的磷酸化异常,使胰岛素信号传递途径缺陷,即胰岛素信号传导基本组分胰岛素受体的酪氨酸残基自我磷酸化被丝氨酸/苏氨酸磷酸化所取代,因而胰岛素信号传导受损,形成胰岛素抵抗。此外,还发现胰岛素抵抗的 PCOS 患者体内存在胰岛素依赖性葡萄糖转运蛋白低表达,胰岛素介导的葡萄糖转运能力下降。PCOS 患者的胰岛素抵抗还可能与胰岛 B 细胞功能失调及肝脏胰岛素抵抗有关。是否与遗传因素有关目前还不明确。

5.卵巢胰岛素样生长因子/胰岛素样生长因子结合蛋白异常

胰岛素样生长因子(IGFs)对促性腺激素引起的卵泡生成和类固醇合成起着重要的调节

作用。IGFs 分为 IGF-Ⅰ和 IGF-Ⅱ,IGFs 的主要来源是肝脏,卵巢中存在胰岛素和 IGFs 受体,IGF-Ⅰ能与 IGFs 及胰岛素受体结合发挥作用。IGF-Ⅱ能与 IGFs 受体结合,但不能与胰岛素受体结合。血液和组织中的 IGFs 能与 IGFs 结合蛋白(IGFBPs)相结合,起着调节 IGFs 活性的作用。在卵巢内,IGF-Ⅰ能增加 FSH 诱导的芳香化活性及雌二醇生成,卵泡液中 IGF-Ⅰ水平与卵泡的体积呈正相关。IGF-Ⅰ也能促进 LH 刺激卵巢雄激素合成。在 PCOS 患者的卵泡中 IGFBP-1 水平低,游离 IGF-Ⅰ升高,IGF-Ⅰ能增加卵巢间质细胞 LH 受体,增加 LH 诱导的雄激素生成;另外还发现 PCOS 患者的卵泡和闭锁的卵泡一样含有较多的 IGFBP-2,可能 IGFBP-2 参与了 PCOS 卵泡发育的终止。

6.高泌乳素血症

泌乳素由垂体泌乳素细胞分泌,接受下丘脑的泌乳素释放因子和泌乳素抑制因子的双重调节。过量的 PRL 可损害卵泡期促性腺激素的脉冲释放及排卵期雌二醇诱发 LH 峰的形成,使卵泡不能成熟及排卵。PCOS 患者血 PRL 水平均值明显高于正常人,约有 1/3 患者达到高泌乳素血症的水平,这与 PCOS 患者中枢多巴胺活性不足有关。多巴胺是泌乳素抑制因子,其活性不足时,不能有效抑制 PRL 过多释放。外周雌激素水平对中枢的多巴胺活性亦有一定的调节作用,PCOS 患者雌二醇水平不足,多巴胺活性偏低,也可能是 PRL 高分泌的原因。

7.其他

(1)生长激素(GH)水平低:GH 对卵巢有放大促性腺激素的作用,人卵巢有 GH 受体,GH 对 LH 诱导卵泡内膜雄激素合成及 FSH 诱导颗粒细胞芳香化酶合成均有促进作用。PCOS 患者(尤其是肥胖者)不仅基础 GH 水平偏低,经左旋多巴兴奋后,GH 上升幅度亦较低,表明 PCOS 患者垂体 GH 储备功能不足,并提示 PCOS 患者下丘脑中多巴胺活性不足,垂体对 GHRH 的刺激反应性亦较低。

(2)某些神经肽水平改变:研究发现 PCOS 患者的生长抑素水平低于对照组,生长抑素通过降低腺垂体对 GnRH 的敏感性而降低 LH 分泌的振幅。生长抑素对胰岛素分泌也有抑制作用。生长抑素下降还可使 IGFs 水平升高。PCOS 患者中枢性阿片肽活性下降,由于阿片肽对下丘脑 GnRH 分泌有抑制作用,阿片肽活性不足可使患者的 GnRH 的脉冲频率增高。

二、病因和发病机制

PCOS 的病因及发病机制至今尚未阐明,被认为是多病因所致。

1.下丘脑神经内分泌功能异常

PCOS 患者 GnRH-LH 脉冲分泌频率增高,但其是否为 PCOS 的发病原因,是下丘脑的内在异常,还是性激素改变反馈其增高,目前还不清楚。但 GnRH-LH 分泌亢进是 PCOS 的关键特点,如无 GnRH-LH 脉冲分泌,PCOS 不会发生和维持。

2.肾上腺功能异常

约有一半的 PCOS 患者有硫酸脱氢表雄酮的升高,表明肾上腺皮质功能紊乱与 PCOS 的发生有关。肾上腺皮质细胞色素 $P_{450c}17\alpha$ 酶活性升高和(或)3β 羟甾脱氢酶活性降低可使硫酸脱氢表雄酮和 11β 雄烯二酮合成增加,另外,肾上腺皮质对 ACTH 敏感度增加也可使硫酸脱氢表雄酮合成增加。

3.高胰岛素血症和胰岛素抵抗

PCOS 患者常有高胰岛素血症和胰岛素抵抗,近年来的研究表明高胰岛素在 PCOS 的发病中起着重要作用。胰岛素通过直接作用于卵巢、抑制肝脏性激素结合球蛋白、促进细胞色素 $P_{450c}17\alpha$ 酶活性、抑制肝脏 IGFBP 的合成使 IGF 水平升高等使雄激素水平升高,使卵泡发育受到抑制。胰岛素还能增加 GnRH 刺激 LH 分泌,高胰岛素可促进垂体脉冲分泌幅度增大。胰岛素通过与 LH 协同作用,引起卵巢泡膜细胞与间质细胞增生及轻度高雄激素血症,并使卵泡闭锁,颗粒细胞及雌二醇减少;而泡膜细胞与间质细胞却继续在胰岛素及 LH 刺激下生成更多的雄激素,加重高雄激素血症。导致多囊卵巢的改变。

4.遗传因素

许多研究发现 PCOS 的发病有家族性,患者家属发生 PCOS 的风险高于正常人群。目前认为 PCOS 是寡基因常染色体显性遗传性疾病,受累基因有 CYP17、CYP11a 及与胰岛素有关的一些基因。CYP17 是编码细胞色素 $P_{450c}17\alpha$ 的基因,当 CYP17 发生突变使细胞色素 $P_{450c}17\alpha$ 的活性增强或对胰岛素和 LH 的敏感性增加时,卵巢合成的雄激素增加,会出现 PCOS。有研究表明 PCOS 的发生与 CPY17 基因突变有关。CYP11a 是编码胆固醇裂解酶的基因,有学者发现一些 PCOS 患者中存在 CYP11a 的异常。胰岛素在 PCOS 的发病中起重要作用,不少研究发现与胰岛素有关的基因异常存在于 PCOS 患者中。

5.生长因子

一些生长因子参与 PCOS 发病,除 IGF-I 外,瘦素、肿瘤坏死因子、表皮生长因子等可能与 PCOS 的发生有关。

三、临床表现

(一)症状和体征

1.月经失调、不孕

是本病的主要症状,多为先出现月经稀发或月经过少,随后出现继发性闭经,偶见原发性闭经及规则的无排卵月经,也有个别表现为月经过多、月经不规则。PCOS 绝大多数无排卵,少数可为稀发排卵或黄体功能不足,常引起不孕,即使妊娠也易于流产。

2.高雄激素症状

(1)多毛:多毛是指面部或躯体表面毛多。PCOS 患者中发生率约 70%,多分布于唇上、下颌、乳晕周围、脐下正中线、耻骨上、大腿根部等处,体毛粗硬而长,着色深。这是 PCOS 患者体内过多的雄激素,在毛囊局部转变而成的双氢睾酮也过多,刺激了体毛的加速生长所致。

(2)痤疮:痤疮是一种慢性毛囊皮脂腺炎症,它的发生与双氢睾酮刺激皮脂腺分泌过盛有关。痤疮多见于面部,如前额、双颊等,胸背、肩部也可出现。最初表现为粉刺,以后可演变为丘疹、脓疱、结节囊肿、瘢痕等。

(3)其他男性化体征:可有肌肉发达、乳房萎缩、声调低沉、出现喉结、阴蒂增大、秃顶等。一般很少出现。

3.肥胖

半数患者有某种程度的肥胖,往往从青春期开始脂肪堆积。脂肪细胞是雌激素的靶器官,雌激素是脂肪细胞复制分化的营养剂。PCOS 患者脂肪增多可能与持续增高和无对抗的腺外雌激素产生有关。另外脂肪组织亦是腺外性激素转化为雌激素的重要部位。

4.卵巢多囊改变

约有半数以上患者卵巢增大,典型的改变为双侧卵巢增大,可比正常卵巢大 2～4 倍,表面光滑呈灰白色,富有血管。约有 1/3 患者卵巢不大。卵巢病理发现,包膜增厚,比正常厚 1.5～5 倍,厚薄不均,有胶原纤维变性,皮质下可见不同发育阶段的囊性卵泡和闭锁的卵泡,2～6mm 大小。有的卵泡可达 1.5cm,囊壁薄,仅有几层颗粒细胞,最明显的是囊泡周围的卵泡内膜细胞增生及黄素化,缺乏或偶见黄体和白体。

5.黑棘皮症

指颈后、腋下、外阴、腹股沟等处皮肤皱褶处呈灰棕色、天鹅绒样、片状、角化过度的病变,有时呈疣状,皮肤色素加深。组织切片可见表皮增厚,有时呈疣状或乳突状。黑棘皮症是严重胰岛素抵抗、严重高胰岛素血症的一种皮肤变化,常因胰岛素受体缺陷或胰岛素受体抗体所引起。

(二)内分泌特征

1.雄激素过多

主要为来自卵巢的雄烯二酮和睾酮,部分为来自肾上腺的脱氢表雄酮和硫酸脱氢表雄酮。性激素结合球蛋白减少,致使未结合的游离雄激素增多,从而导致其活性增强。

2.雌酮过多

PCOS 时雌二醇维持相当于早、中卵泡期水平,而雌酮明显增高。雌酮来源除与雌二醇正常互相转化外,大部分由雄烯二酮在外周组织经局部芳香化酶作用转化而来。

3.促性腺激素比率失常

LH 升高,常达卵泡中期水平,可能由于卵巢和肾上腺反馈异常,使下丘脑-垂体轴的脉冲式释放增加所致。FSH 低,维持在卵泡早期水平,是由于无对抗性雌激素和卵泡液中抑制素协同作用的结果。LH 升高、FSH 降低使 LH/FSH>2～3,但由于这两种激素分泌皆呈脉冲式,而 LH 的半衰期短,故所测 LH/FSH 常低于此值。

4.胰岛素过多

胰岛素高于生理水平,主要是由于机体存在胰岛素抵抗所致。高胰岛素血症常与高雄激素血症并存,是因胰岛素及胰岛素样生长因子-Ⅰ共同作用于卵泡膜细胞,促使其合成雄烯二酮和睾酮增加所致。

5.泌乳素升高

有 10%～30%的 PCOS 患者有轻度高泌乳素血症。

(三)远期并发症

1.子宫内膜癌

在雌激素长期刺激下,子宫内膜可发生增殖改变,根据增生程度不同可为子宫内膜单纯增生,复杂增生、不典型增生,甚至子宫内膜癌。PCOS 患者腺外产生的雌激素主要为雌酮,雌酮对子宫内膜的刺激和内膜癌的发生关系密切,因此患者有潜在发生子宫内膜癌的危险。

2.糖尿病

PCOS 患者高胰岛素血症、胰岛素抵抗和肥胖易于发展为隐性糖尿病,遗传和环境等其他因素也有一定影响。根据世界卫生组织诊断标准,肥胖 PCOS 患者中,葡萄糖耐量减少达

40%,20～44 岁的 PCOS 患者糖耐量减少或非胰岛素依赖型糖尿病患病率达 20%～40%,远高于正常妇女的患病率。

3.心血管疾病

因 PCOS 患者多有高胰岛素血症,而高胰岛素又是冠心病的高危因素,它可造成血清脂蛋白浓度异常,三酰甘油、总胆固醇、低密度脂蛋白升高,高密度脂蛋白降低,高胰岛素还可直接作用于动脉,刺激对动脉硬化斑块形成有重要作用的生长因子,促进动脉硬化斑块的形成,它还使血管周围平滑肌细胞增生,加强胆固醇的合成和低密度脂蛋白受体的活性,可能使冠心病的发病率增加。但一项调查显示,PCOS 患者糖尿病病死率较多,但并无心血管病病死率的增高,这可能与 PCOS 患者不缺乏雌激素,因此而得到保护有关。

四、诊断和鉴别诊断

(一)诊断

多囊卵巢综合征目前尚无统一的诊断标准,一般根据病史及临床表现,结合实验室检查和(或)B 超检查来诊断。

1.临床表现

月经不规则,闭经,无排卵,可有多毛、肥胖、痤疮、不孕等。

2.辅助检查

(1)基础体温测定:基础体温为单相,月经后半期体温无升高。

(2)B 超检查:B 超可检测卵巢的形态,多囊卵巢时有以下特征:双卵巢对称性增大,包膜回声增强,轮廓较光滑;卵巢内可见 8～10 个以上直径 2～8mm 的小卵泡,排列在卵巢间质的周围,间质部的回声增强。

(3)诊断性刮宫:于月经前数日或月经来潮 6h 内行诊断性刮宫,子宫内膜呈增殖期改变或增生过长,无分泌期变化。

(4)腹腔镜检查:通过腹腔镜直接窥视,可见卵巢增大,包膜增厚,表面光滑,呈灰白色,有新生血管。包膜下显露多个卵泡,但无排卵征象(排卵孔、血体或黄体)。腹腔镜下取卵巢组织行病理检查,可明确诊断。

3.实验室检查

(1)LH、FSH 测定:LH 升高,FSH 偏低,LH/FSH≥2.5～3,LH>10U/L,LH 和 FSH 测定应在卵泡期取样。

(2)雄激素:PCOS 患者多有睾酮升高,总睾酮>3.5nmol/L(80ng/ml);雄烯二酮升高者约占 60%,其正常范围为<230ng/dl(8.5mmol/L);硫酸脱氢表雄酮正常值为<8.1μmol/L(300μg/dl),在 PCOS 患者中有 40%～50%者升高。

(3)雌激素:雌激素水平较恒定,无正常的月经周期性变化,维持在早卵泡期水平,雌酮高于雌二醇。

(4)尿 17 酮、17 羟:17 酮正常时提示雄激素来源于卵巢,升高提示肾上腺功能亢进,17 羟反映皮质醇水平。

(5)胰岛素:高胰岛素血症在超重和雄激素升高的患者中较多见,当患者有肥胖、黑棘皮症时,测定空腹胰岛素及胰岛素释放实验有助于诊断。

（二）鉴别诊断

多囊卵巢综合征应与其他原因引起的持续无排卵、高雄激素血症及胰岛素抵抗疾病相鉴别，主要与以下疾病鉴别。

1. 间质卵泡膜增生症

本症是指镜下卵巢间质中出现黄素化卵泡膜细胞增生，与邻近卵泡无关。其临床及内分泌特征与 PCOS 相仿但更严重。鉴别根据本症增多的雄激素主要来源于卵巢，包括睾酮、雄烯二酮、双氢睾酮，雄激素水平高于 PCOS 患者，临床症状更明显，但 DHEAS 正常；雌酮水平升高，主要由高雄激素转化而来；LH 和 FSH 水平正常或低于正常妇女；一般的抗激素治疗，如氯米芬（克罗米芬）促排卵治疗及卵巢楔形切除治疗常无效；胰岛素抵抗和高胰岛素血症较严重；卵巢间质中见黄素化泡膜样细胞群；本症发病年龄偏大，可在 40 岁以后。

2. 皮质醇增多症

当血清 DHEA-S＞18.2μmol/L 时，应与肾上腺皮质增生鉴别。由于各种原因造成肾上腺皮质增生，分泌大量的皮质醇和雄激素，表现为月经失调、满月脸、向心性肥胖、紫纹、多毛等典型临床症候群。实验室测定 LH 在正常范围、皮质醇水平高、无昼夜波动、小剂量地塞米松无抑制作用，常伴有不同程度的雄激素增多。

3. 先天性肾上腺皮质增生

先天性肾上腺皮质增生是一种常染色体隐性遗传病。皮质醇合成过程中，任何一种所需酶系的完全或不完全缺乏，都引起皮质醇合成不足。低皮质醇血症引起继发垂体 ACTH 代偿性分泌增多，促使肾上腺皮质增生，致使肾上腺皮质合成雄激素和（或）盐皮质激素过多或不足。临床上以 21 羟化酶缺乏最常见，它可引起女性外阴畸形，出生时即可发现，青春期以后发病者，易与多囊卵巢综合征混淆。

（1）迟发型 21 羟化酶缺乏症：由 21 羟化酶轻度缺乏引起，症状多发生于青春期或以后。临床表现有月经失调、多毛，一般无男性化症状，与特发性多毛症及多囊卵巢综合征极相似。诊断依据为血 17α-羟黄体酮水平明显增高，或 ACTH 试验 17α-羟黄体酮反应明显增高。

（2）11-β 羟化酶缺乏症轻型：11-β 羟化酶缺乏引起皮质醇和醛固酮合成障碍，ACTH 过度分泌，11-去氧皮质醇、11-去氧皮质酮及肾上腺雄激素升高。成年后发病表现月经失调、多毛、痤疮及不同程度的外生殖器异常，有些患者有高血压。血雄激素，尤其是雄烯二酮升高。用 ACTH 试验后，血浆 11-去氧皮质酮和或 11-去氧皮质醇升高可以诊断。

4. 卵巢分泌雄激素的肿瘤

有些卵巢肿瘤如门细胞瘤、支持—间质细胞瘤等可引起男性化表现和无排卵，与多囊卵巢综合征有相似之处，但肿瘤多为单侧，男性化表现较重，血雄激素水平接近男性，应用 B 超、CT 或核磁发现盆腔实质性或囊性占位病变。肿瘤患者应用 GnRHa 抑制试验一般不被抑制。

5. 高泌乳素血症

高泌乳素血症常伴有高雄激素，以脱氢表雄酮和硫酸脱氢表雄酮为主。PRL 可直接作用于肾上腺皮质，使类固醇合成趋向于△5 途径，临床出现类 PCOS 征象。高泌乳素血症除较高水平的 PRL 外，脱氢表雄酮水平高，促性腺激素正常或偏低，雌激素水平也偏低。虽有雄激素升高但很少出现多毛和痤疮。少数患者伴有垂体瘤。用溴隐亭治疗可使脱氢表雄酮水平下降,单用外源性促性腺激素治疗一般无效。

6.甲状腺功能亢进或低落

甲状腺素的过多或减少能引起性激素结合球蛋白和性类固醇代谢和分泌明显异常,对有些患者可导致无排卵,形成类似PCOS的征象。甲亢使性激素结合球蛋白水平上升,雄激素和雌激素的清除率降低,血雄激素和雌激素水平上升,使外周转化率上升,导致雌酮水平增高。甲状腺功能低下使性激素结合球蛋白水平下降,睾酮的清除率增高而雄烯二酮正常,导致向睾酮转化,使雌三醇水平增高,雌酮和雌三醇的功效都比雌二醇差,造成对促性腺激素的反馈作用异常,引起类似PCOS的恶性循环。

五、治疗

PCOS的病因复杂,尚未搞清,因此尚无根治的方法,治疗原则为促进排卵、恢复月经和生育能力、降低胰岛素水平,遏制高雄激素血症和男性化表现,监测子宫内膜病理变化,预防子宫内膜癌、糖尿病、心血管疾病的发生。

(一)一般治疗

多囊卵巢综合征患者多有肥胖和胰岛素抵抗,饮食控制、减低体重是有效的治疗方法,尤其适用于未婚女性。减低体重可改善胰岛素抵抗,恢复自发排卵,从而缓解或控制多囊卵巢综合征。

(二)药物治疗

1.诱发排卵

(1)氯米芬:又称克罗米酚(CC),是一种非类固醇药物,具有弱雌激素及抗雌激素的双重作用,它能与内源性强雌激素——雌二醇竞争结合靶器官雌激素核受体,解除内源性强雌激素对下丘脑垂体的负反馈抑制,促使下丘脑GnRH及垂体LH、FSH的分泌,进而刺激卵泡发育,停药后如果卵巢轴功能正常,则可继续分泌GnRH、LH、FSH,使卵泡继续发育达成熟阶段,并诱导LH/FSH峰而导致排卵。因此,在一个高雌激素环境中氯米芬有抗雌激素作用,相反,在低雌激素环境中氯米芬却有雌激素样作用。用法:于月经周期第5天起每日口服50mg,连服5d,若无排卵可增量至100~200mg,每日1次,共5d,同时测量基础体温、血黄体酮水平,了解有无排卵和黄体功能,一般用药后5~19d排卵。氯米芬诱发排卵率高,但妊娠率较低,可能与其抑制宫颈雌激素受体引起宫颈黏液变稠、有碍精子通过有关。可于用药第2天同时口服炔雌醇每日0.05mg,连服7d,改善宫颈黏液黏稠度,排卵后肌内注射HCG 5000u,5d后重复1次,改善黄体功能,增加受孕率,减少或避免流产。硫酸脱氢表雄酮水平较高,单用氯米芬不能排卵者,可加服地塞米松0.25mg,每周3次。以上治疗可连用3~6个周期。

(2)促性腺激素:包括HMG和纯化的尿FSH制剂。一般每支HMG含尿LH及FSH各75U,纯化的FSH每支含75U的FSH和<11U的LH。FSH、LH直接作用于卵巢,刺激卵泡的发育和雌二醇的合成,肌注后8~12h血清雌二醇达高峰,B超下可见卵泡逐渐长大,自然LH峰很罕见,故需加用HCG促发排卵和黄素化,用药时卵巢性激素对下丘脑垂体的自然负反馈调节已不起作用,必须根据临床监测结果人为地调整用量,避免发生卵巢过度刺激综合征。用法:于月经周期第5天或第6天用HMG或纯化的FSH 1~2支,每日肌注1次,1周后

血雌激素值不增加,颈管黏液评分和 B 超检查卵巢中卵泡不增大,则应适当增量至血雌二醇值达 600～800pg/ml 或宫颈黏液评分≥8 分和 B 超卵泡直径≥18mm 时,改用 HCG 500～1000u 每日肌注 1 次,连续 2～3d。

上述为常规方案,为避免 PCOS 患者出现过多卵泡的发育,可使用小剂量缓增方案。自月经周期第 3 天开始,初剂量为 HMG 或纯 FSH 每日 1 支,若卵巢无反应,每隔 7～14d 增加半支,直到 B 超下见到优势卵泡或加至 225U/d 为止。若卵泡直径逐渐增大,则不必加量。注射 HCG 时机与常规方案相同。小剂量缓增方案的目的是摸索一个最接近 FSH 阈值的剂量,以尽量求得单个优势卵泡的发育,避免卵巢过度刺激综合征。

根据正常早卵泡期血 FSH 水平高于中晚卵泡期,又设计了减量方案,于月经第 3 天时先给较大剂量 FSH,然后适当减量至 FSH 阈值以下以求维持一个优势卵泡。减量方案模拟了生理变化,早卵泡期 FSH 高水平可加速卵泡生长,以后剂量减少,成熟卵泡数不再增多。初剂量为每日 3 支,持续 2d 后改为每日 1～2 支,与常规方案比较,<18mm 卵泡数、卵巢过度刺激综合征的发生率及 FSH 总用量减少,疗程也缩短。

在促性腺激素治疗过程中,可每晚口服地塞米松 0.5mg,加用地塞米松后 HMG 所需总量约为未加地塞米松者的 2/3,可能地塞米松使雄激素被抑制,协助了促排卵。

(3)促性腺激素释放激素类似物(GnRHa)与 FSH 共同促排卵:PCOS 患者有高 LH 血症,高 LH 常与促排卵效果不佳有关。应用 GnRHa 抑制促性腺激素分泌后,再用 HMG 可有效促进排卵。常用药物有:GnRHa 缓释剂戈舍瑞林(Goserelin)(诺雷德,zoladex,3.6mg),达必佳(3.75mg),曲普瑞林(达菲林,diphereline,3.75mg),于月经第 2 日皮下注射,每月 1 次,最多可用 3 个周期,常用于要求生育而 LH 水平高难以控制的 PCOS 患者。

(4)脉冲式促性腺激素释放激素促排卵:用脉冲法注射生理剂量的 GnRH 可调节下丘脑垂体轴,诱发腺垂体分泌 FSH 和 LH,从而促使卵巢的卵泡发育。用脉冲微泵模拟生理释放模式,按频率每 60～90～120min 注入 1 次,每次 5～20μg,静脉或皮下注射均可。现多主张用 GnRH 作预治疗,约需 8 周时间达到垂体去敏感状态,导致促性腺激素呈低水平,此时再给予 GnRH 脉冲治疗,效果较好。

(5)他莫昔芬:他莫昔芬是三苯基乙烯衍生物的反式异构体,又称三苯氧胺,结构上及药理上与氯米芬相似,排卵与妊娠率相似。应用方法为月经周期第 5～9 天服用 10mg/d,若无排卵,可加至 20mg/d,共 5d,并与基础体温观察监测排卵。一般在氯米芬失败时,可与氯米芬交替使用,可使排卵率提高。

(6)绒毛膜促性腺激素(HCG):该药为 LH 制剂,适用于一些卵泡发育良好但不能自发排卵的患者。HCG 1000～5000u 可诱发排卵和维持黄体功能。

必须注意药物促排卵治疗 PCOS 时可并发卵巢过度刺激综合征和多胎妊娠,尤其是在应用促性腺激素促排卵时,因 PCOS 患者对促性腺激素较敏感,应正确选择促排卵药物,并加强监测,预防并发症。对促排卵无效而又希望生育的患者,辅助生育技术可提高妊娠率。

2.抗雄激素治疗

用药前先除外肾上腺病变。常用药物有:

(1)复方口服避孕药:内含黄体酮类和雌激素制剂,可抑制 LH 和卵巢雄激素的产生,同时也可能是通过减少孕烯醇酮的形成或直接影响 ACTH 的释放,抑制肾上腺合成雄激素,其中雌激素成分引起与剂量相关的血性激素结合球蛋白的上升,从而减少游离睾酮,同时也抑制睾酮转化为双氢睾酮。这种雌、孕激素合并疗法能使无排卵型的子宫内膜规律性地脱落,一般在 6～12 个月内,可抑制毛发生长。现主张低剂量雌激素的避孕药,如炔雌醇 20～30μg 加醋酸炔诺酮 1.5mg。

(2)醋酸环丙黄体酮(CPA):为合成 17-羟黄体酮衍生物,具有较强的抗雄激素作用,与睾酮和双氢睾酮竞争受体,抑制 5a 还原酶,并诱导肝酶加速血浆雄激素的代谢廓清,从而降低雄激素的生物效应。常以 CPA 2mg 和炔雌醇 35μg 联合应用(商品名为达因-35,为一种口眼避孕药),于出血第 5 天开始服用,21d 为 1 个周期,停药 7d 后重复用药,共 3～6 个月。

(3)螺内酯(安体舒通):螺内酯通过抑制 5α 还原酶活性,与双氢睾酮竞争结合雄激素受体,阻止睾酮与毛囊相结合而起作用,也可通过抑制 17α 羟化酶,从而干扰卵巢雄激素的合成而起作用。一般日服 50～200mg,安全有效。

(4)肾上腺类固醇皮质激素:主要作用是抑制肾上腺来源的雄激素,也能降低其他来源的血睾酮,大剂量亦能抑制 GnRH 的反应。对治疗同时有肾上腺及卵巢来源的雄激素过多者效果明显,与氯米酚合用可提高排卵率及受孕率。多用地塞米松每晚 0.25～0.5mg,或泼尼松 5～7.5mg/d。

(5)GnRHa:通过抑制促性腺激素分泌达到抑制卵巢来源的雄激素。皮下注射或喷鼻,每日 1 次,500～1000μg,持续 6 个月,或长效制剂如亮丙瑞林(抑那通)3.75mg,每 4 周 1 次。为避免低雌素的副作用,可加用雌孕激素。

3.高胰岛素血症的治疗

近年研究发现胰岛素拮抗和高胰岛素血症在 PCOS 的发病中起着重要作用,改善胰岛素拮抗,降低血胰岛素水平可起到治疗多囊卵巢综合征的作用。除一般治疗饮食控制、减轻体重外,可用药物治疗。

(1)二甲双胍:为一种双缩胍类药物,可以改善分子水平胰岛素的作用,而不影响胰岛素的分泌,用于治疗胰岛素拮抗和高血压,改善高胰岛素血症和高血压、血脂异常。服用方法 500mg,每日 3 次,连续服用 8 周以上。

(2)奥曲肽:是近年人工合成的生长抑素类似物,对人体多种内分泌腺体有抑制作用,可抑制生长激素释放和调节胰岛素、胰高血糖素和胃泌素的分泌。因胰岛素样生长因子工依赖生长激素,故该药能降低胰岛素样生长因子Ⅰ。对 PCOS 有一定的疗效。但长期应用可能使糖耐量恶化,该药刚刚开始应用,经验较少。

(三)手术治疗

1.卵巢楔形切除术

1902～1935 年,Stein 和 Leventhal 对一组继发性闭经患者开腹探查,发现双侧多囊卵巢,行双侧卵巢楔形切除术,发现术后患者月经变规律,不孕者有怀孕。此后开始采用手术方法治疗多囊卵巢综合征。其机制可能为减低了卵巢内的张力,把增厚的包膜机械性地切开引起排卵;缩小卵巢体积,减低对垂体促性腺激素的过度敏感;手术切除了任何产生雄激素或抑制促性腺激素的物质;Novak"卵泡保持定律":假定垂体促性腺激素的产生量为恒定的,当垂体产生的促性腺激素集中在较少的卵泡上更为有效的排卵;手术使卵巢生成的雄激素突然减少,抑制素也减少,垂体促性腺激素分泌增加,从而引起排卵。由于手术有一定的并发症,随着促排卵药物的进展,手术楔形切除治疗逐渐减少。

2.腹腔镜下手术

近年来开展腹腔镜下手术治疗,创伤小,术后粘连相对少,可达到与楔形切除相同的效果。可行卵泡电灼术,于每侧卵巢表面作 4～10 个电烙点,或行卵巢楔形切除术。术后同样可使雄激素水平下降,FSH 水平上升,能够排卵。

总之,多囊卵巢综合征为多种病因致病,发病机制复杂,临床表现多样,对每个患者要根据其具体情况,采取不同的治疗措施,即个体化治疗方案,达到最好的治疗效果。

当具有生长能力的子宫内膜组织出现在子宫腔以外的组织时称子宫内膜异位症。异位的子宫内膜大多数在盆腔内子宫邻近器官的腹膜面。当子宫内膜出现在子宫肌层时称子宫腺肌症。

第三章　女性生殖器官发育异常

第一节　处女膜闭锁

【病因】

处女膜是阴道腔与尿生殖窦之间的环状薄膜,由阴道上皮、泌尿生殖窦上皮及间质组织构成。若泌尿生殖窦上皮未能贯穿前庭部,则导致处女膜闭锁,又称无孔处女膜。在生殖道发育异常中比较常见。

【病理】

青春期初潮后由于处女膜无孔,经血最初积在阴道内,逐渐致子宫腔积血、输卵管积血,甚至经血倒流进入腹腔,可引发子宫内膜异位症,亦可引发盆腔炎性改变。

【诊断】

1.症状

女婴出生时若见其外阴洁净,无分泌物,分开其阴唇未见阴道口时,多能发现,但常被忽视而漏诊。绝大多数患者典型的症状是青春期后出现进行性加剧的周期性下腹痛及阴部坠痛,但无月经初潮,且第二性征基本发育良好。

2.体征

妇科检查时在阴道口处可见一个膨出的紫蓝色触痛明显的球形包块。肛腹诊在盆腔正中可扪及一个囊状包块,子宫在其上方,按压子宫时,可见处女膜向外突出更明显。根据症状和肛腹诊多能确诊。

3.盆腔超声检查

子宫及阴道内有积液。

【治疗】

确诊后均应手术治疗。若在出生后已发现,在初潮前切开为好。

1.手术切除

若已出现阴道积血,应及时在局部麻醉、骶麻或静脉麻醉下行处女膜切开手术。即用粗针穿刺处女膜中央,抽见积血证实诊断后,由穿刺点行"×"形切开并修整。排出积血后,切除多余的处女膜瓣使切口呈圆形,再用3-0可吸收线缝合切口边缘黏膜止血,以保持引流通畅和防止创缘粘连。

2.CO_2激光处女膜切开术

在局部麻醉下,用CO_2激光行处女膜切开,该手术方便迅速,出血少。

术后应常规用小号窥阴器检查子宫颈情况。手术多在门诊施行,术后注意保持阴部卫生,术后应用广谱抗生素和硝唑类预防感染至积血引流干净为止。术中注意防止意外伤及尿道和直肠。

【疗效标准及预后】

经血排流通畅为治愈标准。若未并发子宫内膜异位症或盆腔炎,术后患者可无任何临床症状。

第二节　阴道发育异常

在胚胎时期,副中肾管最尾端与泌尿生殖窦相连,并同时分裂增殖,形成一实质性圆柱状体称为阴道板,随后其由下向上腔化穿通,形成阴道。若在演化的过程中,受到目前尚未明了的内在或外界因素的干扰,或由于基因突变,均可导致各种类型的阴道发育异常。

一、先天性无阴道

【病理】

先天性无阴道为双侧副中肾管发育不全所致,故绝大多数患者合并先天性无子宫或痕迹子宫,但卵巢发育及功能正常,第二性征发育正常。极少数患者可有发育正常的子宫,具有功能性子宫内膜,青春期由于子宫积血,输卵管积血、甚至经血倒流进入腹腔,可引发子宫内膜异位症或盆腔炎,表现为周期性腹痛。

【诊断】

1.临床表现

(1)症状:患者青春期后无月经来潮,少数患者因有子宫积血出现周期性下腹痛并进行性加重。若已婚者,可出现性交困难。

(2)体征:检查可见外阴和第二性征发育正常,但无阴道口或仅在阴道外口处见一浅凹陷,个别可见由泌尿生殖窦内陷所形成的短于3cm的盲端阴道。个别已婚者,可见尿道口扩张或肛门松弛。肛腹诊绝大多数仅在盆腔中央相当于子宫位置扪及轻度增厚的条索状组织;有周期性下腹痛者,可扪及增大而有压痛的子宫。

2.实验室检查

染色体核型检查为46,XX。

根据上述病史、临床表现和实验室检查多可确诊。同时应注意有无合并泌尿系统畸形。

【鉴别诊断】

本病主要与完全型雄激素不敏感综合征相鉴别,后者其阴毛、腋毛稀少,腹股沟管或腹腔内有睾丸,染色体核型为46,XY。

【治疗】

1.机械扩张法

适用于先天性无阴道、无子宫且有泌尿生殖窦内陷成凹者,在此陷凹内用一阴道模具向盆腔方向施加机械性压力,每日扩张,使凹陷加深,以解决性生活困难。

2.阴道成形术

主要是在尿道膀胱与直肠之间分离,造成一人工腔道,再应用不同的腔穴覆盖物封闭创面,重建阴道。覆盖物主要有中厚游离皮片、下推的腹膜、乙状结肠段、羊膜、胎儿皮肤、带血管蒂的肌皮瓣等,但各有利弊,可根据患者条件和医师的技术能力酌情选用最合适的方法。目前多选用乙状结肠段代阴道成形术,其次选择腹腔镜辅助下盆底腹膜代阴道成形术。手术时机:无子宫者,应在婚前半年左右施行;有子宫者,应在青春期施行,以引流子宫腔积血,保存子宫的生育能力。无法保留子宫者,应予切除子宫。

【疗效标准及预后】

术后能完成性交过程为治愈标准。乙状结肠代阴道成形术或盆底腹膜代阴道成形术者,佩戴阴道模具3个月,其他方法的人工阴道成形者,要定时佩戴阴道模具一段时间(3~6个月),以防人工阴道或阴道口处挛缩。有子宫者受孕后,需行剖宫产术结束分娩。

二、阴道闭锁

【病理】

阴道闭锁为泌尿生殖窦未参与形成阴道下段所致。闭锁位于阴道下段。长2~3cm,其上为正常阴道。青春期后出现阴道中上段积血、子宫腔积血和输卵管积血等病变。

【诊断与鉴别诊断】

1.症状

绝大多数患者在青春期出现周期性下腹痛并进行性加重,而无月经初潮。

2.体征

检查阴道前庭无处女膜结构,表面色泽正常,亦无向外突起。肛腹诊在肛管上方可扪及向直肠突出的阴道积血所形成的球状物,位置较处女膜闭锁者高,按压其上方的子宫,处女膜处不向外膨出。

据以上临床表现可做出诊断。

需与处女膜闭锁相鉴别。

【治疗】

确诊后及时手术。术时在阴道前庭相当于处女膜位置,先行浅层"×"状切开,向周围游离形成黏膜片后,再切开积血包块,排净积血后,利用闭锁上段的阴道黏膜和预先分离的黏膜片覆盖创面。要求新形成的阴道口,能容2指松。术后定期扩张阴道,以防瘢痕挛缩。

【疗效标准与预后】

以经血排流通畅和能进行性生活为治愈标准。

由于患者手术在青春期施行,距结婚尚有10年左右的时间,若不定期扩张阴道,原闭锁段可因瘢痕而挛缩,导致婚后性生活困难,甚至经血排流不畅,需再次手术。由于患者手术时均未成年,自控能力差,这一注意事项一定要向其母亲或监护人交代清楚,以便督促。

三、阴道横隔

【病理】

阴道横隔为阴道板自下而上腔化时受阻,未贯通或未完全腔化,即两侧副中肾管会合后的尾端与泌尿生殖窦相接处未贯通或部分贯通所致。阴道横隔可位于阴道内任何部位,最常见位于阴道中上 1/3 的交界处。厚的为 1～1.5cm,薄的如纸。部分阴道横隔较为多见,无孔者少见。

【诊断】

1.临床表现

(1)症状:无孔者可出现周期性下腹痛而无月经初潮;孔小者可出现经血排流不畅的症状;阴道横隔位于阴道中下段者可致性生活不满意。部分患者可无临床症状。

(2)体征:检查时首先注意阴道横隔所在部位,位置低者少见,其次注意阴道横隔上(常在中央部位)有无小孔,有孔者可用宫腔探针插入孔内,探查小孔上方的阴道腔的宽度及深度。无孔者可用粗针穿刺,注意穿入多深即可抽出积血,以估计隔膜厚度,再用外科探针由穿刺孔插入了解阴道隔膜上方阴道腔的宽度及深度,以明确诊断。

2.特殊检查

对于阴道横隔位于阴道顶端,接近阴道宫颈,不易与宫颈发育异常相鉴别时,B超检查(尤其是应用阴道探头)往往可提供明确的影像学资料,以明确诊断。

【治疗】

(1)无症状者或隔膜较薄者可暂不行手术治疗。

(2)位置低、性生活不满意或不孕者,以小孔为据点,向四周做"×"形切开并分离黏膜片,切开后修整创面,利用分离的黏膜片,犬齿交错覆盖创面,间断缝合,以防术后出现环状狭窄。

(3)无孔者明确诊断后及时手术,以穿刺针为中心,做"×"形切开并修整,注意事项同上。

(4)若系分娩时发现阴道横隔阻碍胎先露下降,阴道横隔薄者,当先露部将隔膜鼓起撑得极薄时,放射状切开后,胎儿即能经阴道娩出;阴道横隔厚者应及时剖宫产和做相应处理,以防产露引流不畅。

【疗效标准与预后】

以经血排流通畅和性生活满意为治愈标准。

隔膜厚者术后受孕分娩时,应注意原阴道横隔部位能否顺利扩张。若估计扩张困难者,应行剖宫产术结束分娩。

四、阴道纵隔

【病理】

阴道纵隔为双侧副中肾管融合后,其中隔未消失或未完全消失所致。阴道纵隔一般附着在阴道前壁、后壁的正中线上,纵向行走,可分为不完全纵隔和完全纵隔两种,后者形成双阴道,常合并双宫颈、双子宫。

【诊断】

1.症状

绝大多数阴道纵隔无症状,部分患者因婚后性交困难或因其他妇科疾病行妇科检查时发现,另一些迟至分娩时,胎先露下降受阻或产程进展缓慢方才发现。

2.体征

体检时注意阴道纵隔是完全性的还是不完全性的,后者注意其长度。还应注意是否合并子宫颈、子宫畸形。根据检查不难诊断。

【治疗】

(1)无症状者可暂不手术治疗。

(2)手术治疗

1)有症状者行阴道纵隔切除,术时注意避免损伤尿道和直肠,创缘用 3-0 可吸收线缝合止血即可。

2)若已临产阻碍胎先露下降者,可沿阴道纵隔的中线切断,分娩后稍加修整,缝合创缘止血。

3)对于不孕症患者,切除阴道纵隔可提高受孕机会。

【疗效标准与预后】

以消除症状为治愈标准。合并子宫颈及子宫畸形者,可能为不孕因素,单一阴道纵隔切除难以消除不孕因素,还需子宫纵隔切除或子宫畸形矫正术。

五、阴道斜隔

【病理】

为双侧副中肾管融合后,其中隔未消失所致,发病机制同阴道纵隔。多伴有双宫颈,双子宫畸形。隔膜起于两个宫颈之间,向尾侧端偏离中线斜行,与阴道外侧壁融合,形成一侧阴道腔盲端。多在隔的尾侧端有一小孔。

阴道斜隔有三种类型。

一型:无孔斜隔,隔后阴道腔及同侧子宫颈、子宫体与对侧完全无通道。

二型:有孔斜隔,一般在隔的远侧端有一个直径数毫米的小孔,两侧阴道腔由此相通,这一类型相对多见。

三型:无孔斜隔合并宫颈管瘘,隔膜无孔,但盲端侧宫颈管与对侧宫颈管或阴道间有瘘管存在,以此相通。

【诊断】

(一)临床表现

1.症状

阴道内时常有陈旧性血液排出,淋漓不净。合并感染后有脓血液排出。无孔者因斜隔内积血导致痛经及性生活困难。

2.体征

多伴有双宫颈、双子宫畸形,阴道上段变窄,一侧增厚隆起。检查时该侧有小孔溢出黑色血液或脓血。无孔者可在阴道一侧扪及一囊性包块,上界达阴道穹隆以上,穿刺可抽出陈旧性血液。

(二)鉴别诊断

应与阴道壁囊肿相鉴别。后者囊肿一般为 2～3cm 直径,壁薄,多数位于阴道上段的前侧壁,内含澄清或浅褐色液体,多不伴有子宫畸形。

【治疗】

手术治疗。有小孔者用探针插入小孔,顺探针纵形切除斜隔;无孔者先用注射器针在"囊肿"最突出处穿刺,抽吸出陈旧性积血后,再顺针头纵行切除斜隔,充分显露宫颈,创缘用 3-0

可吸收线缝合止血。若用激光手术,创缘可不缝合。无孔斜隔合并宫颈管瘘者的手术较复杂,除了切除阴道斜隔外,还要根据宫颈瘘管的位置高低,经腹或经阴道修补宫颈管瘘孔,必要时还需子宫纵隔切除或子宫畸形矫正术。

【疗效标准与预后】

经血排流通畅为治愈标准。患侧子宫常发育不良,若受孕足月分娩以剖宫产结束分娩为宜。

第三节　子宫发育异常

两侧副中肾管的中段、尾段在发育、融合演化形成子宫的过程中,若受到现仍未明了的某种或多种因素的干扰,便可在此过程中的不同阶段停止发育,从而形成了各种各样的子宫发育异常。

一、先天性无子宫和始基子宫

【病理】

先天性无子宫系两侧副中肾管中段及尾段未发育和融合所致,卵巢发育正常,第二性征不受影响,盆腔仅见输卵管和卵巢;始基子宫又称痕迹子宫,是两侧副中肾管融合后不久便停止发育所致,子宫极小,盆腔中央相当于子宫位置仅一索状结缔组织,无宫腔,但双侧输卵管、卵巢正常。

【临床表现】

1.症状

青春期后无月经初潮,也不伴有周期性下腹痛。

2.体征

第二性征发育正常。肛腹诊,前者在盆腔中央相当于子宫的部位扪不到子宫;后者可扪及直径 1～3cm 圆索状体,内无宫腔。两者几乎均合并先天性无阴道。

【特殊检查】

B超检查盆腔见卵巢回声而未探及子宫回声影像,有利于明确诊断。

【治疗】

无特殊治疗方法。若合并先天性无阴道者准备结婚或婚后,可行人工阴道成形术,解决性生活问题。

【疗效标准与预后】

婚后无生育。

二、子宫发育不良/幼稚子宫

【病理】

子宫发育不良/幼稚子宫为两侧副中肾管融合后,在短期内即停止发育所致。子宫呈幼女期模样。

【临床表现】

1.症状

患者青春期或成年后多因月经量极少而就诊。

2.体征

第二性征发育正常。肛腹诊可扪及小而活动的子宫,子宫颈呈圆锥形,子宫体与子宫颈之比为 1:1 或 2:3,常呈极度前屈或后屈。

【特殊检查】

B 超检查可探及发育不良的子宫,前屈者子宫内膜线回声往往偏向于前壁,后屈者则往往偏向于后壁。

【治疗】

明确诊断后,可用雌激素、孕激素周期序贯疗法治疗。如在月经第 5 天开始口服倍美力 0.625mg 或戊酸雌二醇片(补佳乐)1mg,每天 1 次,连服 20 天,月经第 16 天始加服甲羟黄体酮片 8mg,每天 1 次,连服 5 天,共服 4～6 个周期。

【疗效标准及预后】

疗效不确切。婚后无生育者占多。

三、双子宫

【病理】

双子宫是指两侧副中肾管发育后完全未融合,各自发育形成两个子宫和两个子宫颈,阴道也完全分开。左、右两侧子宫的角部各有单一的输卵管和卵巢。常合并双阴道。临床上可分为双子宫双阴道和双子宫单阴道两种。

【临床表现】

1.症状

多无任何自觉症状,多因人工流产、产前检查或分娩时而发现,部分患者可有经量增多及经期延长等症状。妊娠后易出现流产等症状。部分患者因阴道纵隔出现性交困难或性交痛。

2.体征

第二性征发育正常,妇科检查可扪及双宫体,可窥见双阴道、双宫颈。

【特殊检查】

B 超检查可见双子宫回声图像,有利于明确诊断。

【治疗】

无症状者可不必手术。反复流产者可行子宫整形术。

【疗效标准与预后】

早期人工流产易发生漏吸,妊娠者在妊娠晚期胎位异常率增加,剖宫产率随之增加。

四、双角子宫

【病理】

双角子宫是指两侧副中肾管尾端已大部分融合,末端中隔可吸收或未吸收,因相当于子宫底部融合不全而呈双角,两角各有单一的输卵管和卵巢。轻度者仅子宫底部稍下陷呈鞍状,称为鞍形子宫。

【临床表现】

1.症状

一般无症状,妊娠后常伴流产及早产等症状。

2.体征

第二性征发育正常,妇科检查可扪及子宫底凹陷呈双角,程度不一。子宫颈和阴道可有纵隔。

【特殊检查】

B超检查、子宫输卵管碘油造影检查、宫腔镜和腹腔镜联合检查,有利于明确诊断。

(三)鉴别诊断

双角明显分开、子宫体部融合较少的双角子宫有时与双子宫难以鉴别,上述特殊检查方法有利于鉴别诊断。

【治疗】

无症状者可不必处理。反复流产者可行子宫整形术。

【疗效标准与预后】

对称型双角子宫整形疗效较好。手术后妊娠者应严密监护,以防子宫自发性破裂,必要时以剖宫产终止妊娠为宜。

五、纵隔子宫

【病理】

两侧副中肾管融合不全,在子宫腔内形成纵隔。子宫外形正常,但从子宫底至子宫颈内口或外口有纵隔。根据分隔子宫腔的程度可分为不全性及完全性纵隔子宫,后者常合并阴道纵隔。

【临床表现】

1.症状

非妊娠期多无症状。妊娠后好发流产、早产、胎位异常及胎盘滞留等,部分患者易发生不孕症。

2.体征

子宫外形正常,部分伴有子宫纵隔。宫腔探针检查可探知子宫纵隔的存在,但长度及厚度难以确定。

【特殊检查】

1.三维超声影像检查(尤其是应用阴道探头)

可见子宫外形正常,子宫腔内有子宫纵隔而诊断,但宫腔内对比度不足时,确定子宫纵隔的形状、长短及厚度有困难。

2.子宫腔镜检查

可明确子宫纵隔形状等情况,但有子宫穿孔的危险性。

3.宫腔镜与B超检查联合应用

可明显提高诊断的准确性和检查的安全性。

4.子宫输卵管碘油造影

可提供明确的影像学资料,但阴道纵隔达宫颈外口者,造影有一定的困难。

【治疗】

无症状者可不必处理。对有不孕和反复流产者,可行 B 超监视下宫腔镜手术或宫腔镜和腹腔镜联合手术切除子宫腔纵隔。无条件者,可经腹手术。术后行雌激素、孕激素周期序贯疗法治疗 3 个周期,以利子宫内膜的修复。

【疗效标准与预后】

内镜手术疗效较好,因子宫肌层损伤小,并发症少。纵隔厚、子宫较小者,宜经腹手术,术后妊娠应严密监护,以防子宫自发性破裂,适时以剖宫产终止妊娠。内镜术后妊娠经阴道分娩者,应警惕胎盘滞留。未手术者人工流产时注意防止漏吸。

六、单角子宫

【病理】

仅一侧副中肾管发育,形成该侧的单角子宫,具有同侧发育良好的输卵管和卵巢,而另侧副中肾管未发育或未形成管道,致对侧子宫完全未发育,伴对侧输卵管、卵巢、肾脏往往同时缺如,阴道可正常。

【临床表现】

1.症状

未妊娠时可无症状,妊娠后反复流产、早产等较多见。

2.体征

妇科检查子宫形态失常,子宫底呈偏向一侧的圆弧形,对侧盆腔空虚。

【特殊检查】

(1)B 超检查可辅助诊断,彩色超声尤其三维彩超诊断准确率更高。

(2)子宫输卵管碘油造影可提供有价值的诊断依据。

(3)宫腔镜和腹腔镜联合检查可确诊。

(4)必要时可行分泌性肾输尿管造影了解泌尿系统有无畸形。

【治疗】

无特殊治疗。因妊娠反复流产、早产较多,应予以对症治疗。

【疗效标准与预后】

部分患者经对症治疗后,可至足月妊娠。分娩时手术产的可能性较大。

七、残角子宫

【病理】

一侧副中肾管发育正常,而对侧副中肾管发育不全,就形成了不同程度的残角子宫,可伴有同侧泌尿道发育畸形。多数残角子宫与对侧正常子宫腔不相通,仅有纤维带相连。残角子宫可有或无子宫内膜。有内膜且与对侧宫腔相通者有可能出现残角子宫妊娠。

【临床表现】

1.症状

若残角子宫无功能性子宫内膜者,一般无症状。若子宫内膜有功能,且与对侧子宫腔不相通者,可出现痛经及子宫腔积血,可并发子宫内膜异位症;若有内膜且与对侧子宫腔相通者,可出现残角子宫妊娠破裂或人工流产无法刮出胚胎组织。

2.体征

妇科检查子宫形态失常,在偏向一侧发育较好的单角子宫对侧,可扪及一大小不等,质地同子宫的结节,两者间往往可有界限。

【特殊检查】

1.子宫输卵管碘油造影

可明确残角子宫是否与对侧子宫腔相通。

2.B超检查

可辅助诊断,检查时向子宫腔推注1%过氧化氢溶液对诊断有帮助。

3.宫腔镜与腹腔镜联合检查

可确诊不同程度的残角子宫,有利于确定治疗方案。

【鉴别诊断】

需与卵巢肿瘤、卵巢子宫内膜囊肿及浆膜下子宫肌瘤相鉴别。

【治疗】

(1)无子宫内膜的残角子宫可不处理。

(2)残角子宫腔积血者行残角子宫切除。

(3)与对侧子宫相通的残角子宫,因有残角子宫妊娠的可能,倾向于残角子宫切除。

(4)若残角子宫妊娠,一经确诊立即行残角子宫切除。

【疗效标准与预后】

残角子宫妊娠16～20周时往往发生破裂,形同典型的输卵管间质部妊娠破裂,出现致命性的内出血,若发现或治疗不及时,死亡率高。残角子宫手术切除后与单角子宫的预后类似。

第四节　输卵管发育异常

【病理】

输卵管发育异常有以下四种类型。

1.单侧输卵管缺如

系因该侧副中肾管未发育,常合并同侧子宫缺如。

2.双侧输卵管缺如

常见于先天性无子宫或始基子宫患者,常合并先天性无阴道。

3.副输卵管

单侧或双侧,为输卵管分支,在正常输卵管上有一条较小的输卵管,具有伞端,近侧端管腔与主输卵管腔相通或不相通,可导致副输卵管妊娠。

4.输卵管发育不全、闭塞或中段缺失

类似结扎术后的输卵管。输卵管憩室,多见于输卵管壶腹部,成因尚不清楚。

【诊断】

临床罕见,几乎均为手术时偶然所见而诊断。输卵管发育异常可能是不孕的原因,也可能导致输卵管妊娠,可出现输卵管妊娠的典型临床表现。

【治疗】

(1)副输卵管应予以切除。

(2)输卵管中段缺失,如两端组织正常且相加长度大于6cm,可切除缺失的中段,行显微吻合术复通。伞端缺失可行造口术。

(3)输卵管憩室,由于孕卵容易在此种植,易发生输卵管壶腹部妊娠流产或破裂,可根据患者有无生育要求,行输卵管整形术或输卵管切除术。

(4)其他类型则无法治疗。

【疗效标准与预后】

输卵管复通后可受自然受孕,但易发生输卵管妊娠。

第五节　卵巢发育异常

【病理】

卵巢发育异常以下五种临床病理类型:

(1)单侧卵巢缺如:见于单角子宫。

(2)双侧卵巢缺如:极少,一般为卵巢发育不全,卵巢外观细长而薄,色白质硬,见于45,X特纳综合征患者。

(3)多余卵巢:即除双侧卵巢外,发生第三个卵巢,极为罕见,一般在远离卵巢的部位。在正常卵巢附近者称副卵巢。

(4)卵巢异位:可在肾下极附近,或位于腹膜后,或下降过度合并腹股沟疝,位于疝囊内。

(5)卵巢分裂成几个部分,如花瓣状。

【诊断】

临床罕见,除单或双侧卵巢缺如、因单角子宫或特纳综合征检查时发现外,几乎均在手术时偶然发现而诊断。

【治疗】

异位卵巢和多余卵巢,一经发现应予切除。双侧卵巢缺如,可行性激素替代疗法。

【疗效标准与预后】

异位卵巢和多余卵巢有发生肿瘤的倾向。双侧卵巢缺如施行性激素替代疗法,有助于内外生殖器及第二性征发育,对精神有安慰作用,但对性腺发育无作用,不可能恢复生育功能。

第六节　两性畸形

男女性别可根据性染色体、性腺结构、内外生殖器形态和第二性征加以区别。若生殖器官，尤其是外生殖器同时具备某些男女两性特征，称为两性畸形。两性畸形为先天性生殖器官发育畸形的一种特殊类型，可影响患儿的心理、生活、工作和婚姻，必须及早诊治。

【病因】

多数为染色体基因突变，少数为母亲在妊娠早期服用具有雄激素作用的药物，而导致胚胎期性别分化异常。外生殖器出现两性畸形，均是胚胎或胎儿在子宫腔内接受异常雄激素刺激所致。

【病理】

据其发病原因可将两性畸形分为女性假两性畸形、男性假两性畸形和生殖腺发育异常三类，其中生殖腺发育异常包括真两性畸形、混合型生殖腺发育不全和单纯性生殖腺发育不全三类。

1.真两性畸形

患者体内同时存在睾丸和卵巢两种性腺，是两性畸形最罕见的一种，但发育不全。以每侧性腺内同时含有卵巢及睾丸组织的卵睾为多；或一侧为卵巢，另一侧为睾丸；或一侧为卵睾，另一侧为卵巢或睾丸。染色体核型多为46，XX，其次为46，XX/46，XY嵌合型。外生殖器多为混合型，往往具有能勃起的阴茎，乳房几乎均为女性型。

2.女性假两性畸形

性腺为卵巢，染色体核型均为46，XX，内生殖器包括子宫、卵巢和阴道均存在，但外生殖器部分男性化。以先天性肾上腺皮质增生症（CAH，又称肾上腺生殖综合征）最为常见，系常染色体基因突变所致的隐性遗传性疾病。

3.男性假两性畸形

染色体核型为46，XY，性腺为睾丸，无子宫，阴茎极小，生精功能异常，无生育能力。多为外周组织雄激素受体缺乏，临床上将此病称为雄激素不敏感综合征，系X连锁隐性遗传性疾病，常在同一家族中发生，可分为完全型和不完全型两种。完全型其外表及外生殖器、部分或全部呈女性型。

【诊断】

（一）病史

应首先询问何时发现生殖器发育异常、异常的程度有无变化和躯体发育情况。还应详细询问患者母亲在妊娠早期有无服用过什么药物，如人工合成的孕激素、甲睾酮（甲基睾丸酮）和达那唑类等，家族中有无类似畸形史。

（二）临床表现

两性畸形除外生殖器同时具有某些男女两性特征外，青春期后第二性征可更趋向男性或女性,可有或无月经来潮。体检时应注意体格发育、体毛分布、乳房发育情况、腹股沟部和大阴唇内有无结节状物、阴蒂(茎)大小、尿道口的位置、有无阴道和子宫及其形态、大小,盆腔有无肿块。

(三)实验室检查

(1)染色体核型为46,XX,血雌激素呈低值,血雄激素呈高值,尿17羟及17α-羟黄体酮均呈高值者,为先天性肾上腺皮质增生所致的女性假两性畸形。血雄激素和尿17α-羟黄体酮值均在正常范围,可能为胚胎期医源性所致的女性假两性畸形。

(2)染色体核型为46,XY,且FSH值正常,LH值升高,血睾酮在正常男性范围,而血雌激素高于正常男性但低于正常女性值者,为雄激素不敏感综合征。

(3)真两性畸形实验检查难以诊断。

(四)特殊检查

体检和实验室检查难以诊断者可通过剖腹探查或腹腔镜行性腺活检加以明确。B型超声检查肾上腺是否有肿瘤。

【治疗】

应根据患者原社会性别、本人愿望及畸形程度予以矫治。原则上除阴茎发育良好,且同时具有能推纳入阴囊内的睾丸者外,均宜向女性矫治,按女性养育为宜,其次针对不同类型,给予相应的激素治疗。

(1)先天性肾上腺皮质增生症:一经确诊,应即开始并终身服用可的松类药物,常用泼尼松,10~30mg/d,以后根据尿17α-羟黄体酮的复查值调整剂量至尿17α-羟黄体酮值正常的最小维持量。这样既可防止肾上腺皮质功能衰竭而死亡,又可促进女性生殖器官发育和月经来潮。生殖器整形术,可待青春期后或婚前施行,切除过大的阴蒂、矫治外阴部融合畸形及其阴道成形。

(2)性激素引起的女性男性化的程度多不严重,且部分患儿生后增大的阴蒂可以逐渐缩小,必要时切除部分阴蒂或切开唇囊合闭的部分,显露尿道口及阴道,稍加整形即可。

(3)雄激素不敏感综合征:均按女性抚养为宜。完全性者待青春期发育成熟后切除双侧睾丸以防恶变,术后长期应用雌激素,如倍美力0.625mg/d或戊酸雌二醇片0.5~1mg/d,婚前酌情行外阴整形术和阴道成形术。不完全性患者有外生殖器男性化畸形,应提前整形术并切除双侧睾丸。阴道过短影响性生活者应行阴道成形术。

(4)真两性畸形:性别的确定主要取决于外生殖器功能状态,应将不需要的生殖腺切除,保留与其性别相适应的生殖腺。按女性养育者,在青春期前切除睾丸或卵睾,以防青春期男性化及睾丸组织恶变。个别有子宫者,可能有生育能力。外阴、阴道畸形者,婚前行外阴整形术或阴道成形术。

【疗效标准与预后】

疗效取决于能否早期诊断和治疗,性别最好能在2~3岁前确定,以免影响患者的心身健康。男性假两性畸形者无生育可能。

第四章 女性生殖器官损伤性疾病

第一节 阴道脱垂

一、阴道前壁脱垂

阴道前壁脱垂常伴有膀胱膨出和尿道膨出,以膀胱膨出居多。阴道前壁脱垂可以单独存在,也常与阴道后壁脱垂并存。

1.病因及病理

膀胱底部和尿道紧贴阴道前壁。阴道前壁主要由耻骨膀胱宫颈筋膜及泌尿生殖隔的深筋膜支持,前者起自耻骨联合后方及耻骨弓,沿膀胱底部向前外方伸展,附着于宫颈前方。阴道周围的筋膜向上与围绕宫颈的筋膜连接且与主韧带相会合。宫颈两侧的膀胱宫颈韧带对维持膀胱的正常位置也起重要作用。若分娩时上述筋膜、韧带过度伸展或撕裂,产褥期又过早参加体力劳动,致使阴道支持组织不能恢复正常,膀胱又与其紧邻的阴道前壁上 2/3 段即可向下膨出,形成膀胱膨出。若支持尿道的耻骨膀胱宫颈筋膜前段受损,尿道及与其紧邻的阴道前壁下 1/3 段则以尿道外口为固定点,向后旋转和下降,形成尿道膨出。

根据膨出和脱垂的程度,临床上将阴道前壁脱垂分 3 度。

Ⅰ度:膨出的膀胱随同阴道前壁向下突出,但仍位于阴道内;

Ⅱ度:部分阴道前壁脱出至阴道口外;

Ⅲ度:阴道前壁全部脱出至阴道口外。

2.临床表现

轻者无明显症状,重者自觉下坠、腰酸,并有块状物自阴道脱出。长久站立、激烈活动后或腹压增加时块状物增大,下坠感更明显。若仅有阴道前壁合并膀胱膨出,尿道膀胱后角变锐,常导致排尿困难而有尿潴留,甚至继发尿路感染。若膀胱膨出合并尿道膨出、阴道前壁完全膨出,尿道膀胱后角消失,当咳嗽、用力屏气等腹压增加时有尿液溢出,称张力性尿失禁。

3.诊断

根据病史和临床表现不难诊断。检查时常发现阴道口松弛伴有陈旧性会阴裂伤。阴道前壁呈半球形隆起,触之柔软,该处黏膜变薄透亮,皱襞消失。当患者用力屏气时,可明显见到膨出的阴道前壁,若同时见尿液溢出,表明合并膀胱膨出及尿道膨出。导尿可扪及金属导尿管位于膨出的块状物内。

4.处理

无症状的轻度患者不需治疗。有症状但有其他慢性疾病不宜手术者,可置子宫托缓解症状,症状明显的重度患者应行阴道前壁修补术。

5.预防

正确处理产程。凡头盆不称者应及早行剖宫产术;宫口未开全时产妇不得用力向下屏气;及时行会阴后一侧切开,必要时手术助产避免第二产程延长;发生会阴撕裂应立即缝合;产后避免过早参加重体力劳动;产后保健操有助于骨盆底肌肉及筋膜张力的恢复。

二、阴道后壁脱垂

阴道后壁脱垂常伴有直肠膨出。阴道后壁脱垂可以单独存在,也常合并阴道前壁脱垂。

1.病因及病理

阴道分娩的产妇,当第二产程延长时,直肠阴道间筋膜以及耻骨尾骨肌纤维长时间受压而过度伸展或撕裂,导致直肠前壁似盲袋凸向阴道后壁,成为伴直肠膨出的阴道后壁脱垂。阴道后壁脱垂较阴道前壁脱垂少见。长期便秘、排便时用力向下屏气以及年迈体弱可加剧其膨出程度。若损伤发生在较高处的耻骨尾骨肌纤维,可引起直肠子宫凹疝,疝囊内往往有肠管,故又名肠膨出。

2.临床表现

轻者多无不适,重者自觉下坠、腰痛及排便困难,有时需用手指推压膨出的阴道后壁方能排出粪便。

3.诊断

检查时见阴道后壁呈半球状块状物膨出,肛诊时指端向前可进入凸向阴道的盲袋内。患者多伴有陈旧性会阴裂伤,其临床分度与阴道前壁脱垂相似。

4.治疗

轻者不需治疗,因重者多伴有阴道前壁脱垂,故应行阴道前后壁修补术及会阴修补术。

5.预防

同阴道前壁脱垂。

第二节　子宫脱垂

子宫从正常位置沿阴道下降,宫颈外口达坐骨棘水平以上,甚至子宫全部脱出于阴道口以外,称子宫脱垂,子宫脱垂常伴有阴道前壁和后壁脱垂。

一、病因

1.分娩损伤

为子宫脱垂最主要的病因。在分娩过程中,特别是经阴道手术助产或第二产程延长者,盆底肌、筋膜以及子宫韧带均过度伸展,张力降低,甚至出现撕裂。若产妇过早参加体力劳动,特别是重体力劳动,此时损伤的组织尚未修复,过高的腹压可将子宫轴与阴道轴仍相一致的未复旧后倾子宫推向阴道以致发生脱垂。多次分娩增加盆底组织损伤的机会。

2.长期腹压增加

长期慢性咳嗽、排便困难、经常超重负荷(肩挑、举重、蹲位、长期站立)、盆腔内巨大肿瘤或大量腹水等,均可使腹内压力增加,迫使子宫向下移位。

3.盆底组织发育不良或退行性变

子宫脱垂偶见于未产妇,甚至处女。主要为先天性盆底组织发育不良所致,常合并有其他脏器,如胃下垂等。绝经后妇女因雌激素水平下降,盆底组织萎缩退化,也可发生子宫脱垂或使脱垂程度加重。

二、临床分度

我国常采用 1981 年全国部分省、市、自治区"两病"科研协作组的分度,以患者平卧用力向下屏气时子宫下降的最低点为分度标准。将子宫脱垂分为 3 度。

Ⅰ度:轻型,宫颈外口距处女膜缘<4cm,未在处女膜缘;重型,宫颈外口已达处女膜缘,在阴道口可见到宫颈。

Ⅱ度:轻型,宫颈已脱出阴道口外,宫体仍在阴道内;重型:宫颈及部分宫体已脱出于阴道口外。

Ⅲ度:宫颈及宫体全部脱出至阴道口外。

国际上多采用国际节制协会 1996 年公布的 POP-Q 分类法。该分类法采用阴道上 6 个指示点(阴道前壁 Aa、Ba;后壁、Bp;中间 C、D 点)与处女膜之间的距离来描述器官脱垂的程度。指示点位于阴道内,用负数记录,位于处女膜外,用正数记录,处女膜部位为 0。另外还有 3 个衡量指标①生殖道裂隙:尿道外口中点至阴唇后联合之间的距离;②会阴体:阴唇后联合到肛门中点的距离;③阴道总长度(TVL):将阴道顶端复位后阴道深度。除了 TVL 外,其他指标以用力屏气时为标准。9 个测量值可以接用一行数字表示,例如-3,-3,-8,-10,-3,-3,11,4,3 表示 Aa,Ba,C,D,Ap,Bp,TVL,gh,pb。

三、临床表现

1.症状

Ⅰ度患者多无自觉症状。Ⅱ、Ⅲ度患者常有程度不等的腰骶部疼痛或下坠感。Ⅱ度患者在行走、劳动、下蹲或排便等腹压增加活动时,有块状物自阴道口脱出,开始时块状物在平卧休息时可变小或消失。严重者休息后块状物也不能自行回缩,通常需用手推送才能将其还纳至阴道内。若脱出的子宫及阴道黏膜高度水肿,即使用手协助也难以回纳,长时期脱出在外,患者行动极不方便,长期摩擦可导致宫颈溃疡,甚至出血。溃疡继发感染时,有脓血分泌物渗出。Ⅲ度子宫脱垂患者多伴有重度阴道前壁脱垂,容易出现尿潴留,还可发生张力性尿失禁。

子宫脱垂很少引起月经失调。子宫若能还纳通常不影响受孕,受孕后随妊娠发展,子宫可逐渐上升至腹腔不再脱垂,多数能经阴道分娩。

2.体征

Ⅱ、Ⅲ度子宫脱垂患者的宫颈及阴道黏膜多明显增厚,宫颈肥大,不少患者富颈显著延长。

四、诊断与鉴别诊断

根据病史和检查诊断不难。除诊断子宫脱垂外,还须分度,同时了解有无合并阴道前、后壁脱垂及会阴陈旧性裂伤程度。还应判断患者有无张力性尿失禁,子宫脱垂应与下列疾病相鉴别。

1.阴道壁囊肿

壁薄、囊性,界限清楚,位置固定不变,不能移动。

2.子宫黏膜下肌瘤或宫颈肌瘤

为鲜红色球状块物,质硬,表面找不到宫颈口,但在其周围或一侧可扪及被扩张变薄的宫颈边缘。

3.宫颈延长

单纯宫颈延长者宫体位置多无明显下移。用子宫探针探测宫颈外口至宫颈内口的距离,即可确诊。

五、治疗

除非合并有张力性尿失禁者须矫治,否则无症状的子宫脱垂患者不须治疗。有症状者可采用保守治疗或手术治疗,治疗方案应个体化。因子宫脱垂多为老年患者,治疗以安全、简单和有效为原则。

1.支持疗法

加强营养,适当安排休息和工作,避免重体力劳动,保持大便通畅,积极治疗慢性咳嗽。加强盆底肌肉锻炼可以改善张力性尿失禁的症状,但对重度脱垂无效。

2.子宫托

子宫托是一种支持子宫和阴道壁使其维持在阴道内不脱出的工具。常用的有喇叭形、环形和球形3种,适用于各度子宫脱垂和阴道前后壁脱垂者,但重度子宫脱垂伴盆底肌明显萎缩以及宫颈或阴道壁有炎症和溃疡者均不宜使用,经期和妊娠期停用。应教会患者自己能够熟练使用子宫托。现介绍喇叭形子宫托的使用方法。

(1)放托:洗手,蹲下并两腿分开,一手握托柄,使托盘呈倾斜位进入阴道口内,然后将托柄边向内推、边向前旋转,直至托盘达宫颈。放妥后,托柄弯度朝前,对正耻骨弓后面。

(2)取托:以手指捏住托柄,上、下、左、右轻轻摇动,待负压消除后,向后外方向牵拉,即可自阴道内滑出。

(3)注意事项:①在放置子宫托之前阴道应有一定水平的雌激素作用。绝经后妇女可选用性激素补充疗法或规则应用阴道雌激素霜剂,以后者较好。一般在应用子宫托前4~6周开始应用阴道雌激素霜剂,并最好在放托的过程中长期使用。②子宫托的大小应因人而异,以放置后不脱出又无不适感为宜。③子宫托应在每天清晨起床后放入,每晚睡前取出,并洗净放置于清洁杯内备用。久置不取可发生子宫托嵌顿,甚至引起压迫坏死性尿瘘和粪瘘。④放托后应每3~6个月复查1次。

3.手术治疗

治疗目的是消除症状,修复缺陷的盆底支持组织。应根据患者年龄、生育要求及全身健康情况加以选择。

(1)阴道前后壁修补术:适用于Ⅰ、Ⅱ度阴道前、后壁脱垂患者。

(2)阴道前后壁修补、主韧带缩短及宫颈部分切除术:又称 Manchester 手术,适用于年龄较轻、宫颈延长、希望保留子宫的Ⅱ、Ⅲ度子宫脱垂伴阴道前、后壁脱垂患者。

(3)经阴道子宫全切除及阴道前后壁修补术:适用于Ⅱ、Ⅲ度子宫脱垂伴阴道前、后壁脱垂、年龄较大、不需保留子宫的患者。

（4）阴道纵隔形成术：又称 Le Fort 手术。适用于年老体弱不能耐受较大手术、不需保留性交功能者。该手术将阴道前后壁切除相等大小的黏膜瓣，然后将阴道前后壁剥离创面相对缝合以封闭大部分阴道，术后失去性交功能。

（5）子宫悬吊术：可采用缩短圆韧带，或利用一些生物材料制成各种吊带，通过腹腔镜把吊带一端缝于子宫，另一端固定于骶前组织，达到悬吊子宫和阴道的目的。

六、预防

提倡晚婚晚育，防止生育过多、过密；正确处理产程，避免产程延长；提高助产技术，保护好会阴，必要时行会阴后-侧切开术；有指征者应及时行剖宫产终止妊娠；避免产后过早参加重体力劳动；积极治疗慢性咳嗽、习惯性便秘；提倡做产后保健操。

第三节　压力性尿失禁

尿失禁是妇女特别是年长妇女的一个常见症状。尿失禁有多种类型，如真性尿失禁，溢出性尿失禁，功能性尿失禁，压力性尿失禁，紧迫性尿失禁，逼尿肌、括约肌不协调性尿失禁和混合性尿失禁等。以压力性尿失禁最常见，占 50%～70%。

压力性尿失禁是指在增加腹压甚至休息时，膀胱颈和尿道不能维持一定的压力而有尿液溢出。

一、病因和病理

压力性尿失禁常见于膀胱膨出合并尿道膨出和阴道前壁脱垂的患者，故病因相同。患者附着、支持膀胱颈和尿道的肌肉、筋膜完整性受到破坏，当腹压增加时，尿道膀胱后角消失。部分患者内括约肌功能丧失，部分患者尿道功能不协调而引起尿失禁。

二、临床表现

起病初期患者平时活动时无尿液溢出，仅在增加腹压，如咳嗽、打喷嚏、大笑、提重物、跑步等活动时有尿液溢出，严重者在休息时也有尿液溢出。检查时嘱患者不解小便，取仰卧截石位，观察咳嗽时有无尿液自尿道口溢出，若有尿液溢出，检查者用示、中两指伸入阴道内，分别轻压阴道前壁尿道两侧，再嘱患者咳嗽，若尿液不再溢出，提示患者有压力性尿失禁。

三、诊断

根据病史、症状和检查可做出初步诊断。但不能仅凭临床表现确诊真性压力性尿失禁，必须结合尿道动力学检查才能确诊。尿道动力学检查可以发展，由于尿道括约肌不能收缩，当腹压增加超过尿道最大关闭压力时，发生溢尿。

四、治疗

（一）非手术治疗

1.盆底肌锻炼

指导患者坚持正确、规则的锻炼。较简单方法是缩肛运动，每收缩 5s 后放松，反复进行

15min,每日 3 次。也有用大小相同但重量不同(20～100g)圆锥物,先把最轻的圆锥物插入阴道,锻炼至能夹住该圆锥物 15min 后换更重的圆锥物,直到能夹住 100g 圆锥物为止。经过 3 个月以上的锻炼,30%～70%的患者能改善症状。

(2)药物治疗

多选用肾上腺素 α 受体药物,该类药物的不良反应是增高血压。故对老年患者特别是高血压患者应注意。常用药物有丙米嗪、麻黄碱等。绝经后伴尿道萎缩患者,如无使用性激素的禁忌证,性激素补充治疗可提高肾上腺素 α 受体药物的治疗效果。

3.电刺激疗法

用于中、重度盆底肌损伤并进行盆底肌锻炼有困难的患者。通过特制治疗仪,用电流刺激盆底肌肉使其收缩并反向抑制排尿肌活性。也可用于训练患者进行盆底肌锻炼。电刺激可通过阴道或直肠以连续或间断刺激的形式进行。电刺激疗法效果好于单独进行盆底肌锻炼,但患者较难接受这一疗法。

4.尿道周围注射药物

在尿道、膀胱颈周围注射硬化剂加强尿道周围组织张力的方法,以往由于并发尿瘘而基本停用,随着化学材料(如聚四氟乙烯胶等)的发展,使这种方法又重新得以应用。但远期效果仍未肯定。

(二)手术治疗

手术类型较多,较常用的有:

1.阴道前壁修补术

从 1914 年至 20 世纪中,该手术是压力性尿失禁首选,标准手术治疗方法,目前仍被广泛应用于临床。因压力性尿失禁常合并阴道脱垂和子宫脱垂,该手术常与经阴道子宫切除、阴道后壁修补术同时进行,该手术长期有效率只有 35%～65%,故目前认为该手术适用于需同时进行膀胱膨出修补的轻度张力性尿失禁患者。

(2)尿道、膀胱颈悬吊术

(1)耻骨后尿道固定术。通过下腹开放切口或腹腔镜将尿道或膀胱颈周围筋膜固定于骨盆前壁的其他支持组织。远期有效率达 70%～90%。

(2)经阴道针悬吊尿道固定术。利用特制长针引导缝线,通过阴道和下腹壁将尿道和膀胱颈悬吊,手术并发症较多,近期有效率 70%～90%,5 年有效率仅 50%或更低。

(3)尿道中段悬吊术。用 PROLENE 聚丙烯网带作为支撑物,在下腹部两侧各做 1cm 及在阴道前壁做 1.5cm 长切口,利用穿刺针通过耻骨后方将网带放置于尿道中段下方,网带不须任何固定。通过调节网带松紧度避免术后发生尿潴留。放置网带后,当腹压增加时,该网带会提供尿道所需的支撑力,避免发生尿失禁。该手术简单,可在 30min 内完成,创伤小。近期有效率达 93%,远期疗效有待观察。

(4)其他悬吊术。可以取患者自身组织如阔筋膜、腹直肌筋膜、跟腱、圆韧带等或使用人工合成材料,绕过膀胱颈和尿道固定于腹直肌筋膜或其他支持组织,将尿道悬吊。

(三)手术失败的处理

初次手术是否恰当和成功是治疗压力性尿失禁的关键。补救手术成功率低,手术次数越多,治疗效果越差。有些患者采用尿道周围注射术或悬吊术可能有一定效果。有些患者可能需长期留置导尿管或植入尿道括约肌人工合成材料或机械辅助装置。

第四节　生殖道瘘

生殖道瘘是指生殖道与其邻近器官间有异常通道。临床上以尿瘘最多见,其次为粪瘘,此外尚有子宫腹壁瘘。

一、尿瘘

尿瘘是指生殖道与泌尿道之间形成的异常通道。根据泌尿生殖瘘的发生部位,可分为膀胱阴道瘘、膀胱宫颈瘘、尿道阴道瘘、膀胱尿道阴道瘘、膀胱宫颈阴道瘘及输尿管阴道瘘等。临床以上膀胱阴道瘘最多见,有时可同时并存两种或多种类型的尿瘘。

【病因】

1.产伤

产伤引起尿瘘以往在我国农村常见。1981 年国内资料显示,产伤引起的尿瘘占 90% 以上。产伤所致的尿瘘多因难产处理不当所引起,有坏死型和创伤型两类。坏死型尿瘘是由于骨盆狭窄或头盆不称,产程过长,阴道前壁、膀胱和尿道长时间被胎先露部压迫,以致局部缺血、坏死脱落而形成尿瘘;创伤型尿瘘是产科助产手术或剖宫产手术时操作不当直接损伤所致。

(2)妇科手术损伤

目前,妇科手术所致尿瘘的发生率有上升趋势。通常是由于手术时组织粘连误伤输尿管或因输尿管末端游离过度导致的输尿管阴道瘘,也可误伤膀胱造成膀胱阴道瘘。经阴道手术时可误伤膀胱、尿道而形成膀胱阴道瘘和尿道阴道瘘。

3.其他

膀胱结核、生殖器放射治疗后、晚期生殖道或膀胱癌肿、宫旁或尿道旁注射硬化剂、长期放置子宫托、膀胱结石以及先天性输尿管口异位畸形等,均能导致尿瘘,但并不多见。

【临床表现】

1.漏尿

病因不同出现漏尿的时间也不同。分娩时压迫及手术时组织剥离过度所致的坏死型尿瘘,多在产后及手术后 3～7d 开始尿瘘。手术直接损伤者术后立即开始漏尿。漏尿的表现形式因瘘孔部位不同而不同,如膀胱阴道瘘通常不能控制排尿,尿液均由阴道流出;尿道阴道瘘仅在膀胱充盈时才漏尿;一侧性输尿管阴道瘘健侧尿液仍可进入膀胱,在漏尿同时仍有自主排尿;膀胱内瘘孔极小或瘘管曲折迂回者在某种体位可能不漏尿,变更体位后出现漏尿。

(2)外阴皮炎

由于尿液长期浸渍刺激,外阴部甚至臀部及大腿侧常出现皮炎,范围较大。继发感染后,患者感外阴灼痛,行动不便。

3.尿路感染

伴有膀胱结石者多有尿路感染,出现尿频、尿痛、尿急症状。

4.闭经

不少患者长期闭经或月经稀少,其原因尚不清楚,可能与精神创伤有关。

【诊断】

通过询问病史,不难找出尿瘘发生的原因,需仔细进行妇科检查以明确瘘孔的部位、大小以及周围瘢痕情况,还应了解阴道有无狭窄,尿道是否通畅以及膀胱的容积、大小等,制定合理的治疗方案。对特殊病例需进行下列辅助检查。

1.亚甲蓝实验

目的在于鉴别膀胱阴道瘘、膀胱宫颈瘘或输尿管阴道瘘,并可协助辨认位置不明的极小瘘孔。将 200ml 稀释亚甲蓝溶液经尿道注入膀胱宫颈瘘;若见到有蓝色液体经阴道壁小孔溢出者为膀胱阴道瘘;蓝色液体向宫颈外口流出者为膀胱宫颈瘘;阴道内流出清亮尿液,说明流出的尿液来自肾脏,则属输尿管阴道瘘。

(2)靛胭脂实验

亚甲蓝实验瘘孔流出清亮液的患者,静脉推注靛胭脂 5ml,10min 内尖刀瘘孔流出蓝色尿液,为输尿管阴道瘘。

3.膀胱、输尿管镜检查

膀胱镜能了解膀胱内有无炎症、结石、憩室,瘘孔位置和数目等。必要时进行双侧输尿管逆行插管及输尿管镜检查,确定输尿管瘘的位置。

4.排泄性尿路造影

在限制饮水 12h 及充分的肠道准备下,静脉注射 76% 泛影葡胺 20ml 后,分别于注射后 5、15、30、45min 摄片,以了解双侧肾功能及输尿管有无异常,用于诊断输尿管阴道瘘、结核性尿瘘和先天性输尿管异位。

5.肾显像

能了解双侧肾功能和上尿路畅通情况。若初步诊断为输尿管阴道瘘,肾显像显示一侧肾功能减退和上尿路排泄迟缓,即表明输尿管瘘位于该侧。

【治疗】

均需手术治疗。结核、癌肿所致尿瘘者,应先针对病因进行治疗。产后和妇科手术后 7d 内发生的尿瘘,经放置导尿管和输尿管导管后,偶有自行愈合的可能。年老体弱不能耐受手术者,考虑采用尿收集器保守治疗。

1.手术时间的选择

器械损伤所致新鲜清洁瘘孔一经发现立即手术修补。坏死型尿瘘或瘘孔伴感染者应等待 3~6 个月,待炎症消除、瘢痕软化、局部血供恢复正常后再进行手术。瘘管修补失败后至少应等待 3 个月后进行手术。膀胱内有结石伴炎症者,应在控制炎症后行取结石和修补术。对月经定期来潮者,应在月经干净后 3~7d 内手术。

(2)手术途径的选择

手术途径有经阴道、经腹和经阴道腹部联合等。原则应根据瘘孔类型和部位选择不同途径。绝大多数膀胱阴道瘘和尿道阴道瘘可经阴道手术,输尿管阴道瘘多需经腹手术。

3.术前准备

目的是为手术创造有利条件,促进伤口愈合。方法有:①术前 3～5d 用 1:5000 高锰酸钾液坐浴。有外阴湿疹者在坐浴后局部涂擦氧化锌油膏,待痊愈后再行手术。②老年妇女或闭经患者,术前口服雌激素制剂半个月,促进阴道上皮增生,利于伤口愈合。③常规进行尿液检查,有尿路感染者应先控制感染,再行手术。④术前数小时开始应用抗生素预防感染。⑤必要时术前给予地塞米松,促使瘢痕软化。

4.手术注意事项

手术必须选择适当体位,暴露满意,耐心细致,游离清楚充分,分层缝合,缝合时无张力。必要时用周围组织物填塞加固缝合。

5.术后护理

是手术能否成功的重要环节。术后必须留置导尿管或耻骨上膀胱造瘘 7～14d,保证膀胱引流通畅,发现阻塞及时处理。术后每日补液量不应少于 3000ml,目的是增加尿量起到冲洗膀胱的作用,防止发生尿路感染。外阴部应每日擦洗干净。术后给予广谱抗生素预防感染。已服用雌激素制剂者,术后继续服用 1 个月。

【预防】

绝大多数尿瘘可以预防,预防产伤所致的尿瘘更重要。认真进行产前检查,细致观察产程,正确处理异常分娩,防止第二产程延长和滞产。经阴道手术助产时,术前必先导尿,小心使用手术器械,术后常规检查生殖泌尿道有无损伤。对产程长、膀胱及阴道受压过久、疑有损伤可能者,产后应留置导尿管持续开放 10～14d,保持膀胱空虚,有利于改善局部血运和防止尿瘘形成。妇科手术损伤所致的尿瘘多系子宫全切除术时损伤输尿管,应对盆腔内器官有广泛粘连者先充分暴露输尿管,明确解剖关系后再行子宫切除术;若术时发现有输尿管或膀胱损伤,应即时修补。

二、粪瘘

粪瘘是指肠道与生殖道之间有异常通道,致使粪便由阴道排出,以直肠阴道瘘居多。

【病因】

分娩时胎头长时间停滞在阴道内,阴道后壁及直肠受压,造成缺血、坏死是形成粪瘘的主要原因;Ⅲ度会阴撕裂,修补后直肠未愈合,或会阴切开缝合时,缝线穿透直肠黏膜未被发现,可导致直肠阴道瘘。长期放置子宫托不取出、生殖道癌肿晚期破溃或放疗不当等也可引起粪瘘。此外,新生儿先天性直肠阴道瘘常合并肛门闭锁。

【临床表现】

直肠阴道瘘瘘孔较大者,多量粪便经阴道排出,稀便时更是持续外流,无法控制。若瘘孔小且粪便成形时,阴道内可无粪便污染,但出现阴道内阵发性排气现象,若为稀粪则粪便可由阴道流出。

【诊断】

除先天性粪瘘外,一般均有明确病因。大的直肠阴道瘘在阴道窥器暴露下能直接窥见瘘孔。瘘孔小者往往在阴道后壁只见到一颜色鲜红的小肉芽样组织,若用探针从此处探测,同时用另一手示指放入直肠内能直接接触到探针即可确诊。小肠或结肠阴道瘘需经钡剂灌肠方能确诊。

【治疗】

均需手术治疗。手术或产伤引起的粪瘘应即时修补。先天性直肠阴道瘘无合并肛门闭锁者在15岁左右月经来潮后进行修补,过早手术可引起阴道狭窄。压迫坏死造成的粪瘘,应等待3～6个月,炎症完全消退后再行手术。术前3d进少渣饮食,每日用1:5000高锰酸钾液坐浴1～2次。口服肠道抗生素、甲硝唑等抑制肠道细菌,手术前晚及手术当日晨行清洁灌肠。术后应保持局部清洁,每日擦洗会阴2次;进少渣饮食4d,口服阿片全碱10mg,每日3～4次,连用3～4d控制4～5d不排便,术后第5日口服缓泻药。

【预防】

产时处理时避免第二产程延长;注意保护会阴,避免会阴Ⅲ度撕裂;会阴裂伤缝合后应常规肛查,发现有缝线穿透直肠黏膜时,应立即拆除重缝;避免长期放置子宫托不取出;生殖道癌肿放射治疗时,应掌握放射剂量和操作技术。

第五章　正常妊娠

第一节　妊娠生理

一、生殖细胞发生和成熟

1.精子的发生与成熟

(1)精子的来源:睾丸是男性生殖腺,除能分泌雄激素外,还能产生精子。睾丸实质由250个锥体小叶组成,每个小叶内有1~4条弯曲细长的生精小管,其管壁由支持细胞和生精细胞组成。生精细胞包括精原细胞、初级精母细胞、次级精母细胞、精子细胞和精子。

(2)精子发生过程:从精原细胞发育为精子,人类需(64±4.5)d。由精原细胞经过一系列发育阶段发展为精子的过程称为精子发生。这个过程可分为3个阶段:第一阶段,精原细胞经过数次有丝分裂,增殖分化为初级精母细胞。第二阶段,初级精母细胞进行DNA复制,经过两次成熟分裂,经短暂的次级精母细胞阶段,变为精子细胞。在此过程中,染色体数目减少一半,故又称减数分裂。第三阶段,精子细胞不再分裂,由圆形的精子细胞变态发育为蝌蚪状的精子,精子的形成标志着男性生殖细胞的成熟。

2.卵子发生与排卵

(1)卵子发生过程:卵巢是女性生殖腺,它既产生卵细胞,又分泌女性激素。人类的原始生殖细胞在受精后5~6周迁移至生殖嵴。人胚第6周时,生殖嵴内有原始生殖细胞1000~2000个;胚胎第5个月末,卵巢中卵细胞数有600万~700万个,其中约有200万个卵原细胞,500万个初级卵母细胞;至新生儿,两侧卵巢有70万~200万个原始卵泡;7~9岁时约有30万个;青春期约有4万个。在促性腺激素的作用下,每个月有15~20个卵泡生长发育,一般只有一个卵泡发育成熟并排出。女性一生中约排卵400余个,其余卵泡均在不同年龄先后退化为闭锁卵泡。卵泡的发育一般分为原始卵泡、初级卵泡、次级卵泡和成熟卵泡四个阶段。近年研究揭示,原始卵泡发育至成熟卵泡需跨几个周期才能完成。

(2)排卵:成熟卵泡破裂,卵母细胞自卵巢排出的过程称排卵。一般每28~35天排卵一次,两个卵巢轮流排卵,多数人每次排一个卵,偶尔可排两个卵。

二、受精及受精卵发育、输送与着床

1.受精

已获能的精子和成熟的卵子相结合的过程称受精。受精一般发生在排卵后的12h内,整个受精过程大约需要24h。

(1)精子获能:精子经宫颈管进入宫腔与子宫内膜接触后,子宫内膜白细胞产生的α、β淀粉酶解除精子顶体酶上的"去获能因子",此时精子具有受精能力,称精子获能。获能的主要部位在子宫和输卵管。

（2）受精过程：获能的精子与卵子在输卵管壶腹部与峡部联接处相遇,在 Ca^{2+} 的作用下,精子顶体前膜破裂释放出顶体酶,溶解卵子外围的放射冠和透明带,称顶体反应。虽有数个精子穿过透明带,但只能有一个精子进入卵细胞。已获能的精子穿过次级卵母细胞透明带为受精的开始,雄原核与雌原核融合为受精的完成。

2.受精卵的输送与发育

输卵管蠕动和纤毛运动可将正在进行有丝分裂的受精卵向子宫腔方向移动,大约受精后3d 分裂成由 16 个细胞组成的实心细胞团,称桑葚胚。约在受精后第 4 日,桑葚胚进入子宫腔并继续分裂发育为 100 个细胞时,细胞间出现一些小的腔隙,随之融合为一个大腔,腔内充满液体,呈囊泡状,称胚泡。

3.着床

胚泡逐渐侵入子宫内膜的过程称植入,又称着床。着床约于受精后第 5～6 天开始,第 11～12 天完成。

受精卵着床需经过定位,黏着和穿透三个阶段。着床必须具备以下条件：①胚胎必须发育至胚泡期；②透明带消失；③雌激素与孕激素分泌已达一定水平；④子宫内膜已进入分泌期,发生蜕膜反应,能允许胚泡着床。

受精卵着床后,黄体酮作用使子宫内膜腺体增大弯曲,腺上皮细胞内及腺腔中含有大量糖原、血管充血、结缔组织细胞肥大,此时子宫内膜称为蜕膜。根据囊胚与蜕膜的位置关系,蜕膜可分为三部分。①包蜕膜：覆盖于囊胚表面；②底蜕膜：位于囊胚植入处,以后发育成胎盘的母体部分；③真蜕膜：底蜕膜及包蜕膜以外的蜕膜部分。

三、胎儿附属物的形成及其功能

胎儿附属物是指胎儿以外的组织,包括胎盘、胎膜、脐带和羊水。

1.胎盘

胎盘由胎儿与母体组织共同构成,是母体与胎儿之间进行物质交换、营养代谢、分泌激素和阻止外来微生物入侵、保证胎儿正常发育的重要器官。由羊膜、叶状绒毛膜和底蜕膜构成。

（1）胎盘的形成与结构

1）羊膜：胎盘最内层,构成胎盘的胎儿部分。是由胚胎羊膜囊壁发育而成。正常羊膜光滑半透明,厚 0.05mm,无血管、神经及淋巴,有一定弹性,有活跃的物质转运功能。

2）叶状绒毛膜：构成胎盘的胎儿部分,是胎盘的主要部分。晚期囊胚着床后,滋养层迅速分裂增长,表面呈毛状突起,以后再分支形成绒毛。绒毛表面有两层细胞,内层为细胞滋养细胞,外层为合体滋养细胞,是执行功能的细胞。此时的绒毛为一级绒毛,又称初级绒毛；胚胎发育至第 2 周末或第 3 周初时,胚外中胚层逐渐深入绒毛膜干内,形成间质中心索,称二级绒毛,又称次级绒毛；约在第 3 周末,胚胎血管长入间质中心索,分化出毛细血管,形成三级绒毛,建立起胎儿胎盘循环。与底蜕膜相接触的绒毛营养丰富发育良好,称叶状绒毛膜。从绒毛膜板伸出很多绒毛干,逐渐分支形成初级绒毛干、次级绒毛干和三级绒毛干,每个绒毛干分出许多分支,一部分绒毛末端浮于绒毛间隙中称为游离绒毛,长入底蜕膜中的绒毛称固定绒毛。一个初级绒毛及其分支形成一个胎儿叶,一个次级绒毛及其分支形成一个胎儿小叶,一个胎儿叶包括几个胎儿小叶。绒毛干之间的间隙称绒毛间隙。在滋养层细胞的侵蚀过程中,子宫螺旋动脉和子宫静脉破裂,直接开口于绒毛间隙,绒毛间隙充满母体的血液,母体血液以每分钟500ml流速进入绒毛间隙,每个绒毛干中均有脐动脉和脐静脉,最终成为毛细血管进入绒毛末端,胎儿血也以每分钟500ml的流速流经胎盘,但胎儿血与母血不直接相通。

3)底蜕膜:构成胎盘的母体部分,占妊娠胎盘很小部分。固定绒毛的滋养层细胞与底蜕膜共同形成蜕膜板,相邻绒毛间隙之间残留下的楔形底蜕膜形成胎盘隔,不超过胎盘全层的2/3,相邻绒毛间隙的血液相互沟通。胎盘隔把胎盘的母体面分隔成表面凹凸不平的肉眼可见的暗红色15～20个母体叶,也称胎盘小叶。每个母体叶包含数个胎儿叶,每个母体小叶均有其独自的螺旋动脉供应血液。

在正常情况下,绒毛可侵入到子宫内膜功能层深部。若底蜕膜发育不良时,滋养层细胞可能植入过深甚至进入子宫肌层,造成植入性胎盘。

(2)妊娠足月胎盘的大体结构:足月胎儿的胎盘重约500g,直径15～20cm,中央厚,周边薄,平均(2)5cm。胎盘母体面凹凸不平,由不规则的浅沟将其分为15～30个胎盘小叶,胎盘胎儿面覆盖着一层光滑透明的羊膜,近中央处有脐带附着。

(3)胎盘的生理功能:人胎盘生理功能极其复杂,具有物质交换及代谢,分泌激素和屏障功能,对保证胎儿的正常发育至关重要。

1)物质交换:进行物质交换是胎盘的主要功能,胎儿通过胎盘从母血中获得营养和氧气,排出代谢废物和二氧化碳。

①胎盘的物质交换方式:a.简单扩散,指物质通过细胞膜从高浓度区扩散至低浓度区,不消耗细胞能量。脂溶性高,分子量<250,不带电荷物质(如 O_2、CO_2、水、钠钾电解质等),容易通过血管合体膜。b.易化扩散,指在载体介导下物质通过细胞膜从高浓度区向低浓度区扩散,不消耗细胞能量,但速度远较简单扩散快得多,具有饱和现象,如葡萄糖等的转运。c.主动转运,指物质通过细胞膜从低浓度区逆方向扩散至高浓度区,在此过程中需要消耗 ATP,如氨基酸、水溶性维生素及钙、铁等转运,在胎儿血中浓度均高于母血。d.较大物质可通过血管合体膜裂隙,或通过细胞膜入胞和出胞等方式转运,如大分子蛋白质、免疫球蛋白等。

②气体交换:氧和二氧化碳在胎盘中以简单扩散方式交换。胎儿红细胞中血红蛋白含量高于成人,同时,子宫动脉内氧分压(5.3～6.6kPa)远高于绒毛间隙内氧分压(2～4kPa),使母血中氧能迅速向胎儿方向扩散。此外,由于胎盘屏障对 CO_2 的扩散度是氧的20倍,故胎儿向母血排出二氧化碳较摄取氧容易得多。二氧化碳进入母血后引起的 pH 值降低又可增加母血氧的释放。

③水与电解质的交换:水的交换主要通过简单扩散方式进行,孕36周时交换率最高,妊娠末期,每小时约有3.6L水通过胎盘进入胎儿。钾、钠和镁大部分以简单扩散方式通过胎盘屏障,但当母体缺钾时,钾的交换方式则为主动运输,以保证胎儿体内正常钾浓度。钙、磷、碘、铁多以主动运输方式单向从母体向胎儿转运,保证胎儿正常生长发育,铁的主动运输不受母体贫血的影响。

④营养物质的转运和废物排出:葡萄糖是胎儿能量的主要来源,以易化扩散方式通过胎盘;氨基酸多以主动运输方式通过胎盘,蛋白质通过胎盘的入胞和出胞作用从母体转运至胎儿;脂类必须先在胎盘中分解,进入胎儿体内再重新合成;甾体激素要在酶的作用下,结构发生

变化后才能通过胎盘。

脂溶性维生素 A、维生素 D、维生素 E、维生素 K 等主要以简单扩散方式通过胎盘屏障。维生素 A 以胡萝卜素的形式进入胚体,再转化成维生素 A。胎儿血中的水溶性维生素 B 和维生素 C 浓度高于母血,故多以主动运输方式通过胎盘屏障。

胎儿代谢产生的废物如肌酐、尿素等亦经胎盘进入母血后排出。

2)防御功能:由于胎盘的屏障作用,对胎儿具有一定的保护功能,但这种功能并不完善。母血中的免疫抗体 IgG 能通过胎盘,从而使胎儿获得被动免疫力,但 IgG 类抗体如抗 A、抗 B、抗 Rh 血型抗体亦可进入胎儿血中,致使胎儿及新生儿溶血。各种病毒(如风疹病毒、巨细胞病毒、流感病毒等)可直接通过胎盘进入胎儿体内,引起胎儿畸形、流产及死胎。一般细菌、弓形虫、衣原体、螺旋体等不能通过胎盘屏障,但可在胎盘部位形成病灶,破坏绒毛结构后进入胎儿体内引起感染。

3)内分泌功能:胎盘能合成多种激素、酶及细胞因子,对维持正常妊娠有重要作用。

①人绒毛膜促性腺激素(HCG):一种糖蛋白激素,由 α、β 两个不同亚基组成,α 亚基的结构与垂体分泌的 FSH、LH 和 TSH 等基本相似,故相互间能发生交叉反应,而 β 亚基的结构具有特异性。β-HCG 与 β-LH 结构较近似,但最后 30 个氨基酸各不相同,所以临床应用抗 HCGβ-亚基的来进行 HCG 的检测,以避免 LH 的干扰。HCG 在受精后第 6 日开始分泌,受精后第 19 日就能在孕妇血清和尿中测出,至妊娠 8～10 周血清浓度达高峰,为 50～100kU/L,持续 1～2 周后迅速下降,中、晚期妊娠时血浓度仅为高峰时的 10%,持续至分娩,一般于产后 1～2 周消失。

HCG 的功能:HCG 具有 LH 与 FSH 的功能,维持月经黄体的寿命,使月经黄体增大成为妊娠黄体;HCG 能刺激雄激素芳香化转变为雌激素,同时也能刺激黄体酮的形成;HCG 能抑制植物凝集素对淋巴细胞的刺激作用,HCG 可吸附于滋养细胞表面,以免胚胎滋养层细胞被母体淋巴细胞攻击;HCG 与尿促性素(HMG)合用能诱发排卵。

②人胎盘生乳素(HPL):由 191 个氨基酸组成,是分子量为 22000 的一种蛋白类激素。妊娠 6 周时可在母血中测出,随妊娠进展,分泌量逐渐增加,至妊娠 34～35 周达高峰,母血值为 5～7mg/L,羊水值为 0.55mg/L,维持至分娩,分娩后 7h 内迅速消失。

HPL 的功能:促进蛋白质合成,形成正氮平衡,促进胎儿生长;促进糖原合成,同时可刺激脂肪分解,使非酯化脂肪酸增加以供母体应用,从而使更多的葡萄糖供应胎儿;促进乳腺腺泡发育,刺激乳腺上皮细胞合成酪蛋白、乳白蛋白与乳珠蛋白,为产后泌乳做好准备;促进黄体形成;抑制母体对胎儿的排斥作用。

③妊娠特异性蛋白:包括妊娠相关血浆蛋白 A(PAPP-A),妊娠相关血浆蛋白 B(PAPP-B)及妊娠相关血浆蛋白 C(PAPP-C),其中较重要的是 PAPP-C,也称 PSβ$_1$G,即 SP$_1$,分子量为 90000,含糖量为 29.3%,半衰期为 30h。受精卵着床后,SP$_1$ 进入母体血循环,其值逐渐上升,妊娠 34～38 周达高峰,至妊娠足月为 200mg/L。正常妊娠母血、羊水、脐血及乳汁亦能测出 SP1,羊水值比母血值低 100 倍,脐血值比母血值低 1000 倍。测定 SP$_1$ 值,可用于预测早孕,并能间接了解胎儿情况。

④雌激素:为甾体类激素,妊娠早期主要由黄体产生,于妊娠 10 周后主要由胎儿-胎盘单

位合成。至妊娠末期雌三醇值为非孕妇女的 1000 倍,雌二醇及雌酮值为非孕妇女的 100 倍。

雌激素合成过程:母体内胆固醇在胎盘内转变为孕烯醇酮后,经胎儿肾上腺胎儿带转化为硫酸脱氢表雄酮(DHAS),再经胎儿肝内 16α-羟化酶作用形成 16α-羟基硫酸脱氢表雄酮(16α-OH-DHAS),此种物质在胎盘合体滋养细胞硫酸酯酶作用下,去硫酸根成为 16α-OH-DHA后,再经胎盘芳香化酶作用成为 16α 羟基雄烯二酮,最后形成游离雌三醇。由于雌三醇由胎儿和胎盘共同作用形成,故测量血雌三醇的值,可反映胎儿胎盘单位的功能。

⑤孕激素:为甾体类激素,妊娠早期由卵巢妊娠黄体产生,自妊娠 8～10 周后胎盘合体滋养细胞是产生孕激素的主要来源。随妊娠进展,母血中黄体酮值逐渐增高,至妊娠末期可达 180～300nmol/L,其代谢产物为孕二醇,24h 尿排出值为 35～45mg。

⑥缩宫素酶:由合体滋养细胞产生的一种糖蛋白,分子量约为 30 万,随妊娠进展逐渐增加,主要作用是灭活缩宫素,维持妊娠。胎盘功能不良时,血中缩宫素酶活性降低。

⑦耐热性碱性磷酸酶(HSAP):由合体滋养细胞分泌。于妊娠 16～20 周母血中可测出此酶。随妊娠进展分泌量增加,分娩后迅速下降,产后 3～6d 消失。多次动态测其数值,可作为胎盘功能检查的一项指标。

⑧细胞因子与生长因子:如表皮生长因子(EGF)、神经生长因子、胰岛素样生长因子(IG-Fs)、转化生长因子-β(TGF-β)、肿瘤坏死因子-α(TNF-α)、粒细胞-巨噬细胞克隆刺激因子(Gm-CSF)、白细胞介素-1、2、6、8 等。这些因子对胚胎营养及免疫保护起一定作用。

2.胎膜

胎膜是由绒毛膜和羊膜组成。胎膜外层为绒毛膜,在发育过程中由于缺乏营养供应而逐渐退化萎缩为平滑绒毛膜,至妊娠晚期与羊膜紧密相贴。胎膜内层为羊膜,羊膜为半透明无血管的薄膜,厚度 0.02～0.05cm,部分覆盖胎盘的胎儿面。随着胎儿生长羊膜腔的扩大,羊膜、平滑绒毛膜和包蜕膜进一步突向宫腔,最后与真蜕膜紧贴,羊膜腔占据整个子宫腔。胎膜含多量花生四烯酸的磷脂,且含有能催化磷脂生成游离花生四烯酸的溶酶体,故胎膜在分娩发动上有一定作用。

3.脐带

脐带是连于胚胎脐部与胎盘间的条索状结构。脐带外被羊膜,内含卵黄囊、尿囊、两条脐动脉和一条脐静脉,中间填充华通胶有保护脐血管作用。妊娠足月胎儿脐带长 30～70cm,平均 50cm,直径 1.0～(2)5cm。脐带是胎儿与母体进行物质交换的重要通道。若脐带受压致使血流受阻时,可因缺氧导致胎儿窒迫,甚至胎死宫内。

4.羊水

充满在羊膜腔内的液体称羊水。妊娠不同时期的羊水来源、容量及组成均有明显改变。

(1)羊水的来源:妊娠早期主要为母体血清经胎膜进入羊膜腔的透析液,此时羊水的成分除蛋白质含量及钠浓度偏低外,与母体血清及其他部位组织间液成分极相似。妊娠 11～14 周时,胎儿肾脏已有排泄功能,此时胎儿尿液是羊水的重要来源,使羊水中的渗透压逐渐降低,肌酐、尿素、尿酸值逐渐增高。胎儿通过吞咽羊水使羊水量趋于平衡。

(2)羊水的吸收:羊水吸收的途径有①胎膜吸收约占 50%;②脐带吸收 40～50ml/h;③胎儿皮肤角化前可吸收羊水;④胎儿吞咽羊水,每 24 小时可吞咽羊水 500～700ml。

（3）母体、胎儿、羊水三者间的液体平衡：羊水始终处于动态平衡，不断进行液体交换。母儿间液体交换主要通过胎盘，约 3600ml/h；母体与羊水间交换主要通过胎膜，约 400ml/h；羊水与胎儿的交换，主要通过胎儿消化道、呼吸道、泌尿道以及角化前的皮肤等，交换量较少。

（4）羊水量、性状及成分：①羊水量，妊娠 8 周时 5～10ml，妊娠 10 周时 30ml，妊娠 20 周约 400ml，妊娠 38 周约 1000ml，此后羊水量逐渐减少至足月时约 800ml。过期妊娠羊水量明显减少，可少至 300ml 以下。②羊水性状及成分，妊娠早期羊水为无色澄清液体；妊娠足月羊水略浑浊，不透明，内有脂肪、胎儿脱落上皮细胞、毳毛、毛发等。比重为 1.007～1.025，中性或弱碱性，pH7.20，内含 98％～99％水分，1％～2％为无机盐及有机物质。羊水中含大量激素和酶。

（5）羊水的功能：①保护胎儿，使胎儿在羊水中自由运动，防止胎儿自身及胚胎与羊膜粘连而发生畸形；羊水温度适宜，有一定活动空间，防止胎儿受外界机械损伤；临产时，羊水直接受宫缩压力能使压力均匀分布，避免胎儿直接受压致胎儿窘迫。②保护母体，减少妊娠期因胎动所致的不适感；临产后前羊水囊可扩张子宫颈口及明道；破膜后羊水可冲洗阴道，减少感染机会。

四、胎儿发育及其生理特点

1.不同孕周胎儿发育的特征

描述胎儿发育的特征，以 4 周为一个孕龄单位。在受精后 6 周（即妊娠 8 周）称胚胎，是主要器官结构完成分化时期。从受精后第 7 周（即妊娠 9 周）称胎儿，是各器官进一步发育渐趋成熟时期。

妊娠 4 周末：可辨认胚盘和体蒂。

妊娠 8 周末：胚胎初具人形，可分辨出眼、耳、鼻、口、手指及足趾，心脏已形成，B 型超声可见心脏形成与搏动。

妊娠 12 周末：胎儿身长 9cm，体重约 20g，外生殖器已发生，四肢可活动，肠管有蠕动，指甲形成。

妊娠 16 周末：胎儿身长 16cm，体重 100g，从外生殖器可辨认胎儿性别，头皮长出毛发，开始出现呼吸运动，形成成人血红蛋白，孕妇自觉有胎动。

妊娠 20 周末：胎儿身长 25cm，体重约 300g，全身有毳毛及胎脂，开始有吞咽及排尿功能，腹部听诊可闻及胎心音。

妊娠 24 周末：胎儿身长 30cm，体重 700g，皮下脂肪开始沉积，各脏器均已发育，但尚不完善，出现眉毛和眼毛，此时出生已能呼吸。

妊娠 28 周末：胎儿身长 35cm，体重 1000g，有呼吸及吞咽运动，出生后能啼哭，但易患呼吸窘迫综合征。

妊娠 32 周末：胎儿身长 40cm，体重 1700g，面部毳毛已脱落，存活力尚可，出生后注意护理可以存活。

妊娠 36 周末：胎儿身长 45cm，体重 2500g，出生后能啼哭及吸吮，皮下脂肪沉积较多，生活力良好，出生后基本可以存活。

妊娠 40 周末：胎儿身长 50cm，体重 3000g，已发育成熟，外观体形丰满，足底皮肤有纹理，指(趾)甲超过指(趾)端,男婴睾丸下降,女婴外阴发育良好,出生后哭声响亮。能很好存活。

胎儿身长的增长速度有其规律性,临床上常用新生儿身长作为判断胎儿月份的依据。妊娠前 20 周的胎儿身长(cm)＝妊娠月数的平方。妊娠后 20 周＝妊娠月数×5。

2.胎儿的生理特点

(1)循环系统:①胎儿循环不同于成人,营养供给和代谢产物排出均经过脐血管、胎盘、母体来完成。含氧量较高的血液自胎盘经脐静脉进入胎儿体内,分为三支:一支进入肝脏,一支与门静脉汇合再进入肝脏,这两支的血液经肝静脉进入下腔静脉,另一支经静脉导管直接进入下腔静脉。因此进入右心房的下腔静脉血是混合血,有来自脐静脉含氧量高的血液,也有来自胎儿身体下半部含氧量低的血液。②卵圆孔的开口正对下腔静脉入口,故下腔静脉入右心房的血流大部分经卵圆孔入左心室。③由于肺循环阻力较大,肺动脉血大部分经动脉导管入主动脉,仅有 1/3 血经肺静脉入左心房,汇同卵圆孔进入左心室之血再进入升主动脉,供应心、头部及上肢。左心室小部分血液进入降主动脉,汇同动脉导管进入之血经腹下动脉进入两条脐动脉后再通过胎盘,与母血进行气体交换,因此胎体无纯动脉血,而是动静脉混合血。④新生儿出生后出现自主呼吸,肺循环建立,胎盘循环停止,左心房压力增高,右心房压力降低,从而改变了胎儿右心压力高于左心的特点和血液流向,卵圆孔于生后数分钟开始关闭,多在生后6～8周完全闭锁。新生儿血流分布多集中于躯干及内脏,故肝、脾常可触及,四肢容易发冷出现发绀。

(2)血液系统:①红细胞生成,孕 3 周内胎儿红细胞来自卵黄囊,孕 10 周肝脏是红细胞生成主要器官,以后骨髓、脾渐具造血功能。妊娠 32 周红细胞生成素大量产生,故妊娠 32 周以后早产儿及妊娠足月儿红细胞数均较多,约 $6.0×10^{12}/L$。妊娠足月时骨髓产生 90% 的红细胞。②血红蛋白生成,妊娠前半期,血红蛋白为胎儿型,从妊娠 16 周开始,成人型血红蛋白逐渐形成,至临产时胎儿血红蛋白仅占 25%。③白细胞生成,妊娠 8 周,胎儿血循环出现粒细胞,妊娠 12 周胸腺、脾产生淋巴细胞,成为胎儿体内抗体的主要来源。

(3)呼吸系统:母儿血液在胎盘进行气体交换,胎儿出生前肺泡、肺循环及呼吸肌均已发育,孕 11 周可见胎儿胸壁运动,孕 16 周胎儿呼吸能使羊水进出呼吸道。当胎儿窘迫时,出现大喘息样呼吸运动。

(4)消化系统:孕 12 周有肠管蠕动,孕 16 周时胃肠功能基本建立,胎儿可吞咽羊水,吸收大量水分。胎儿胃肠对脂肪吸收能力差。肝脏内缺乏许多酶,不能结合因红细胞破坏所产生的大量游离胆红素。

(5)泌尿系统:妊娠 11～14 周胎儿肾已有排尿功能,妊娠 14 周胎儿膀胱内有尿液,并通过排尿参与羊水形成与交换。

(6)内分泌系统:妊娠 6 周胎儿甲状腺开始发育;妊娠 12 周可合成甲状腺激素。肾上腺于妊娠 4 周时开始发育,妊娠 7 周时可合成肾上腺素,妊娠 20 周时肾上腺皮质增宽,主要由胎儿带组成,可产生大量甾体激素。

(7)生殖系统:①男性胎儿睾丸于妊娠第 9 周开始分化发育,在妊娠 14～18 周形成。由细精管、激素和酶作用使中肾管发育,副中肾管退化,外生殖器向男性分化发育。男性胎儿睾丸于临产前才降至阴囊内,右侧高于左侧且下降稍迟。②女性胎儿卵巢于妊娠 11～12 周开始分化发育,副中肾管发育形成阴道、子宫、输卵管,外生殖器向女性分化发育。

五、妊娠期母体变化

在妊娠期,为了适应胎儿生长发育的需要,孕妇受胎儿及胎盘所产生的激素的影响,在解剖、生理以及生化方面发生一系列变化。这些变化于分娩后和或停止哺乳后逐渐恢复。

1.生殖系统的变化

(1)子宫

1)重量、容量和形状的改变:非孕期子宫重量约为50g,足月妊娠时可增至1000g左右,约为非孕时重量的20倍。非孕时宫腔容量约为10ml,足月孕时增至5000ml左右。随着子宫体积的改变,子宫形状由孕早期的倒梨形变化至孕12周时的球形,以及孕晚期的长椭圆形直至足月,孕早期子宫肥大可能与雌、孕激素作用有关,孕12周后子宫体增大,则与胎儿及其附属组织的扩展有关。

2)子宫位置的改变:妊娠12周前子宫位于盆腔内,随着妊娠进展子宫长大,从盆腔上升入腹腔并轻度向右旋转。孕妇仰卧位时,子宫向后倒向脊柱,可压迫下腔静脉及主动脉出现仰卧位低血压综合征一系列表现,如脉快、心慌、血压下降等,改侧卧位后血压迅速恢复。

3)子宫收缩:妊娠12~14周起,子宫出现无痛性不规则收缩,随着孕周增加,收缩频率及幅度相应增加,其特点为稀发、不对称,收缩时宫腔压力不超过1.3~(2)0kPa(10~15mmHg),持续时间约为30s,称BraxtonHicks收缩。

4)子宫胎盘的血流灌注:妊娠期胎盘的灌注主要由子宫动脉及卵巢动脉供应,子宫动脉非孕时屈曲,至妊娠足月渐变直,以适应妊娠期子宫血流量增加的需要。足月时子宫血流量为500~700ml/min,较非孕时增加4~6倍,其中5%供应肌层,10%~15%供应子宫蜕膜层,80%~85%供应胎盘。宫缩时,子宫血流量明显减少。

5)子宫峡部:系指位于宫颈管内,子宫的解剖内口与组织学内口间的狭窄部位,长0.8~1cm。妊娠后变软,妊娠10周时子宫峡部明显变软,妊娠12周以后,子宫峡部逐渐伸展拉长变薄,扩展成为宫腔的一部分,临产后可伸展至7~10cm,成为产道的一部分,称子宫下段。

6)宫颈:妊娠时宫颈充血水肿,外观肥大,呈紫蓝色,质软。宫颈管内腺体肥大,黏液增多,形成黏液栓,防止细菌进入宫腔。由于宫颈鳞柱状上皮交界部外移,宫颈表面出现糜烂面,称假性糜烂。

(2)卵巢:妊娠期略增大,停止排卵。一侧卵巢可见妊娠黄体。妊娠10周后,胎盘取代妊娠黄体功能,卵巢黄体于妊娠3~4个月开始萎缩。

(3)输卵管:妊娠期输卵管伸长,但肌层不增厚,黏膜可呈蜕膜样改变。

(4)阴道:黏膜变软,充血水肿呈紫蓝色。皱襞增多,伸展性增加。阴道脱落细胞增加、分泌物增多呈白色糊状。阴道上皮细胞含糖原增加,乳酸含量增多,使阴道分泌物pH值降低,可防止病原体感染。

(5)外阴:妊娠期外阴充血,皮肤增厚,大小阴唇色素沉着,阴唇内血管增加,结缔组织变软,故伸展性增加,有利于分娩。

2.乳房的变化

妊娠期由于受垂体催乳素、胎盘生乳素、雌激素、孕激素、生长激素及胰岛素影响,使乳腺管和腺泡增生,脂肪沉积;乳头增大变黑,易勃起;乳晕变黑,乳晕上的皮脂腺肥大形成散在结节状小隆起,称蒙氏结节。妊娠 32 周后挤压乳晕,可有数滴稀薄黄色乳汁溢出称初乳。

3.循环系统的变化

(1)心脏:妊娠后期因增大的子宫将横隔上推,使心脏向左、向上、向前移位,更贴近胸壁,心音界稍扩大。心脏移位使大血管轻度扭曲,加之血流量增加及血流速度加快,心尖区可闻及 Ⅰ～Ⅱ 级柔和吹风样收缩期杂音。妊娠晚期心脏容量增加 10%,心率增加 10～15 次/分,心电图出现轴左偏,多有第一心音分裂或第三心音。

(2)心排血量:心排血量的增加为孕期循环系统最重要的改变,对维持胎儿生长发育极其重要。自妊娠 10 周开始增加,至妊娠 32 周达高峰,左侧卧位测心排血量较非孕时增加 30%,平均每次心排血量可达 80ml,维持至足月。临产后,尤其第二产程时排血量显著增加。

(3)血压:孕期由于胎盘形成动静脉短路、血液稀释、血管扩张等因素致孕早期及中期血压偏低,孕晚期血压轻度升高,脉压稍增大,孕妇体位影响血压,仰卧位时腹主动脉及下腔静脉受压,使回心血量减少,心排血量减少,迷走神经兴奋,血压下降,形成妊娠仰卧低血压综合征。

4.血液系统改变

(1)血容量:自孕 6～8 周开始增加,孕 24～32 周达高峰,增加 30%～45%,平均增加约 1500ml,其中血浆约增加 1000ml,红细胞约增加 500ml,血液相对稀释。

(2)血液成分:①红细胞,由于血液稀释,红细胞计数约为 $3.6×10^{12}/L$,血红蛋白值为 110g/L,血细胞比容为 31%～34%。②白细胞,自妊娠 7～8 周开始增加,至妊娠 30 周达高峰,为$(10～12)×10^9/L$,有时可达 $15×10^9/L$,以中性粒细胞为主,淋巴细胞增加不多。③凝血因子,处于高凝状态。凝血因子 Ⅱ、Ⅴ、Ⅷ、Ⅳ、Ⅹ 增加,仅凝血因子 Ⅺ、Ⅻ 降低。血小板无明显改变,血浆纤维蛋白原含量增加 40%～50%,达 4～5g/L。血沉加快,可达 100mm/h。妊娠晚期凝血酶原时间及部分孕妇凝血活酶时间轻度缩短,凝血时间无明显改变。纤维蛋白溶酶原显著增加,优球蛋白溶解时间延长,致纤溶活性降低。④血浆蛋白,由于血液稀释,血浆蛋白,尤其是白蛋白减少,约为 35g/L,加之孕期对铁的需要量增多,孕妇易发生缺铁性贫血。可给硫酸亚铁、维生素 C、乳酸钙口服纠正贫血。

5.呼吸系统改变

孕妇胸廓周径加大,妊娠中期有过度通气现象,妊娠晚期以胸式呼吸为主,呼吸较深。肺活量无明显改变,肺泡换气量和通气量增加,但呼吸道抵抗力降低容易感染。

6.泌尿系统变化

(1)肾脏:妊娠期由于代谢产物增多,肾脏负担过重,肾血浆流量较非孕时增加 35%,肾小球滤过率增加 50%,且两者均受体位影响,孕妇仰卧位尿量增加,故夜尿量多于日尿量。代谢产物尿素、尿酸、肌酸、肌酐等排泄增多。当肾小球滤过超过肾小管吸收能力时,可有少量糖排出,称为妊娠生理性糖尿。

(2)输尿管:妊娠期在孕激素作用下,输尿管增粗且蠕动减弱,尿流缓慢,右侧输尿管受右旋妊娠子宫压迫,加之输尿管有尿液逆流现象,孕妇易患急性肾盂肾炎,以右侧多见。

7.消化系统改变

妊娠期胃肠平滑肌张力降低,贲门括约肌松弛,胃内酸性内容物可产生反流,胃排空时间延长,易出现上腹饱满感。肠蠕动减弱,易出现便秘或痔疮。肝脏胆囊排空时间延长,胆道平滑肌松弛,胆汁黏稠使胆汁淤积,易诱发胆石症。故孕妇应养成定时排便的习惯,多食新鲜蔬菜和水果,少吃辛辣食物,纠正便秘。

8.皮肤的变化

妊娠期垂体分泌促黑素细胞激素增加,导致孕妇乳头、乳晕、腹白线、外阴、腋窝等处出现色素沉着。面颊部呈蝶状褐色斑,称妊娠斑。随着妊娠子宫增大及肾上腺皮质激素分泌增多,孕妇腹部、大腿、臀部及乳房皮肤的皮内组织改变,皮肤过度扩张,使皮肤弹力纤维断裂,形成紫色或淡红色不规则平行裂纹,称妊娠纹。

9.内分泌系统的改变

(1)垂体:妊娠期腺垂体增生肥大,嗜酸细胞肥大增生形成妊娠细胞。此细胞可分泌催乳激素(PRL)。PRL从孕7周开始增多,至妊娠足月分娩前达高峰约200μg/L。PRL有促进乳腺发育作用,为泌乳作准备。产后未哺乳者于产后3周内降至非孕水平,哺乳者产后80~100d降至非孕水平。

(2)肾上腺皮质:妊娠期因雌激素大量增加,使中层束状带分泌的皮质醇增多3倍,但其中90%与蛋白结合,血中游离皮质醇不多,故孕妇无肾上腺皮质功能亢进表现;外层球状带分泌的醛固酮于妊娠期增加4倍,但大部分与蛋白结合,不致引起过多的水钠潴留;内层网状带分泌的睾酮稍有增加,表现为孕妇阴毛及腋毛增多增粗。

(3)甲状腺:妊娠期甲状腺呈均匀增大,血清甲状腺素增加,但游离甲状腺素无大幅度增加,孕妇通常无甲状腺功能亢进表现。

10.新陈代谢的变化

(1)基础代谢率(BMR):BMR于孕早期稍下降,孕中期渐增高,至孕晚期可增高15%~20%。

(2)体重:妊娠13周前无改变,13周起体重平均每周增加350g,至妊娠足月时体重平均增加1(2)5kg。

(3)糖类:妊娠期胰岛功能旺盛,分泌胰岛素增多,使血循环中的胰岛素增加,故孕妇空腹血糖稍低于非孕妇女。

(4)脂肪代谢:妊娠期吸收脂肪能力增强,母体脂肪堆积增多,由于能量消耗增加,故糖原储备少。若孕期能量消耗过多时,如妊娠剧吐,可出现尿酮阳性。

(5)蛋白质代谢:呈正氮平衡。孕妇体内储备的氮除供给胎儿、母体子宫、乳房发育需要外,尚为分娩期消耗作准备。

(6)矿物质代谢:妊娠期母儿需要大量钙、磷、铁。故应补充大量钙、维生素D和铁以满足需要。

11.骨骼、关节及韧带变化

妊娠期子宫圆韧带、主韧带及骨盆漏斗韧带增长,肥大变粗。骶髂关节及耻骨联合松弛,有轻度伸展性,严重时可发生耻骨联合分离。骶尾关节松弛有一定活动性,有利于分娩。

第二节　妊娠诊断

一、早期妊娠的诊断

1.病史与症状

(1)停经:已婚生育年龄妇女,平时月经周期规则,一旦月经过期 10d 或以上,应首先疑为妊娠,若停经已达 8 周,妊娠的可能性更大。但需与内分泌紊乱、哺乳期、口服避孕药引起的停经相鉴别。

(2)早孕反应:约 50% 以上妇女于停经 6 周左右出现畏寒、头晕、乏力、嗜睡、食欲缺乏、偏食或厌油腻、恶心、晨起呕吐等症状,称早孕反应。与体内 HCG 增多,胃酸分泌减少以及胃排空时间延长可能有关。多于妊娠 12 周左右自行消失。

(3)尿频:妊娠早期出现,系增大的前倾子宫在盆腔内压迫膀胱所致。一般妊娠 12 周子宫进入腹腔后,尿频症状消失。

2.检查与体征

(1)生殖器官的变化:妊娠 6～8 周行阴道检查,可见阴道壁及宫颈充血,呈紫蓝色。双合诊检查发现宫颈变软,子宫峡部极软,感觉宫颈与宫体似不相连,称黑加征。随妊娠进展,子宫增大变软,妊娠 8 周时宫体大小约为非孕时 2 倍,妊娠 12 周约为非孕时 3 倍。

(2)乳房的变化:早孕时受雌孕激素影响,乳房增大,孕妇自觉乳房轻微胀痛,检查见乳头及其周围皮肤(乳晕)着色加深,乳晕周围出现蒙氏结节。

3.辅助检查

(1)妊娠试验:一般受精后 7d 即可在血浆中检测到 HCG,临床测定尿中 HCG 常用试纸法,测定血清 HCG 常用放射免疫法检测 HCG-β 亚型。

(2)超声检查:①B 型超声显像法,是检查早孕快速准确的方法。妊娠 5 周时在增大子宫内见到圆形光环——妊娠环,环内为液性暗区(羊水)。若在妊娠环内见到有节律的胎心搏动,可确认早孕,活胎。②超声多普勒法,在增大的子宫内听到有节律的单一高调胎心音,最早可在妊娠 7 周听到。

(3)黄体酮试验:停经妇女每日肌注黄体酮 20mg,连续 3～5d,停药后 2～7d 出现阴道出血,可排除妊娠,若停药后 7d 仍未出现阴道流血,妊娠可能性大。

(4)宫颈黏液检查:宫颈黏液量少质稠,涂片干燥后镜下可见到排列成行的椭圆体,无羊齿植物叶状结晶,则早孕可能性大。

(5)基础体温测定(BBT):如呈双相且持续 3 周以上不下降,应考虑早孕。

二、中、晚期妊娠的诊断

妊娠中期以后,子宫明显增大,能扪及胎体,感到胎动,听到胎心音,容易确诊。

1.病史与体征

有早孕经历,渐感腹部增大,自觉胎动。

(1)子宫增大:子宫随妊娠进展逐渐增大,根据手测宫底高度及尺测宫高、腹围,B 型超声检查监测胎儿双顶径大小以判断妊娠周数。

（2）胎动：胎儿在子宫内冲击子宫壁的活动称胎动（FM），胎动正常是胎儿情况良好的表现。妊娠 18～20 周开始孕妇自觉胎动，正常胎动每小时 3～5 次。

（3）胎儿心音：妊娠 18～20 周用听诊器经孕妇腹壁可听到胎儿心音。正常胎心率为 120～160 次/分。胎心音应与脐带杂音、子宫杂音、腹主动脉音相鉴别。

（4）胎体：妊娠 20 周以后，经腹壁可触及子宫内的胎体。妊娠 24 周以后，能区别胎头、胎臀及胎儿肢体。

2.辅助检查

（1）超声检查：B 型超声可显示胎儿数目、胎产式、胎先露、胎方位，有无胎心搏动及胎盘位置，且能测量胎头双顶径等多条径线，并可观察有无胎儿体表畸形。超声多普勒可探出胎心音、胎动音、脐带血流音及胎盘血流音。

（2）胎儿心电图：常用间接法测得。妊娠 12 周以后即能显示较规律图形，妊娠 20 周后成功率更高。

（3）X 线诊断：X 线检查主要用于骨盆测量，检查有无多胎、体表畸形和死胎等，由于 X 线对胎儿的潜在性损害，现已被超声检查所取代，极少应用。

三、胎产式、胎先露、胎方位

胎儿在宫腔内为适应宫体形状所取的姿势称胎势。妊娠 28 周以前，由于羊水多，胎儿小，胎儿位置和姿势容易改变。妊娠 32 周以后，胎儿生长速度较羊水增长速度快，羊水相对减少，胎儿位置和姿势较为恒定。胎儿位置正常与否与能否顺利分娩及母子安全密切相关。

1.胎产式

胎产式是指胎儿纵轴与母体纵轴的关系。二者平行时为纵产式，两者垂直时为横产式。前者占足月妊娠分娩总数的 99.75%；后者仅占 0.25%。两纵轴交叉成锐角时为斜产式。纵产式大多数可从阴道分娩，而横产式则不能，斜产式是暂时的，在分娩过程中多数转为纵产式，偶有转成横产式，造成难产。

2.胎先露

临产时最先进入骨盆入口的胎儿部位称胎先露。纵产式的先露部是头或臀，横产式的先露部为肩。头先露根据胎头俯屈或仰伸的程度分为枕先露、前囟先露、额先露、面先露。臀先露根据下肢的屈伸情况分为完全臀先露、单臀先露、膝先露、足先露。有时头先露或臀先露与胎手或胎足同时入盆，称复合先露。

3.胎方位

胎儿先露部的指示点与母体骨盆的关系称胎方位，简称胎位。枕先露以枕骨、面先露以颏骨、臀先露以骶骨、肩先露以肩胛骨为指示点。每个指示点与母体骨盆入口处的左、右、前、后、横（侧）的关系可有 6 种方位（肩先露除外）。

第三节　孕期监护

孕期监护的目的是尽早发现高危妊娠，及时治疗妊娠并发症和合并症，保障孕产妇、胎儿及新生儿健康。监护内容包括孕妇定期产前检查、胎儿监护、胎儿成熟度及胎盘功能监测等。

一、产前检查

（一）产前检查的时间

产前检查于确诊早孕时开始。早孕检查一次后，未见异常者应于孕 20 周起进行产前系列检查，每 4 周一次，32 孕周后改为每 2 周一次，36 孕周后每周检查一次，高危孕妇应酌情增加检查次数。

（二）产前检查的内容和方法

1.病史

（1）孕妇首次就诊应详细询问年龄、职业、婚龄、孕产次、籍贯、住址等，注意年龄是否过小或超过 35 岁。

（2）既往有无肝炎、结核病史，有无心脏病、高血压、血液病、肾炎等疾病史，以及发病时间、治疗转归等。

（3）家族中有无传染病、高血压、糖尿病、双胎及遗传性疾病史。

（4）配偶有无遗传性疾病及传染性疾病史。

（5）月经史及既往孕产史：询问初潮年龄、月经周期，经产妇应了解有无难产史、死胎、死产史、分娩方式及产后出血史。

（6）本次妊娠经过：早期有无早孕反应及其开始出现时间；有无病毒感染及用药史；有无毒物及放射线接触史；有无胎动及胎动出现的时间；孕期有无阴道流血、头痛、心悸、气短、下肢水肿等症状。

（7）孕周计算：多依据末次月经起始日计算妊娠周数及预产期。推算预产期，取月份减 3 或加 9，日数加 7。若为农历末次月经第一日，应将其换算成公历，再推算预产期。若末次月经不清或哺乳期月经未来潮而受孕者。可根据早孕反应出现时间、胎动开始时间、尺测耻上子宫底高度及 B 型超声测胎头双顶径等来估计。

（2）全身检查

观察孕妇发育、营养、精神状态、步态及身高。身高小于 140cm 者常伴有骨盆狭窄；注意心、肝、肺、肾有无病变；脊柱及下肢有无畸形；乳房发育情况，乳头有无凹陷；记录血压及体重，正常孕妇血压不应超过 140/90mmHg；或与基础血压相比不超过 30/15mmHg；正常单胎孕妇整个孕期体重增加 1(2)5kg 较为合适，孕晚期平均每周增加 0.5kg，若短时间内体重增加过快多有水肿或隐性水肿。

3.产科检查

（1）早孕期检查：早孕期除做一般体格检查外，必须常规做阴道检查。内容包括确定子宫大小与孕周是否相符；发现有无阴道纵隔或横隔、宫颈赘生物、子宫畸形、卵巢肿瘤等；对于阴道分泌物多者应做白带检查或细菌培养,及早发现滴虫、真菌、淋菌、病毒等的感染。

（2）中、晚孕期检查

1）宫高、腹围测量目的:在于观察胎儿宫内生长情况,及时发现引起腹围过大、过小,宫底高度大于或小于相应妊娠月份的异常情况,如双胎妊娠、巨大胎儿、羊水过多和胎儿宫内发育迟缓等。测量时孕妇排空膀胱,取仰卧位,用塑料软尺自耻骨联合上缘中点至子宫底测得宫高,软尺经脐绕腹 1 周测得腹围。后者大约每孕周平均增长 0.8cm,16～42 孕周平均腹围增加 21cm。

2）腹部检查

视诊:注意腹形大小、腹壁妊娠纹。腹部过大、宫底高度大于停经月份则有双胎、巨大胎儿、羊水过多可能;相反可能为胎儿宫内发育迟缓（IUGR）或孕周推算错误;腹部宽,宫底位置较低者,多为横位;若有尖腹或悬垂腹,可能伴有骨盆狭窄。

触诊:触诊可明确胎产式、胎方位、估计胎儿大小及头盆关系。一般采用四步触诊法进行检查。

第一步,用双手置于宫底部,估计胎儿大小与妊娠周数是否相符,判断宫底部的胎儿部分,胎头硬而圆且有浮球感,胎臀软而宽且形状略不规则。第二步,双手分别置于腹部左右侧,一手固定另一手轻深按,两手交替进行,以判断胎儿背和肢体的方向,宽平一侧为胎背,另一侧高低不平为肢体,有时还能感到肢体活动。第三步,检查者右手拇指与其余四指分开,于耻骨联合上方握住胎先露部,判定先露是头或臀,左右推动确定是否衔接,若胎先露浮动,表示尚未入盆。若固定则胎先露部已衔接。第四步,检查者面向孕妇足端,两手分别置于胎先露部两侧,沿骨盆入口向下深按,进一步确定胎先露及其入盆程度。

听诊:妊娠 18～20 周时,在靠近胎背上方的孕妇腹壁上可听到胎心。枕先露时,胎心在脐右（左）下方;臀先露时,胎心在脐（右）左上方;肩先露时,胎心在靠近脐部下方听得最清楚。当确定胎背位置有困难时,可借助胎心及胎先露判定胎位。

（三）骨盆测量

骨盆大小及形状是决定胎儿能否经阴道分娩的重要因素之一。故骨盆测量是产前检查必不可少的项目。分骨盆外测量和骨盆内测量。

1.骨盆外测量

（1）髂棘间径（IS）:测量两髂前上棘外缘的距离,正常值为 23～26cm。

（2）髂嵴间径（IC）:测量两髂嵴外缘的距离,正常值为 25～28cm。

（3）骶耻外径（EC）:孕妇取左侧卧位,左腿屈曲,右腿伸直,测第五腰椎棘突下至耻骨上缘中点的距离,正常值为 18～20cm。此径线可以间接推测骨盆入口前后径。

（4）坐骨结节间径（出口横径）（TO）:孕妇仰卧位、两腿弯曲,双手抱双膝,测量两坐骨结节内侧缘的距离,正常值为 8.5～9.5cm。

（5）出口后矢状径:坐骨结节间径＜8cm 者,应测量出口后矢状径,以出口测量器置于两坐骨结节之间,其测量杆一端位于坐骨结节间径的中点,另一端放在骶骨尖,即可测出出口后矢状径的长度,正常值为 8～9cm,出口后矢状径与坐骨结节间径之和＞15cm,表示出口无狭窄。

（6）耻骨弓角度:检查者左、右手拇指指尖斜着对拢,放置在耻骨联合下缘,左、右两拇指平放在耻骨降支上面,测量两拇指间角度,为耻骨弓角度,正常值为 90°。小于 80°为不正常。

（2）骨盆内测量

（1）对角径:指耻骨联合下缘至骶岬前缘中点的距离。正常值为 1(2)5～13.5cm,此值减去 1.5～(2)0cm 为骨盆入口前后径的长度,又称真结合径。测量方法为在孕 24～36 周时,检查者将一手的示、中指伸入阴道,用中指尖触到骶岬上缘中点,示指上缘紧贴耻骨联合下缘,另一手示指标记此接触点,抽出阴道内手指,测量中指尖到此接触点距离为对角径。

（2）坐骨棘间径:测量两坐骨棘间的距离,正常值为 10cm。方法为一手示、中指放入阴道内,触及两侧坐骨棘,估计其间的距离。

（3）坐骨切迹宽度:其宽度为坐骨棘与骶骨下部的距离,即骶棘韧带宽度。将阴道内的示指置于韧带上移动,若能容纳 3 横指(5.5～6cm)为正常,否则属中骨盆狭窄。

（四）绘制妊娠图

将每次检查结果,包括血压、体重、子宫长度、腹围、B 型超声测得胎头双顶径值,尿蛋白、尿雌激素/肌酐(E/C)比值、胎位、胎心率、水肿等项,填于妊娠图中,绘制成曲线,观察其动态变化,可以及早发现孕妇和胎儿的异常情况。

（五）辅助检查

常规检查血、尿常规,血型、肝功能;如有妊娠合并症者应根据具体情况做特殊相关检查;对胎位不清,胎心音听诊困难者,应行 B 型超声检查;对有死胎死产史、胎儿畸形史和遗传性疾病史,应进行孕妇血甲胎蛋白、羊水细胞培养行染色体核型分析等检查。

二、胎儿及其成熟度的监护

（一）胎儿宫内安危的监护

1.胎动计数

可以通过自测或 B 型超声下监测。若胎动计数≥10 次/12 小时为正常;＜10 次/12 小时,提示胎儿缺氧。

（2）胎儿心电图及彩色超声多普勒测定脐血的血流速度

可以了解胎儿心脏及血供情况。

3.羊膜镜检查

正常羊水为淡青色或乳白色,若羊水混有胎粪,呈黄色、黄绿色甚至深绿色,说明胎儿宫内缺氧。

4.胎儿电子监测

可以观察并记录胎心率(FHR)的动态变化,了解胎动、宫缩时胎心的变化,估计和预测胎儿宫内安危情况。

（1）胎心率的监护

1）胎心率基线(FHR-baseline):指无胎动及宫缩情况下记录 10min 的 FHR。正常在 120～160bpm,FHR＞160bpm 或＜120bpm,为心动过速或心动过缓,FHR 变异指 FHR 有小的周期性波动,即基线摆动,包括胎心率的变异振幅及变异频率,变异振幅为胎心率波动范围,一般 10～25bpm;变异频率为 1min 内胎心率波动的次数,正常≥6 次。

2）一过性胎心率变化:指与子宫收缩有关的 FHR 变化。加速是指子宫收缩时胎心率基线暂时增加 15bpm 以上,持续时间>15s,这是胎儿良好的表现,可能与胎儿躯干或脐静脉暂时受压有关。减速是指随宫缩出现的短暂胎心率减慢,分三种。早期减速,FHR 减速几乎与宫缩同时开始,FHR 最低点在宫缩的高峰,下降幅度<50bpm,持续时间短,恢复快,一般认为与宫缩时胎头受压,脑血流量一时性减少有关。变异减速(VD),FHR 变异形态不规则,减速与宫缩无恒定关系,持续时间长短不一,下降幅度>70bpm,恢复迅速。一般认为宫缩时脐带受压所致。晚期减速(LD),FHR 减速多在宫缩高峰后开始出现,下降缓慢,幅度<50bpm,持续时间长,恢复亦慢。一般认为是胎盘功能不足,胎儿缺氧的表现。

(2)预测胎儿宫内储备能力

1)无应激试验(NST):通过观察胎动时胎心率的变化情况了解胎儿的储备能力。用胎儿监护仪描记胎心率变化曲线,至少连续记录 20min。若有 3 次或以上的胎动伴胎心率加速>15bpm,持续>15s 为 NST 有反应型;若胎动时无胎心率加速、加速<15bpm、或持续时间<15s 为无反应型,应进一步做缩宫素激惹试验以明确胎儿的安危。

2)缩宫素激惹试验(OCT):又称宫缩应激试验(CST),用缩宫素诱导出规律宫缩,并用胎儿监护仪记录宫缩时胎心率的变化。若多次宫缩后连续出现晚期减速,胎心率基线变异减少,胎动后胎心率无加速为 OCT 阳性,提示胎盘功能减退;若胎心率基线无晚期减速、胎动后有胎心率加速为 OCT 阴性,提示胎盘功能良好。

(二)胎儿成熟度的监测

(1)正确计算胎龄,可按末次月经、胎动日期及单次性交日期推算妊娠周数。

(2)测宫高、腹围计算胎儿体重。胎儿体重=子宫高度(cm)×腹围(cm)+200。

(3)B 型超声测胎儿双顶径>8.5cm,表示胎儿已成熟。

(4)羊水卵磷脂、鞘磷脂比值(L/S)>2,表示胎儿肺成熟;肌酐浓度≥176.8μmol/L(2mg%),表示胎儿肾成熟;胆红素类物质,若用△OD450 测该值<0.02,表示胎儿肝成熟;淀粉酶值,若以碘显色法测该值≥450U/L,表示胎儿涎腺成熟;若羊水中脂肪细胞出现率达20%,表示胎儿皮肤成熟。

三、胎盘功能监测

监测胎盘功能的方法除了胎动计数,胎儿电子监护和 B 型超声对胎儿进行生物物理监测等间接方法外,还可通过测定孕妇血、尿中的一些特殊生化指标直接反应胎盘功能。

1.测定孕妇尿中雌三醇值正常值

为 15mg/24h,10~10mg/24h 为警戒值,<10mg/24h 为危险值,亦可用孕妇随意尿测定雌激素/肌酐(E/C)比值,E/C 比值>15 为正常值,10~15 为警戒值,<10 为危险值。

2.测定孕妇血清游离雌三醇值

妊娠足月该值若<40nmol/L,表示胎盘功能低下。

3.测定孕妇血清胎盘生乳素(HPL)值

该值在妊娠足月若<4mg/L 或突然下降 50%,表示胎盘功能低下。

4.测定孕妇血清妊娠特异性 β 糖蛋白(PSβ₁G)

若该值于妊娠足月<170mg/L,提示胎盘功能低下。

第四节　遗传筛查和产前诊断

一、遗传筛查

遗传筛查是指检测异常基因或染色体的携带者；检出患遗传性疾病的个体，给予相应治疗；以及检出其子代患遗传性疾病风险增加的个体或夫妇，对他们进行婚姻和生育指导，以减少和预防遗传性疾病的发生。

1.遗传携带者的检出

遗传携带者是指表型正常却带有致病遗传基因的个体，主要为隐性遗传病杂合体和染色体平衡易位者。

(1)隐性遗传病杂合体的检出：人群中隐性遗传病的发病率不高，但杂合体所占比例却相当高。那么对发病率低的遗传性疾病，通常不作杂合体的群体遗传筛查，仅对患者亲属及其对象进行筛查。对于检测出的携带者进行遗传学方面的指导，预防纯合体患儿的出生。

(2)染色体平衡易位者的检出：染色体平衡易位多无遗传物质的丢失，一般不表现疾病。但其后代染色体异常的概率为50%以上，甚至达100%，可致生育死亡率高。故染色体平衡易位者检测是遗传筛查的项目之一。

2.遗传筛查的手段

(1)羊膜腔穿刺羊水检查：取羊水细胞培养，行染色体核型分析，一般在孕16～20周进行。

(2)绒毛活检：在孕6～8周时吸取绒毛，可通过涂片观察、酶活性测定、染色体检查或提取DNA后做基因诊断，亦可行绒毛细胞培养，进行染色体核型分析。

(3)羊膜腔胎儿造影：将脂溶性及水溶性造影剂注入羊膜腔内，诊断胎儿体表畸形及消化道畸形。

(4)胎儿镜检查：可在直视下观察胎儿体表和胎盘胎儿面，同时可以采集羊水，抽取胎血和胎儿皮肤活检等。

(5)B型超声：妊娠6周以后，B型超声能观察到胎儿体表及脏器有无畸形，有无脑积水、无脑儿、大的脊柱裂等。

(6)经皮脐静脉穿刺取胎血检测：在妊娠18～20周检查，可确定胎儿血型，并能进行β-地中海贫血、镰状细胞贫血、血友病等疾病的诊断。

(7)胎儿心动图：妊娠18～20周，胎儿心动图能确切显示胎儿心脏结构和功能，可诊断胎儿先天性心脏畸形。

(8)磁共振成像：能从任何方向截面显示胎儿解剖病变。

二、产前诊断

又称宫内诊断或出生前诊断，是指在胎儿出生前采用影像学、生物学、细胞遗传学及分子生物学等技术，了解胎儿在宫内发育情况，对先天性和遗传性疾病做出诊断。

1.产前诊断的指征

(1)孕妇年龄≥35岁。

(2)有过染色体异常几分娩史。

(3)夫妻双方之一有染色体异常,包括染色体平衡易位携带者、染色体结构重组、非整倍体和嵌合体等。

(4)生育过无脑儿、脑积水、脊柱裂、唇裂、腭裂、先天性心脏病患儿者。

(5)性连锁隐性遗传病基因携带者。

(6)夫妇一方有先天性代谢疾病或已生育过病儿的孕妇。

(7)在妊娠早期接受大剂量化学毒剂、辐射和严重病毒感染的孕妇。

(8)有遗传性疾病家族史或有近亲婚配史的孕妇。

(9)原因不明的流产、死产、畸胎和有新生儿死亡史的孕妇。

(10)本次妊娠羊水过多、疑有畸胎的孕妇。

2.产前诊断的疾病种类

(1)染色体病:包括染色体数目异常和结构异常。常染色体数目异常包括有21-三体综合征、18-三体综合征和13-三体综合征。性染色体数目异常常见有先天性卵巢发育不全症(45,XO)。常染色体结构异常以缺失、重复、倒位、易位较常见,包括有 Prader-Willi 综合征、Angelman 综合征和 Down 综合征。性染色体结构异常见于 Turner 综合征。

(2)性连锁遗传病:以 X 连锁隐性遗传病居多,如红绿色盲、血友病、无丙种球蛋白血症等。

(3)先天性代谢缺陷病:用羊水细胞可诊断先天性代谢缺陷病已达80余种,国内可诊断黑矇性白痴病、黏多糖增多症等病。因目前对该类疾病无有效的治疗方法,故产前诊断是非常重要的预防措施。

(4)非染色体性先天畸形:通过孕妇血清及羊水甲胎蛋白检测及 B 型超声检查,一般可明确诊断。

3.产前诊断的方法

(1)观察胎儿的外形:利用 B 型超声、X 线、胎儿镜、磁共振等观察胎儿有无体表畸形。

(2)分析染色体核型:利用羊水、绒毛细胞或胎儿血细胞做培养,行染色体核型分析检测染色体病。

(3)检测基因:利用 DNA 分子杂交、限制性内切酶、聚合酶链反应技术检测 DNA。

(4)检测基因产物:利用羊水、羊水细胞、绒毛细胞或血液,进行蛋白质、酶和代谢产物检测,诊断胎儿神经管缺陷,先天性代谢疾病等。

第六章　正常分娩

第一节　分娩动因

分娩的动因目前尚不清楚,公认是多因素综合作用的结果。近年来,随着妊娠相分娩时子宫活动的机制及其调节的进一步研究,对分娩动因有了较深入的了解。

一、机械性作用

随妊娠进展,子宫容积和子宫张力、伸展度逐渐增加,至妊娠末期达到高峰。子宫内压增加对子宫下段和宫颈的机械扩张作用通过交感神经传入中枢神经,到达下丘脑,使神经垂体释放缩宫素,促进子宫收缩,引起分娩发动。子宫紧张度的增加还可致钙离子内移,从而引起子宫收缩。羊水过多、双胎等子宫过度膨胀常导致早产支持这一学说。但不能认为机械性作用是分娩发动的始发原因,因为母血中缩宫素是在产程发动之后,随产程的进展逐渐增加的。

二、内分泌的调节作用

1.雌激素和孕激素的作用

妊娠末期,雌激素受体增加,临产时约是非孕时的 100 倍。雌激素可促进前列腺合成,提高子宫平滑肌对缩宫素的敏感性。黄体酮有抑制子宫收缩作用,动物实验发现分娩发动前先有母血中黄体酮水平的下降,但在人类分娩的研究中未发现此现象。目前认为黄体酮的撤退是通过旁分泌系统在子宫局部起作用。

2.缩宫素的作用

缩宫素通过其受体参与分娩的发动。与受体结合后,启动细胞膜上的离子通道,使细胞内游离钙离子增加,诱发子宫收缩。妊娠晚期在雌激素作用下,缩宫素受体形成增加,提供了子宫收缩的物质基础。但缩宫素是在分娩发动后,随产程进展逐渐增加,因此,多数学者认为,缩宫素不是分娩发动的启动因子。

3.前列腺素的作用

前列腺素(PGs)对分娩发动起重要作用,不仅能诱导宫缩,还能促进宫颈成熟。妊娠子宫的蜕膜、绒毛膜、羊膜、胎盘及子宫肌层都能合成和释放 PGs。因 PGs 进入血循环中迅即灭活,只能在合成组织中及其附近发挥作用,能够引起子宫收缩的 PGs 必定产生于子宫本身,可直接作用于子宫平滑肌细胞受体使子宫收缩。PGs 和雌激素可以促进肌细胞间隙连接蛋白的合成,使肌细胞紧密接触,肌细胞间兴奋迅速传导,使子宫肌细胞产生统一协调的活动。这种间隙连接在妊娠末期迅速增加,是分娩发动的基础。但研究发现,分娩发动前母血中 PGs 没有特异性增高,不能认为是分娩的始动原因,而是维持分娩的重要因素。

4.内皮素的作用

妊娠晚期羊膜、羊水、胎膜、蜕膜及子宫肌层含有大量的内皮素(ET),直接在产生的组织局部对子宫平滑肌产生收缩作用,还能促进 PGs 合成,诱发分娩。

5.肾上腺皮质激素的作用

随妊娠进展,胎儿下丘脑-垂体-肾上腺轴逐渐建立,胎儿脑成熟后,ACTH 分泌增加并刺激胎儿肾上腺分泌皮质醇,皮质醇经胎儿胎盘单位合成雌激素,雌激素促进 PGs 的合成及释放,诱发宫缩。

三、宫颈成熟及子宫下段形成

妊娠后,由于雌激素、孕激素、前列腺素以及胎儿的生长发育及子宫收缩等作用,促进了子宫下段形成及宫颈的成熟。宫颈成熟的程度与临产的时间、产程的长短及分娩能否顺利进行密切相关。因此,宫颈和子宫下段在妊娠和分娩中不是一个被动部分,而宫颈的成熟和子宫下段的形成是分娩发动的必要条件。

四、神经介质理论

子宫受交感神经和副交感神经支配,交感神经能兴奋子宫肌层的 α-肾上腺能受体,促进子宫收缩。儿茶酚胺兴奋子宫的作用是通过 α-肾上腺能受体实现的。乙酰胆碱通过增加 Na^+ 的通透性而加强子宫收缩。推测分娩的发动可能与神经介质释放有关,但迄今尚无定论。

五、免疫学说

妊娠期胎儿不受排斥是由于母体存在免疫抑制。随妊娠进展,母体的免疫系统对胎儿的识别能力增强,即会表现出排斥反应,分娩也随之发生。在产程发动前的准备状态,胎盘、胎膜和蜕膜界面的免疫环境变化可能起重要作用。分娩前由于胎儿的成熟蜕膜被激活,含有大量花生四烯酸,合成 PGs 增加,血小板活化因子与细胞因子(IL-1、TNF-α、GM-CSF)都刺激 PGs 的合成与释放,参与分娩的发动。

第二节　影响分娩的因素

影响分娩的因素包括产力、产道、胎儿和精神心理因素。若各因素正常并相互适应,胎儿顺利经阴道自然娩出,为正常分娩。

一、产力

将胎儿及其附属物从子宫内排出的力量称产力。产力包括子宫收缩力(简称宫缩),腹肌及膈肌收缩力和盆底肛提肌收缩力。

1.子宫收缩力

是临产后的主要产力,贯穿于整个分娩过程。临产后的宫缩使宫颈管变短、消失,宫口扩张,胎先露下降,胎儿及附属物娩出。临产后的正常宫缩的特点是节律性、对称性、极性和缩复作用。

(1)节律性:宫缩的节律性是临产的重要标志。正常宫缩是宫体部肌肉不随意的阵发性收缩。每次宫缩都由弱至强(进行期),维持一段时间(极期),随后由强至弱(退行期),直至消失进入间歇期。宫缩如此反复进行,直至分娩结束。宫缩时,子宫肌壁和胎盘受压,血流量减少。间歇期子宫肌肉松弛,子宫肌壁和胎盘血流增加,恢复至原来水平。临产开始时宫缩持续约30s,间歇期5~6min,随着产程的进展,宫缩持续时间逐渐延长,宫内压力逐渐升高,间歇期逐渐缩短。

(2)对称性和极性:正常宫缩起自两侧子宫角,迅速沿子宫底中线扩散,左右对称,再以2cm/s的速度向子宫下段扩散,此为宫缩的对称性。宫缩的强度由宫底向下逐渐减弱,宫底部肌肉的收缩力最强、最持久,约为子宫下段的2倍,此为宫缩的极性。

(3)缩复作用:宫缩时,子宫体部肌纤维缩短变宽,间歇期肌纤维松弛,变长变窄,但不能恢复到原来的长度,反复收缩使肌纤维越来越短,此现象称为缩复作用。缩复使用使宫腔容积逐渐缩小,迫使胎先露下降,宫颈管消失及宫口扩张。

2.腹肌及膈肌收缩力

腹肌及膈肌收缩力(简称腹压)是第二产程时娩出胎儿的辅助力量。当宫口开全,先露下降至盆底时,前羊水囊和先露部压迫直肠,使产妇反射性引起排便动作,产妇屏气并向下用力,腹肌和膈肌收缩,腹腔压力增加,在第二产程末期迫使胎儿娩出,第三产程使胎盘娩出。如腹压运用不当或过早使用腹压,则易造成产妇疲劳和宫颈水肿,使产程延长造成难产。

3.肛提肌收缩力

肛提肌收缩力对胎先露部在盆腔的内旋转起重要作用。当胎头枕部露于耻骨弓下时,肛提肌收缩力能协助胎头仰伸及胎儿娩出。胎儿娩出后,胎盘降至阴道时,肛提肌的收缩有助于胎盘娩出。

二、产道

产道是胎儿娩出的通道,分骨产道和软产道两部分。

1.骨产道

骨产道指真骨盆,是产道的重要部分,其大小、形状与分娩关系密切。产科学将骨盆腔分为3个平面,即通常所称的骨盆平面。

(1)骨盆入口平面:指真假骨盆的交界面,呈横椭圆形。其前方为耻骨联合上缘,两侧为髂耻缘,后方为骶岬前缘,共有4条径线。

1)入口前后径:也称真结合径,指耻骨联合上缘中点至骶岬前缘正中间的距离,平均值约为11cm,其长短与分娩关系密切。

2)入口横径:指两侧髂耻缘间的最大距离,平均值约为13cm。

3)入口斜径:左右各一。左骶髂关节至右髂耻隆突间的距离为左斜径;右骶髂关节至左髂耻隆突间的距离为右斜径,平均值约为1(2)75cm。

(2)中骨盆平面:为骨盆的最窄平面,有重要的产科临床意义。其前方为耻骨联合下缘,两侧为坐骨棘,后方为骶骨下端。此平面特点是前后径长而横径短,呈椭圆形。有两条径线。

1)中骨盆前后径:指耻骨联合下缘中点通过两坐骨棘连线中点至骶骨下端间的距离,平均值约为11.5cm。

2)中骨盆横径:也称坐骨棘间径,是指两坐骨棘间的距离,平均值约为10cm。

(3)骨盆出口平面:骨盆出口平面不是一个真正的平面,而是由两个在不同平面的三角形组成。前三角平面顶端为耻骨联合下缘,两侧为耻骨降支;后三角平面顶端为骶尾关节,两侧为骶结节韧带,坐骨结节间径为两个三角共同的底。出口平面共有 4 条径线。

1)出口前后径:耻骨联合下缘至骶尾关节间的距离,平均值约为 11.5cm。

2)出口横径:也称坐骨结节间径,指两坐骨结节间的距离,平均值约为 9cm。是胎先露部通过骨盆出口的径线,此径线与分娩关系密切。

3)出口前矢状径:指耻骨联合下缘至坐骨结节间径中点间的距离,平均值约为 6cm。

4)出口后矢状径:指骶尾关节至坐骨结节间径中点间的距离,平均值约为 8.5cm。当出口横径稍短,而出口横径与后矢状径之和>15cm 时,一般大小胎儿可通过后三角区经阴道娩出。

(4)骨盆轴与骨盆倾斜度

1)骨盆轴:骨盆轴为连接骨盆各假想平面中点的曲线。此轴上段向下向后,中段向下,下段向下向前。分娩时,胎儿沿此轴娩出。

2)骨盆倾斜度:指妇女直立时,骨盆入口平面与地平面所成的角度,一般为 60°。若倾斜度过大,常影响胎头衔接。

2.软产道

软产道由子宫下段、子宫颈、阴道和骨盆底软组织组成。

(1)子宫下段的形成:子宫下段由子宫峡部形成。非孕时子宫峡部约 1cm,妊娠后子宫峡部逐渐伸展,于妊娠 12 周后逐渐扩张成为宫腔一部分,至妊娠末期形成子宫下段。临产后,子宫体部因缩复作用越来越厚,而子宫下段被牵拉扩张,越来越薄,长达 7~10cm。由于子宫上下段的肌壁厚薄不同,在子宫内面两者的交界处形成环状的隆起,称生理性缩复环。

(2)宫颈的变化:宫颈管消失和宫口扩张是临产后宫颈出现的变化。初产妇先有子宫颈管缩短、消失,然后宫口扩张。经产妇多是宫颈管消失与宫口扩张同时进行。在子宫体收缩的牵拉和前羊水囊楔形下压的作用下,子宫颈向上向外扩张,宫颈管逐渐变短直至消失。临产前宫颈管长 2~3cm,初产妇宫颈外口仅容一指尖,经产妇可容一指。随产程进展,宫口逐渐开大,宫口开全时直径约 10cm。

(3)阴道、骨盆底及会阴变化:前羊水囊及胎先露部将阴道逐渐撑开,破膜后胎先露部直接压迫骨盆底,软产道下段形成一个向前向上弯曲的筒状通道,前壁短而后壁长,阴道黏膜皱襞展开,阴道扩张加宽。肛提肌向下及两侧扩展,肌纤维拉长,使会阴体由 5cm 变成 2~4mm,以利胎儿通过。妊娠期阴道及骨盆底的结缔组织和纤维增生肥大、血管增粗、血运丰富。分娩时会阴体部承受压力大,如果会阴保护不当可造成裂伤。

三、胎儿

胎儿的大小、胎位和有无畸形是影响分娩的重要因素。胎头是胎儿最大、可塑性最小、最难通过骨盆的部分。当胎头过大致胎头径线增大时,尽管骨盆大小正常,可引起相对性头盆不称而造成难产。

1.胎儿大小

(1)胎头颅骨:由顶骨、额骨、颞骨各两块及枕骨一块构成。颅骨间缝隙称颅缝,两顶骨间为矢状缝,顶骨与额骨间为冠状缝,枕骨与顶骨间为人字缝。矢状缝与冠状缝的交汇处空隙较大,称大囟门(前囟门),呈菱形。矢状缝与人字缝交汇处空隙较小,称小囟门(后囟门),呈三角形。颅缝与囟门之间均有软组织遮盖,使骨板有一定的活动余地,故胎头有一定的可塑性,有和于分娩时胎头的娩出。

(2)胎头径线:①双顶径(BPD),为两侧顶骨隆突间的距离,妊娠足月时平均值约为9.3cm;②枕额径,为鼻根至枕骨隆突间的距离,胎头以此径线衔接,妊娠足月时平均值约为11.3cm;③枕下前囟径,又称小斜径,为前囟中央至枕骨隆突下方的距离,妊娠足月时平均值约为9.5cm;④枕颏径,又称大斜径,为颏骨下方中央至后囟顶部的距离,妊娠足月时平均值约为13.3cm,是胎头的最大径线。

(3)胎儿体重:胎儿过大不仅因胎头较大易发生头盆不称,而且可由于软组织和皮下脂肪多,致双肩径较大而发生肩难产。有学者建议用头围和腹围的周径与骨盆入口和中骨盆周径的关系来评价胎盘关系。

2.胎位

产道为一弯曲的纵行管道。当胎体的纵轴与骨盆轴一致时,容易通过产道。头先露是胎头先通过产道,较臀先露易娩出。臀先露时臀先娩出,软产道未充分扩张,后出胎头时颅骨变形的机会较少,易出现后出头困难。横产式时,胎体纵轴与骨盆轴垂直,足月活胎不能通过产道,只有转为纵产式方可经阴道娩出。

3.胎儿畸形

胎儿某一部分发育异常,如脑积水、联体胎儿等可以增加胎儿的径线,通过产道困难而致难产。

四、精神心理因素

分娩虽是生理现象,但对于产妇可产生精神心理上的应激。在分娩过程中,精神心理状态可以明显影响产力,进而影响产程进展。对疼痛的恐惧和分娩时的紧张会使机体产生一系列变化,导致宫缩乏力、宫口扩张缓慢、产程延长、产后大出血等。有研究表明有家人陪伴的产妇其第一、第二产程较没有家人陪伴者短,手术产机会也减少。在分娩过程中,应耐心安慰产妇,尽可能消除其不应有的焦虑和恐惧;使产妇掌握必要的呼吸和躯体放松技术;开展温馨病房和导乐式分娩,使产妇顺利度过分娩期。

第三节　枕先露的分娩机制

分娩机制是指在分娩过程中,胎先露部为适应骨盆各平面的不同形态,被动地进行一系列适应性转动,以其最小径线通过产道的全过程。分娩机制是一个连续的过程,每个动作之间并无明显的界限。现以临床最常见的枕左前位为例说明。

一、衔接

头双顶径进入骨盆入口平面,颅骨最低点接近或达到坐骨棘水平,称为衔接。胎头呈半俯屈状态,以枕额径衔接。由于枕额径大于骨盆入口前后径,胎头矢状缝落在骨盆入口的右斜径上,胎头枕骨位于骨盆入口左前方。两侧顶骨同时入盆,称之为均倾式入盆;如一侧顶骨先入盆,另一侧后入,则称之为不均倾式入盆。胎头衔接意味着无头盆不称。初产妇在预产期前1～2周衔接,如临产后仍未衔接,应高度警惕头盆不称。经产妇多在临产后衔接。

二、下降

胎头沿骨盆轴前进称为下降。下降贯穿于整个分娩过程，与其他动作同时进行。宫缩是下降的主要动力，因而胎头下降呈间歇性，宫缩时胎头下降，间歇时胎头稍退缩，这样可减少胎头与骨盆之间的相互挤压，对母婴有利。促使胎头下降的因素有：①宫缩时通过羊水传导，压力经胎轴传至胎头；②宫缩时宫底直接压迫胎臀；③宫缩时宫腔变长，胎体伸直伸长；④腹肌收缩腹压增加。初产妇因宫口开大较慢和软组织阻力较大，其胎头下降较经产妇慢。胎头下降的程度是判断产程进展的重要标志之一。

三、俯屈

当胎头下降至骨盆底时，遇到肛提肌阻力，处于半俯屈状态的胎头进一步俯屈，使胎头衔接时的枕额径变为最小的枕下前囟径，以适应产道，利于胎头继续下降。

四、内旋转

为适应中骨盆形态，胎头下降到骨盆底遇到阻力时，胎头枕部向右前旋转45°到达耻骨联合后面，使矢状缝与骨盆前后径相一致，称为内旋转。内旋转一般于第一产程末完成，也有在第二产程完成的。

五、仰伸

完成内旋转后，胎头已达阴道外口，宫缩和腹压继续迫使胎头下降，而肛提肌收缩力和盆底阻力又将胎头向前推进，二者的合力迫使胎头向上向前。当枕骨达耻骨联合下缘时，即以耻骨弓为支点，使胎头逐渐仰伸。胎头的顶、额、鼻、口、颏相继娩出。胎头仰伸时，胎儿双肩径沿左斜径进入骨盆入口。

六、复位和外旋转

胎头娩出时，胎儿双肩径沿骨盆入口左斜径下降。胎头娩出后，为使胎头与胎肩恢复正常关系，胎头枕部向左旋转45°，称为复位。胎肩继续下降，前肩向前向中线旋转45°，胎儿双肩径与骨盆出口前后径相一致，为保持胎儿头矢状缝与胎儿双肩径的垂直关系，胎头枕部需在外继续向左旋转45°，称外旋转。

七、胎儿娩出

胎头完成外旋转后，胎儿前（右）肩在耻骨弓下娩出，随即后肩娩出。胎体及胎儿下肢随之顺利娩出。至此，分娩过程全部完成。

第四节　分娩的临床经过及处理

一、先兆临产及临产的诊断

1.先兆临产

分娩前，产妇可能出现一些症状预示不久将临产，称为先兆临产。

（1）胎儿下降感：由于胎儿先露部下降进入骨盆入口以及羊水量减少，造成子宫底下降，对膈肌的压力降低，孕妇自觉上腹部较前舒适，食欲改善，呼吸轻快。因胎头下降压迫膀胱，常有尿频症状。

（2）假临产：又称假阵缩。在整个妊娠过程中，子宫一直有不规律地收缩，随妊娠进展，不规律收缩的频率增加，分娩发动前，子宫肌层敏感性增强，逐渐被产妇感知。其特点是宫缩频率不一致，持续时间短，强度不增加，常在夜间出现而于清晨消失。假阵缩只引起下腹部轻微胀痛，不伴有宫颈管缩短和宫口扩张，可被镇静药缓解。假阵缩有助于宫颈的成熟，但过频干扰产妇的休息。

（3）见红：分娩发动前 24～48h，宫颈内口附近的胎膜与子宫壁分离，毛细血管破裂出血，与宫颈管内的黏液相混排出，称见红，是分娩即将开始的可靠征象。若阴道流血量较多，超过平时月经量，应考虑是否有妊娠晚期出血，如前置胎盘、胎盘早剥等。

2.临产的诊断

临产开始的标志是出现规律且逐渐增强的子宫收缩，同时伴有进行性宫颈管消失、宫口扩张和先露下降。规律宫缩一般以每 10 分钟 1～2 次，每次持续 30s 以上为准。

二、总产程及产程分期

总产程即分娩全过程，指从开始出现规律宫缩至胎儿胎盘娩出。初产妇的总产程不应超过 24h。临床分为三期。

第一产程：又称宫颈扩张期，指从出现规律宫缩至宫口开全。初产妇宫颈较紧，宫口扩张较慢，需 11～12h；经产妇宫颈较松，宫口扩张较快，需 6～8h。

第二产程：又称胎儿娩出期，指从宫口开全至胎儿娩出。初产妇需 1～2h，不应超过 2h；经产妇通常数分钟即可完成，也有长达 th 者。

第三产程：又称胎盘娩出期，指从胎儿娩出至胎盘娩出。一般需 5～15min，不超过 30min。

三、第一产程的临床经过及处理

1.临床表现

（1）规律宫缩：产程开始时，宫缩持续时间较短（约 30s）且弱，间歇期较长（5～6min）。随产程进展，宫缩持续时间渐长（50～60s）且强度增加，间歇期渐短（2～3min）。宫口近开全时，宫缩可持续达 1min 或以上，间歇时间仅 1～2min。

（2）宫口扩张：随着宫缩逐渐增强，宫颈管逐渐缩短直至消失，宫颈口逐渐扩张。潜伏期宫口开大较慢，进入活跃期则明显加快。宫缩乏力、头盆不称等均可影响宫口扩张。宫口开全后，子宫下段及阴道形成宽阔管道。临床上通过肛查或阴道检查确定宫口扩张程度。

（3）胎头下降：胎头下降的程度以胎头颅骨的最低点与骨盆坐骨棘平面的关系为标志。胎头颅骨最低点达坐骨棘水平以"0"表爪；坐骨棘水平以上以"－"表示；以下以"＋"表示。胎头下降程度可通过肛查或阴道检查判断，是决定能否经阴道分娩的重要观察指标。

（4）胎膜破裂：胎先露部前面的羊水称为前羊水，约 100ml，其形成的囊称为前羊水囊（胎胞）。随产程进展，当囊内压力达到一定程度时，胎膜即可破裂，称为破膜。破膜多发生在宫口近开全或开全时。

2.产程监护及处理

第一产程的主要工作是严密观察产程，发现异常及时处理和做好接生准备。

(1)宫缩的监护:可通过触诊法或胎儿监护仪观察宫缩。触诊法是助产人员一手手掌放于产妇腹壁上,观察并记录宫缩的频率、持续时间和强度。每次至少观察 3～5 次宫缩,每隔 1～2h 观察 1 次。监护仪有内监护和外监护两种,内监护方法复杂,且需宫内操作,有感染可能,临床很少应用,以外监护常用。外监护可直接描记宫缩曲线,观察宫缩持续时间、强度及间歇时间。外监护记录的宫缩强度不完全代表真正的宫内压力。

(2)胎心的监护:临产后特别注意胎心变化,潜伏期每小时检测 1 次,活跃期 15～30min 检测 1 次。可用听诊法或胎心监护仪观察胎心。观察胎心时,应注意胎心的频率、宫缩后胎心频率的变化及恢复的速度等。听诊法听胎心每次至少 1min,胎儿监护仪每次至少记录 20min,正常心率为 120～160 次/分。第一产程后半期,宫缩时胎头受压,致胎儿脑血流量一过性减少,胎儿脑一过性缺氧,可出现胎心率减慢,但不应少于 100 次/分,宫缩后迅即恢复。若宫缩后出现胎心率减慢且不能迅速恢复、胎心率<120 次/分或>160 次/分,均提示胎儿缺氧,立即给予左侧卧位,吸氧等处理,并积极寻找原因。

(3)宫口扩张及胎头下降:为了细致观察产程,发现异常能及时处理,临床上多采用产程图观察宫口扩张程度、胎头下降程度、胎心率。

产程图横坐标为临产时间(小时),纵坐标左侧为宫口扩张程度(cm),右侧为先露下降程度(cm),画出宫口扩张曲线和胎头下降曲线,使产程变化一目了然,指导产程处理。

第一产程分为潜伏期和活跃期。潜伏期指从临产开始到宫口开大 3cm,此期宫口扩张速度较慢,约需 8h,最大时限为 16h,超过 16h 为潜伏期延长。活跃期指从宫口开大 3cm 到开全(10cm)。此期间扩张速度明显加快,约需 4h,最大时限为 8h,超过 8h 为活跃期延长。活跃期又分为加速期、最大加速期及减速期。加速期指宫口从 3cm 扩张至 4cm,约需 1.5h;最大加速期指宫口从 4cm 扩张至 9cm,约需 2h;减速期指宫口从 9cm 扩张至 10cm,约需 30min。

宫口扩张程度和胎头下降程度是产程进展的重要标志和指导产程处理的主要依据,可通过肛门检查或阴道检查判断。

1)肛门检查:肛查能了解宫颈管消退程度、宫颈软硬度、厚薄、宫口扩张程度、先露高低、是否破膜及骨盆腔大小等。应适时在宫缩时进行,次数不应过多,第一产程初期,每 4 小时查一次,经产妇或宫缩过频者间隔时间应缩短。肛门检查方法:产妇仰卧,两腿屈曲分开。检查者站在产妇右侧,检查前用消毒纸巾遮盖阴道口避免粪便污染阴道。右手戴手套,示指蘸肥皂水轻轻伸入直肠内,拇指伸直,其余各指屈曲以利示指深入。检查者在直肠内的示指向后触及尾骨尖端,了解其活动度。再查两侧坐骨棘是否突出并确定胎头高低,然后用示指掌侧探查子宫颈口,摸清其四周边缘,估计宫口扩张大小。当宫口近开全时,仅能在一侧或两侧摸到一个窄边。当宫口开全时,则摸不到宫口边缘。未破膜者在胎头前方可触到有弹性的胎胞,已破膜者则能直接触到胎头,若无胎头水肿,还能扪清颅缝及囟门的位置,有助于确定胎位。若触及有血管搏动的索状物,应高度警惕脐带先露、脐带脱垂,需及时处理。

2)阴道检查:适用于肛查先露部不明、宫口扩张及胎头下降程度不明、疑有脐带脱垂或头盆不称者。应在严格消毒下进行。阴道检查能直接摸清胎头,能确定胎位、宫口扩张程度。

(4)破膜和羊水的观察:破膜时应立即听胎心,观察羊水性状、颜色及流出量,并记录破膜时间。胎头仍浮动未入盆者应卧床防止脐带脱垂。目前羊水粪染与胎儿宫内窘迫的关系还有争论,对羊水粪染者应进行具体分析,综合胎心率、羊水量等因素考虑。对羊水粪污染者既不要过高估计其严重性,亦不能掉以轻心,应加强监护。

（5）一般处理

1）精神安慰:产妇的精神心理因素对分娩有重要影响,应尽可能安慰产妇,消除其焦虑和恐惧心理。

2）测量血压:因宫缩时血压升高 5～10mmHg,应在间歇期测量。每隔 4～6 小时测量一次,若发现血压升高,应增加测量次数,并给予相应处理。

3）饮食:鼓励产妇少量多次进食,吃高热量易消化食物,并摄入足够水分,保证充沛体力。

4）活动与休息:若胎膜未破,产妇可适当在室内活动,以加速产程进展。若经产妇宫口开大 4cm 或初产妇宫口近开全时,应左侧卧位。

5）排尿与排便:鼓励产妇每 2～4 小时排尿 1 次,以免膀胱充盈影响宫缩及胎头下降。初产妇宫口扩张<4cm,经产妇<2cm 时可行温肥皂水灌肠,加速产程进展。但胎膜早破、阴道流血、头盆不称等情况不宜灌肠。

（6）做好接生准备:剃去阴毛后,产妇仰卧于产床上,两腿屈曲分开,在臀下放一便盆。用肥皂水按大阴唇→阴阜→两侧大腿内侧上 1/3→会阴及肛门周围的顺序冲洗,然后用苯扎溴铵（新洁尔灭）再按前述顺序消毒一次。取出便盆。接生人员按无菌操作常规洗手,穿手术衣,戴无菌手套,铺好消毒巾,为接生作准备。

四、第二产程的临床经过及处理

1.临床表现

宫口开全后,胎膜多已破裂,胎头降至盆底并压迫直肠,产妇有排便感,不由自主向下屏气。会阴膨隆变薄,胎头于宫缩时露出阴道口,间歇时又缩回至阴道内,称为胎头拨露。当胎头双顶径越过骨盆出口,宫缩间歇期胎头也不回缩,称为胎头着冠。随产程进展,胎头娩出,随后胎肩、胎体娩出,后羊水流出。

2.产程观察及处理

（1）密切监测胎心:此期宫缩频而强,需严密观察胎心,每 5～10 分钟听一次胎心。若发现胎心有异常,需立即结束分娩。

（2）指导产妇用力:宫口开全后,指导产妇正确屏气用力,增加腹压加快产程。产妇两脚蹬在产床上,两手握住扶手,宫缩时先深吸气屏住,然后如解大便样向下屏气用力,宫缩间歇时全身放松。重复上述动作,直至胎儿娩出。

（3）接生:接生要领是保护会阴,协助胎头俯屈,使胎头于宫缩间歇期缓慢通过阴道口,胎肩娩出时也要注意保护好会阴。

1）保护会阴:接产者站在产妇右侧,胎头拨露致会阴后联合紧张时,应开始保护会阴。右肘支在产床上,右手拇指与其他四指分开,用手掌大鱼际肌顶住会阴部。宫缩时,向上内方托压,同时左手轻轻下压胎头枕部,协助胎头俯屈,宫缩间歇期放松,以免压迫过久引起会阴水肿。胎头着冠后,右手也不能放松。当胎头枕部在耻骨弓下露出时,左手协助胎头仰伸,嘱产妇张口哈气,让产妇在宫缩间歇期向下屏气,使胎头缓慢娩出。胎头娩出,若有脐绕颈但较松时,可将脐带顺胎肩方向或从胎头方向滑下。若绕颈较紧,可先用两把止血钳将脐带夹住,在两钳间剪断脐带。胎头娩出后,左手应自鼻根向下颏挤压,将口鼻内黏液和羊水挤出。此时胎头自然复位,协助胎头外旋转,使胎儿前肩位于耻骨联合下,接产者向下按压胎儿颈部,使前肩自耻骨联合下方娩出,继之再托胎颈向上,使后肩自会阴前缘娩出,至此右手方可离开。最后双手协助胎体及下肢娩出。

2)会阴切开:会阴过紧或胎儿过大,估计分娩时不可避免造成会阴撕裂,应行会阴切开术。包括会阴后-斜切开术和会阴正中切开术。会阴后-斜切开术:麻醉生效后,于宫缩时以左手中、示指伸入阴道内,撑起左侧阴道壁,右手用钝头直剪自会阴后联合中线向左侧45°方向切开会阴,一般长度为4～5cm,会阴高度膨隆时应为60°～70°。会阴正中切开术:于宫缩时沿会阴后联合中线垂直切开,长约2cm,切口易自然延长撕裂肛门括约肌。会阴切开的时间、方式和程度应视具体情况而定。

(4)新生儿的处理

1)清理呼吸道:胎儿娩出后,及时用吸痰管清除新生儿鼻腔和口腔中残余的羊水和黏液,以免发生吸入性肺炎。呼吸道通畅后新生儿大声啼哭,若呼吸道已清理而新生儿仍无哭声,可轻拍足底或背部。

2)处理脐带:经典的处理方法是,先距脐带根部0.5cm处用无菌丝线结扎一次,然后在其外方1cm处再结扎一次,最后在第二道结扎线外方约0.5cm处用消毒剪刀剪断脐带,断端用碘酒和乙醇消毒,并用无菌纱布包扎。现在多用气门芯代替丝线结扎,断端的处理改用15%～20%的高锰酸钾溶液,处理后不用包扎,脐带脱落快且感染率低。

3)Apgar评分:根据新生儿的心率、呼吸、肌张力、反射和皮肤颜色进行评分,以判断新生儿有无窒息及窒息的严重程度。每项指标0～2分,总分10分,4～7分为轻度窒息,处理不当可转为重度窒息。0～3分为重度窒息,需紧急抢救,气管插管给氧、用药等。生后1min的Apgar评分主要反映新生儿的酸碱平衡情况,产后5"min的Apgar评分与预后关系密切,Apgar评分越低,其预后越差。Apgar评分指标中心率和呼吸最重要,临床恶化顺序为皮肤颜色→呼吸→肌张力→反射→心率。

4)新生儿的一般处理:新生儿断脐后用氯霉素眼药水滴眼。擦净足底,打新生儿足印和母亲指印于新生儿病历上。系以标明新生儿性别、体重、出生时间、母亲姓名和床号的手腕带。

五、第三产程的临床经过及处理

1.临床表现

胎儿娩出后,宫底降至脐下1～2cm。数分钟后宫底上升并可有少量阴道流血,这是由于胎盘与子宫壁发生错位而剥离,剥离后的胎盘降至子宫下段,子宫体被推向上方之故。此时可见到脐带向外延伸,并且用手在耻骨联合上方压子宫时,脐带不再回缩。

胎盘娩出有母面娩出式和子面娩出式两种方式。子面娩出方式又称Schultz娩出式。胎盘从中央开始剥离,随后胎盘周边相继剥离,胎盘胎儿面先露出阴道口。其特点是胎盘先剥离,后见少量阴道流血。此种方式多见。母面娩出方式又称Duncan娩出式,胎盘从边缘开始剥离,然后波及整个胎盘,胎盘的母体面先露出阴道口,其特点是先有较多阴道流血,胎盘后排出。此种方式少见。

2.处理

(1)协助胎盘娩出:当确认胎盘已完全剥离后,在产妇臀下放一无菌弯盘,以左手握住宫底并按压,右手牵引脐带,当胎盘娩出至阴道口时,接生者双手握住胎盘,顺一个方向旋转并缓慢向外牵拉,协助胎盘胎膜完整娩出。切忌在胎盘尚未完全剥离前,按揉或牵拉脐带,以免引起胎盘部分剥离出血或拉断脐带。胎盘娩出后,按摩子宫减少出血量,同时观察出血量。

如胎盘未完全剥离而阴道出血多,其常见原因为子宫收缩乏力和胎盘粘连。收缩乏力表现为子宫收缩欠佳,子宫软,可按摩子宫或注射缩宫素刺激子宫收缩。若牵引脐带阻力较大时,应警惕胎盘粘连,可徒手剥离胎盘。方法是术者更换手术衣及手套,外阴再次消毒后,将手指并拢呈圆锥状进入宫腔,找到胎盘剥离边缘,掌面朝向胎盘母体面,将胎盘自宫壁逐渐分离,另手在腹壁按宫底。若找不到剥离面不能分离,不可强行剥离,可能是植入性胎盘。

(2)检查胎盘胎膜:胎盘胎膜娩出后,应立即检查胎盘、胎膜是否完整,脐带附着位置,有无副胎盘等。将胎盘铺平,检查胎盘小叶有无缺损,然后将胎盘提起,检查胎膜是否完整,胎盘边缘有无血管断裂等及时发现副胎盘。若有副胎盘、部分胎盘或胎膜残留时,应在无菌条件下伸手入宫腔取出残留组织。

(3)检查软产道:胎盘娩出后应仔细检查宫颈、阴道、外阴有无裂伤。会阴裂伤分为三度:裂伤部位限于会阴后联合、会阴皮肤和阴道黏膜为Ⅰ度会阴裂伤;除上述裂伤部位外,还有会阴体肌肉的损伤为Ⅱ度会阴裂伤;裂伤部位已达肛门括约肌甚至伤及直肠为Ⅲ度会阴裂伤。发现软产道损伤,应立即缝合,缝合后消毒外阴,并敷以乙醇纱布。

(4)预防产后出血:分娩结束后,正确估计出血量,正常分娩出血量不应超过300ml。有人主张产后常规使用宫缩药,实属不必要,因为大多数产妇分娩后宫缩良好。若过去有产后出血史或易出现宫缩乏力者(如多产、多胎、羊水过多等),可于胎儿前肩娩出时静脉注射10U缩宫素,也可于胎儿娩出后立即经脐静脉快速注入含10U缩宫素的生理盐水20ml,促使胎盘迅速剥离。若胎儿娩出30min后,胎盘仍未排出,出血不多时,静注缩宫素后仍不能使胎盘排出时,再行手取胎盘术。若产后大出血是因胎盘或胎膜残留引起,则应立即行清宫术。麦角类制剂因有抑制泌乳作用,故应慎用。

第七章 正常产褥

从胎盘娩出后至产妇除乳腺外全身各器官恢复或接近正常未孕状态的一段时间,称为产褥期,一般为6周。

【临床表现】

(1)阴道有恶露排出,产后3～5日内为血性,以后呈浆液性,2周后变为白色恶露。恶露有血腥味、无臭味。

(2)产后1～2日可有子宫阵发性收缩所致的产后痛,持续2～3日自然消失。

(3)排汗增多,尤其睡眠和初醒时更明显,称为褥汗。产后1周左右自行好转。

(4)产后24小时内体温可略升高,一般不超过38℃。脉搏在1周内可略缓慢,约50～60次/分,呼吸深慢,10～16次/分。

(5)腹部扪及圆而硬的子宫,子宫底从平脐处每日下降1～2cm,至产后10日腹部扪及不到。

【处理原则】

1.下地活动

经阴道自然分娩产妇,应于产后6～12小时内起床稍事活动,于产后第2日可在室内随意走动和做产后健身操。剖宫产分娩的产妇,可推迟至产后第2日下地活动。尽早适当活动及做产后健身操,有助于机体恢复,避免或减少静脉栓塞的发生。

2.饮食

产后建议少食多餐,可进流质或清淡半流质饮食,以后可进普通饮食。食物应富营养,有足够热量和水分。

3.小便与大便

鼓励产妇尽早排尿,自然分娩应在4小时内排尿,如有排尿困难可用温开水冲洗外阴或听流水声等诱导排尿。也可采用针刺关元、气海、三阴交及阴陵泉,或肌内注射甲基硫酸新斯的明1mg等方法,促进排尿。上述方法无效时留置导尿管2～3日,并给与抗生素预防感染。便秘时口服缓泻剂,或开塞露塞肛或肥皂水灌肠。

4.观察子宫复旧及恶露

测宫底高度时应排空膀胱。产后子宫收缩痛严重时可服用止痛药物。子宫复旧不良时给予子宫收缩剂。恶露有臭味者应给予抗生素,口服或肌内注射。

5.会阴处理

保持会阴干燥清洁,会阴部有缝线者每天擦洗消毒2次,侧切伤口较深缝线较多者便后擦洗,于产后3～5日拆线,伤口如有红肿及时理疗或局部封闭,有感染时可提前拆线或行扩创术。

6.母婴同室及母乳喂养

产后30分钟内给新生儿吸吮乳头,指导正确哺乳姿势及按需哺乳。产妇乳量不足时可:

①多吃汤汁食物；②针刺外关、合谷穴；③灸膻中、乳根、少泽穴；④中药当归 12g，通草 2g，穿山甲 12g，王不留行 12g，木馒头 6g 煎汤服，每日一剂。产妇胀奶时，他人协助轻轻揉开乳房内硬块，然后用吸奶器或奶泵吸出足够的乳汁，使乳窦变软，进行频繁和有效的喂哺。如有乳头破裂不必停止哺乳但应纠正哺乳姿势，哺乳后挤出少许乳汁涂在乳头和乳晕上，短暂暴露和干燥乳头帮助乳头皮肤愈合。

7.回奶

婴儿患有先天性代谢病(半乳糖血症、苯丙酮尿症、枫乳糖尿症)或产妇患有严重疾病不可母乳喂养时用下列方法回奶：①芒硝 250g 打碎，用纱布包裹后置乳房外敷；②维生素 B_6 200mg，1 日 3 次，口服 5～7 天；③生麦芽每日 60～90g 煎服代茶，连服 3～5 天；④溴隐亭 (2)5mg，1～2 次/日，共用 2 周。

8.其他

告知产妇产褥期内禁性交，产后 42 天内可有排卵，哺乳者应以器具避孕为首选。不哺乳者可以选用药物避孕。

产妇应于产后 42 天去分娩医院做健康检查。测血压，必要时检查血、尿常规，了解哺乳情况，并行妇科检查，观察盆腔内生殖器是否恢复正常。婴儿应测身高、体重，全面检查发育及营养情况。

第八章 病理妊娠

第一节 流　产

妊娠不足 28 周、体重不足 1000g 而终止妊娠者称为流产。妊娠 12 周末前终止者称早期流产,妊娠 13 周至不足 28 周终止者称为晚期流产。

因自然因素导致的流产称为自然流产。自然流产率占全部妊娠的 10％～15％,其中 80％以上为早期流产。按流产发展的不同阶段又可分为四种临床类型,分别为先兆流产、难免流产、不全流产和完全流产。此外,尚有 3 种特殊情况包括:稽留流产,即指宫内胚胎或胎儿死亡后未及时排出者;习惯性流产指连续自然流产 3 次或 3 次以上者;以及流产合并感染。

【诊断与鉴别诊断】

(一)临床依据

1.先兆流产

病史停经后阴道少量流血,伴或不伴下腹痛或腰骶部胀痛,体格检查阴道及宫颈口可见少量血液,宫颈口未开,无妊娠物排出,子宫大小与停经时间相符。辅助检查血、尿 hCG 升高,B超显示宫内见妊娠囊。

2.难免流产

在先兆流产基础上阴道流血增多,腹痛加剧,或阴道流液胎膜破裂。体格检查阴道内多量血液,有时宫颈口已扩张,见部分妊娠物堵塞宫口,子宫大小与停经时间相符或小。辅助检查血 hCG、孕激素不升或降低,B超显示宫内可见妊娠囊,但无胚胎及心管搏动。

3.不全流产

难免流产发生部分妊娠物排出宫腔或胚胎(胎儿)排出宫腔后嵌顿于宫颈口。影响子宫收缩而大量出血。因此,病史阴道大量流血,伴腹痛,甚至休克。体格检查阴道可见大量血液及宫颈管持续血液流出,宫颈口有妊娠物堵塞,子宫小于停经时间。

4.完全流产

有流产症状,妊娠物已排出。病史阴道流血减少并逐渐停止,体格检查阴道及宫颈口可见少量血液,宫颈口闭合,子宫大小接近正常。辅助检查血、尿 hCG 明显降低,B超显示宫内无妊娠物。

5.稽留流产

先有早孕症状后减轻,有或无先兆流产的症状。体格检查子宫大小比停经时间小。辅助检查血 hCG、孕激素降低,B超显示宫内可见妊娠囊,但无胚胎及心管搏动。

6.习惯性流产

指连续自然流产 3 次或 3 次以上者。临床经过同一般流产。

7.流产合并感染

病史常发生于不全流产或不洁流产时,有下腹痛、阴道恶臭分泌物,可有发热。体格检查阴道、宫颈口可有脓性分泌物,宫颈摇摆痛,子宫压痛。严重时引发盆腔腹膜炎、败血症及感染性休克。辅助检查:血常规显示白细胞增高,C反应蛋白高等感染指标上升。

（二）检查项目及意义

(1)B超:测定妊娠囊的大小、形态、胎心搏动,可辅助诊断流产类型及鉴别诊断。

(2)血hCG水平:连续测定血β-hCG水平的动态变化,有助于妊娠的诊断和预后判断。

(3)血常规、血凝等。

(4)其他相关性检查

1)孕激素的连续监测也有助于判断妊娠预后。

2)针对流产合并感染应行红细胞沉降率、CRP、宫腔分泌物培养等相关检查。

3)稽留流产患者应行凝血功能检测。

4)习惯性流产患者应行夫妇双方染色体核型、TORCH、甲状腺功能检测等相关检查。

（三）诊断思路和原则

1.病史

停经史;早孕反应及出现时间;阴道流血量和时间;腹痛部位及性状;有无组织物排出;阴道分泌物有无异味;有无发热、晕厥等表现;既往病史(内分泌疾病史、流产史、生殖器官疾病或手术史)等。

2.体格检查

生命体征;有无贫血和急性感染征象;妇科检查。

3.辅助检查

(1)B超:测定妊娠囊的大小、形态、胎心搏动,可辅助诊断流产类型及鉴别诊断。

(2)血hCG水平:连续测定血β-hCG水平的动态变化,有助于妊娠的诊断和预后判断。

(3)血常规、血凝等。

(4)其他相关性检查:①孕激素的连续监测也有助于判断妊娠预后;②针对流产合并感染应行红细胞沉降率、CRP、宫腔分泌物培养等相关检查;③稽留流产患者应行凝血功能检测;④习惯性流产患者应行夫妇双方染色体核型、TORCH、甲状腺功能检测等相关检查。

【治疗方案及选择】

（一）先兆流产

1.一般处理

嘱患者卧床休息、严禁性生活,保持足够的营养供应及情绪稳定,同时予心理治疗。

2.药物治疗

(1)黄体功能不足者可予黄体酮20～40mg肌内注射,每日一次。

(2)在IVF-ET患者出现早期流产征象时也可同时加用hCG。

(3)维生素E对黄体功能不足也有一定治疗作用。

(4)甲状腺功能低下者可口服小剂量甲状腺素。

（二）难免流产

一旦确诊，应及时行清宫术排出胚胎及胎盘组织，刮出物送病理学检查。

（三）不全流产

在输液、输血同时立即行刮宫术或钳刮术，并给予抗生素预防感染。

（四）完全流产

行 B 超检查，如无感染，可不予特殊处理。

（五）稽留流产

(1)行凝血功能检测：如有异常，予纠正后再行清宫术。

(2)因稽留流产时胎盘组织常与子宫壁致密粘连，清宫前应予口服倍美力片 0.625mg，每次 5 片，每日 3 次，以期提高子宫肌对缩宫素的敏感性。

(3)手术中应行 B 超监测。

(4)如粘连致密、手术操作困难，为避免子宫穿孔等并发症，不可强求一次清宫彻底，必要时可 5～7d 行二次清宫术或行宫腔镜下电切割术。

(5)中期妊娠稽留流产也可考虑行 B 超引导下利凡诺尔羊膜腔内注射引产，继行清宫术。

(6)手术前给予米索可有助于软化宫颈及促进子宫收缩。

(7)术后应给予人工周期药物以促进子宫内膜修复。

（六）习惯性流产

1.病因检查

反复自然流产患者妊娠前应做的相关检查。

(1)女性生殖器：应做详细的妇科检查，注意有无子宫内口松弛、陈旧性裂伤、子宫轮廓是否规整、有无子宫发育不良、子宫畸形、子宫肌瘤、附件肿瘤等；疑有宫腔异常者，可行超声、HSG、诊断性刮宫或宫腔镜等相关检查，排除子宫纵隔、宫腔息肉、黏膜下肌瘤、宫腔粘连等，并取子宫内膜组织送病理学检查；宫颈内口功能不全借助于宫颈内口探查术或 HSG 多可明确诊断；疑有子宫畸形不能确定者可行腹腔镜检查。

(2)内分泌功能检测：BBT、激素水平测定、超声监测卵泡发育和排卵的情况、经前子宫内膜组织活检、宫颈黏液检查、阴道脱落细胞学检查等；此外，还应行甲状腺功能的检测，有糖尿病史者尚需行空腹血糖和(或)OGTT。

(3)染色体检查：检测夫妇双方的染色体核型，如有可能，同时行流产清宫刮出物或排出物的染色体核型检测。

(4)免疫学检查：夫妇双方的血型[如女方为 O 型而男方为非 O 型，则需测定抗 A 抗体和(或)抗 B 抗体]；检测夫妇血液中抗精子抗体；HLA 位点抗原；混合淋巴细胞试验(MLK)等。

(5)Torch 全套检查：弓形虫、支原体检测；病毒学检测：单纯疱疹病毒Ⅱ(HSV-Ⅱ)、风疹病毒(RUV)、巨细胞病毒(CMV)。

(6)精液检测：排除母体严重营养不良、过度吸烟饮酒等不良嗜好以及不良环境因素如长期接触有毒化学物质或放射线等。

2.治疗

(1)对症处理：①对有宫颈内口松弛者于停经 14～16 周行宫颈内口环扎术；②积极处理子

宫纵隔、子宫肌瘤、宫腔息肉、宫腔粘连等相关疾病。

（2）药物治疗：习惯性流产患者确诊妊娠后，可常规注射 hCG 3000～5000U，隔日一次，直至妊娠 8 周后停止。

（3）免疫治疗：①有学者对不明原因的习惯性流产患者行主动免疫治疗；②女方抗精子抗体滴度达 1∶32 或更高者，应行避孕套避孕 3～6 个月，以避免抗精子抗体继续产生，如抗体滴度持续不下降，可采用免疫抑制药如小剂量泼尼松片治疗；③男方抗精子抗体滴度达 1∶32 或更高者也应采用免疫抑制治疗。

3.流产合并感染

（1）应以迅速控制感染和尽快清除宫腔内感染组织为目的。

（2）宜据病情严重程度及辅助检查选择合适的抗生素，并尽早施行清宫手术，手术前应先给予抗生素并使血中药物浓度达到有效水平。

（3）在以上治疗的同时，积极予以支持治疗以改善患者的一般情况、增强抵抗力和提高患者对手术的耐受能力。

【病情与疗效评价】

（1）流产类型不同，临床表现也不同。详细的病史是病情判断的关键。

（2）生命体征、阴道流血量，以及妇科检查。

（3）动态妊娠试验和 B 型超声检查。

（4）血常规、血凝、CRP、血生化等实验室检查。

先兆流产经治疗后如阴道流血等症状未加重，一般一周一次评价疗效，复查血 hCG 和 B 超。直到症状消失，B 超提示胎儿存活，表示可继续妊娠。如症状加重，B 超提示胚胎发育不良，血 hCG 不升或下降，表明流产不可避免，应及时终止妊娠。

难免流产术后两周内如仍有阴道流血，需行 B 超检查了解有无妊娠物残留。手术后如月经有异常或停经者要告知及时检查。警惕宫腔粘连。

【医疗文件书写要点】

要充分体现病人的知情权。在流产的药物治疗或手术治疗后夫妇需要同等的心理支持。

第二节　早　产

早产是指从末次月经第一日开始计算，妊娠满 28 周而不足 37 周分娩者。此期间分娩的新生儿为早产儿。早产儿与低出生体重儿不同，早产儿取决于孕龄，低出生体重儿取决于出生时体重。低出生体重儿分为三个等级：低出生体重儿≤2500g；极低体重儿≤1500g；超低体重儿（ELBW）≤1000g，新生儿的孕龄与体重之间的关系十分重要，凡出生时体重低于同龄儿的第百分之十位数（10th％）者称为小于孕龄儿（SGA）。低体重儿、小于孕龄儿与早产有一定关系，临床上应予重视。早产的发生率为 5％～15％，是新生儿死亡的首位原因，比足月儿死亡率高 11～16 倍。

一、病因

近年来对早产的病因学研究取得了较大的进展,但仍有部分患者发生早产的原因不明确。

1.感染

绒毛膜羊膜感染是早产的重要原因,感染的来源是宫颈及阴道的微生物,部分来自宫内感染。其病原菌包括需氧菌及厌氧菌、沙眼衣原体、支原体等。不少报告认为在需氧菌中β链球菌及厌氧菌中的类杆菌是导致感染的常见菌种。支原体中解脲支原体是常见的病原体。近年来关于感染和发生早产之间的机制研究较多,由于对各种细胞活性因子的不断发现,不少学者通过各种白细胞介素(IL)及肿瘤坏死因子(TNF)来研究感染对胎膜、蜕膜的作用。其作用机制为细菌的内毒素在羊水中可以激活各种细胞活性因子的释放,同时促使前列腺素合成的增加,前列腺素增加导致子宫收缩。母亲全身性感染如流行性感冒、风疹、急性尿路感染均可导致早产。

2.胎膜早破

破膜后羊水流出,宫腔内压力降低,诱发宫缩而导致早产。感染是导致胎膜早破的重要因素。宫颈及阴道穹隆部的微生物可以产生蛋白水解酶,水解宫颈口附近胎膜的细胞外物质,使组织张力强度降低,胶原纤维Ⅲ减少,膜的脆性增加。细菌产生的内毒素也有诱导产生前列腺素(PG)的作用,PG的增加导致子宫收缩,在宫内压力增强、局部张力强度降低及脆性增加的情况下,可以发生胎膜早破。早产常与胎膜早破合并存在,胎膜早破常使早产不可避免。随着破膜时间的增长,原已存在的感染或破膜后的上升性感染可导致绒毛膜羊膜炎,胎儿发生感染的可能也随之增加。

3.子宫颈功能不全

子宫颈功能不全包括:①先天性宫颈平滑肌发育缺陷,纤维组织少,子宫颈丧失其正常的承受能力;②前次分娩宫颈内口损伤,使宫颈的结缔组织的连续性及完整性受到破坏。由于上述原因,在妊娠中期以后,宫颈管逐渐消退,宫口逐渐扩大,羊膜囊逐步向外突出,最终因张力过大而致胎膜早期破裂,终于早产。

4.子宫发育不全

子宫畸形常导致早产,如单角子宫、双子宫、子宫纵隔、马鞍形子宫均可因发育不良而导致晚期流产或早产。

5.子宫过度膨胀

双胎或多胎及羊水过多均可使宫腔内压力升高,以致提早临产而发生早产。

6.妊娠合并症及妊娠并发症

如妊娠高血压综合征、妊娠期肝内胆汁淤积症(ICP)、前置胎盘、胎盘早剥、妊娠期糖尿病、妊娠合并肝炎等,病情严重,危及母亲及胎儿时,必需及早终止妊娠,故亦为早产的原因。

二、诊断

1.临床症状及体征

(1)先兆早产:出现宫缩,其宫缩间歇时间已在10min以内,有逐渐缩短的趋势,收缩时间持续在20~30s,并有逐渐延长的倾向,为先兆早产,应注意与生理性Braxton-Hick宫缩相鉴别。

(2)早产:出现规律宫缩,若阴道有血性分泌物排出,则可确定诊断。子宫颈口进行性扩张至 2cm,早产可以确定。如规则的宫缩不断加强,子宫颈口扩展至 4cm 或胎膜破裂,则早产已不可避免。

2.实验室检查

胎儿纤维结合素(fFN)的测定在早产诊断中有重要作用。当发生宫缩后,为明确是否有先兆早产,可用宫颈或阴道黏液测定 fFN,fFN>50ng/ml 为阳性。如有宫缩而 fFN 试验为阳性,则 83% 发展成早产,阴性者仅 19% 发展成早产。

3.宫缩电子监护仪

能够准确描记宫缩情况。

三、处理

妊娠≤35 周,胎儿存活,无宫内窘迫,无畸形,胎膜未破,孕妇无严重的合并症与并发症,子宫颈口扩张<4cm 者,应抑制宫缩,积极保胎,尽量延长孕周。

1.卧床休息

卧床休息以减少宫缩。取左侧卧位可增加子宫胎盘血流量,改善胎儿供氧,减少围生儿死亡。

2.避免检查

应避免阴道检查和肛查,减少腹部检查。禁止性生活。

3.应用宫缩抑制药

(1)β 肾上腺素能受体兴奋药

1)抑制子宫收缩的机制:β 肾上腺素能受体分为 β_1、β_2 两型,β_1 型受体的介导可能使心率加快,心脏收缩力增强,促进脂肪分解,而 β_2 型受体则介导子宫、支气管及小动脉的平滑肌松弛。

当 β 型肾上腺素能受体兴奋药与肌细胞膜外表面的 β 型肾上腺素能受体相互作用后,激活位于细胞膜内面的腺环化酶,它又激动三磷酸腺苷转变成环腺苷酸(cAMP),cAMP 的浓度增加,启动蛋白质磷酸根转移酶的活化,导致特异的膜蛋白的磷酸化作用,该过程通过两个途径使子宫松弛:a.细胞内自由钙离子减少;依赖 cAMP 的蛋白质磷酸根转移酶的激活导致蛋白质的磷酸化,同时启动钠泵,Na^+ 泵出细胞,K^+ 则进入细胞,这也部分地解释了在使用 β_2 型肾上腺素能受体兴奋药后,血钾降低,Na^+ 梯度的增加,加速 Na^+/Ca^{2+} 交换率,导致 Ca^{2+} 从细胞质外流,以及肌质网内 Ca^{2+} 的增加;b.直接抑制肌球蛋白轻链磷酸根转移酶的活化导致环腺苷酸酶介导的磷酸化。

2)常用药物:利托君,150mg 加于 5% 葡萄糖液 500ml,稀释为 0.3mg/ml 的溶液行静脉滴注,滴速保持在 0.15~0.35mg/min,待宫缩抑制后至少持续滴注 12h,再改为口服 10mg,每小时 1 次。沙丁胺醇(舒喘灵),通常首次 4.8mg 口服,以后每 8 小时口服(2)4~4.8mg,直至宫缩消除时停药。

3)β 肾上腺素能受体兴奋药的副作用:此类药物使用时同时兴奋 β_1 受体,部分孕妇出现心率增快,血压下降,血糖升高等不良反应,所以用药期间应监测心率、血压、胎儿心率,适时检测血糖、血电解质情况。停药指征:孕妇心率≥140 次/分,胎心率≥180 次/分,孕妇收缩压降至

90mmHg。对妊娠期糖尿病、电解质紊乱及使用排钾利尿药患者应慎用。

（2）硫酸镁：硫酸镁至今仍是广泛应用于抑制子宫收缩的传统药物。镁离子通过抑制神经肌肉接头处乙酰胆碱的释放和直接抑制子宫肌肉收缩起到治疗早产的作用。用法：先以 10% 硫酸镁 40ml 加 25% 葡萄糖液 10ml 快速静脉滴注，以后用 25% 硫酸镁 60ml 加 5% 葡萄糖液 1000ml 缓慢静脉点滴，速度为 2g/h，以子宫收缩被抑制为宜。用药过程中注意呼吸、尿量、膝腱反射。如呼吸<16 次/分、尿量<25ml/h、膝腱反射消失时应停药。出现镁中毒可静脉缓慢推注 10% 葡萄糖酸钙 10ml。

（3）前列腺素合成酶抑制药：通过抑制前列腺素的合成，对抗前列腺素的子宫收缩和宫颈软化作用。常用的有吲哚美辛、阿司匹林、保泰松等。现证明吲哚美辛有使胎儿动脉导管早闭和羊水过少的作用，不应长期应用，尤其孕周较小时。

（4）钙拮抗药：抑制钙进入子宫肌细胞膜，抑制缩宫素及前列腺素的释放，达到治疗早产的效果，常用硝苯地平（心痛定），一般首剂 30mg，90min 后仍有宫缩，再给予 20mg。若子宫收缩被抑制，口服维持量 20mg，每 8 小时 1 次。用药期间注意观察血压及心率等情况。

四、促进胎儿肺成熟

34 周前的先兆早产或早产，需给孕妇糖皮质激素。一般用地塞米松 10mg，每日 1 次肌注，连用 2～3d；或用倍他米松 12～24mg 肌注，每日 1 次，连用 2d，以促进胎儿肺成熟，预防新生儿呼吸窘迫综合征。

五、抗生素的应用

在早产发生原因的探讨中可以看到感染问题已经日益受到重视，不少学者已在早产前即给予孕妇以抗生素以期改善产妇及新生儿的预后，可以减少新生儿肺炎、坏死性小肠炎的发病率。因此，可考虑在产前应用抗生素，目前应用较多的是氨苄西林。

六、产时处理

产时应加强对胎儿的监护，尽量避免胎儿窘迫的发生，分娩时应行会阴侧切预防新生儿颅内出血。如已确诊宫内感染，短期内不能分娩时应使用抗生素并及时剖宫产结束妊娠。对早产儿应加强护理。

七、预防

1.加强孕期宣传教育

注意卫生，防止感染，孕晚期要减少性生活。

2.早期处理阴道感染

在某些人群中至少 40% 的早产与阴道感染有关，例如滴虫性阴道炎，解脲支原体及各类细菌性阴道炎都有可能启动各类细胞活性因子的产生以致发生早产，因此及早治疗阴道炎症是十分重要的。

3.fFN 测定

fFN 测定的应用已从诊断发展到预测。宫颈黏液 fFN 测定，如＞50ng/ml 为阳性。结合观察宫缩如每小时多于 2 次者为阳性，其敏感度、特异性均佳，阴性预测值更高，如两者结合，即 fFN 测定和宫缩监测两者结合，准确度更高。

4.B超测定宫颈

宫颈成熟是临产的重要条件之一。如宫颈本身发育过短也将导致早产,因此近年来用 B 超对宫颈测量以预测早产可能的研究较多,其方法有经腹部或经阴道两种,最近尚有经会阴预测者,测量内容有宫颈长度、宫颈内口扩张度等。

5.有高危因素者

多胎妊娠、fFN 试验阳性、宫颈长度短者等,妊娠晚期应多卧床休息,取左侧卧位更好,禁止性生活,在自觉有过多宫缩时,立即去医院检查。

6.宫颈关闭不全的处理

宫颈关闭不全者可于孕 14～16 周行手术治疗。

(1)手术指征:有晚期流产、早产史合并宫颈陈旧裂伤达穹隆者;或非孕期宫颈扩张器 7 号进入宫颈内口无阻力者;或宫颈阴道段短于 0.5cm 或缺如者;中期妊娠 B 超发现宫颈内口扩张羊膜囊楔形嵌入宫颈管者及多胎妊娠。

(2)手术方法:①宫颈环扎术,如 Shirodkar 法、McDonald 法及 Cautifaris 法。②宫颈对合缝合法,适用于宫颈短或缺如、裂伤。

第三节 过期妊娠

过期妊娠是指平时月经周期规则,此次妊娠达到或超过 42 周者。过期妊娠的发生率占妊娠总数的 3.5%～17%。过期妊娠中胎盘功能正常者称生理性过期,占过期妊娠的 60%～80%,胎盘功能减退者称病理性过期,占过期妊娠的 20%～40%。过期妊娠围生儿发病率及死亡率明显增高,并随妊娠延长而增加。初产妇过期妊娠胎儿较经产妇胎儿危险性增加。近年来,由于产前及新生儿阶段监测及处理的进步,围生儿死亡率已有明显下降,但在过期妊娠,其剖宫产率、胎儿窘迫率、羊水污染率、产程延长的发生率以及新生儿神经损伤均明显高于正常妊娠期分娩的新生儿和产妇。

一、病因

分娩的发动机制是一个复杂的问题,目前尚不完全清楚。因此过期妊娠的病因亦不肯定。发动分娩的任何一个环节出现障碍,均可造成过期妊娠。现认为过期妊娠与下列因素有关:

1.雌激素水平低

虽然临产的机制十分复杂,但血中雌激素水平的高低与临产有密切关系,过期妊娠可能与血雌激素水平过低有关。例如①无脑儿:胎儿无下丘脑,使垂体-肾上腺轴发育不良,胎儿肾上腺皮质所产生的雌二醇及雌三醇的前身物质,16α-羟基硫酸去氢表雄酮(16α-OH-DHEAS)减少,因此,血中雌激素水平亦不高,在自然临产组中过期妊娠发生率为 28%。②胎盘硫酸酯酶缺乏:是一种罕见的伴性隐性遗传病,患者虽然胎儿肾上腺产生了足量的 16α-OH-DHEAS,但由于缺乏胎盘硫酸脂酶,无法将这种活性较弱的脱氢表雄酮转变成雌二醇及雌三醇,以致发生过期妊娠。

2.内源性前列腺素和雌二醇分泌不足而致黄体酮水平增高

有学者认为过期妊娠系雌孕激素比例失调导致孕激素优势,抑制前列腺素和缩宫素,使子宫不收缩,延迟分娩发动。

3.头盆不称时

由于胎先露部对宫颈内口及子宫下段的刺激不强,容易发生过期妊娠,这是较多见的原因。

4.遗传

有少数妇女的妊娠期较长,多次妊娠均出现过期妊娠,有时尚见于一个家族,说明这种倾向可能与遗传有关。

5.排卵延迟或胚胎种植延迟

可导致过期妊娠。

二、胎盘及胎儿的病理改变

1.胎盘

过期妊娠的胎盘可分为两种类型,一种是胎盘功能正常,胎盘外观和镜检均与足月妊娠胎盘相似。胎盘重量可略有增加,另一种是胎盘功能减退,胎盘出现退行性变化。胎盘绒毛内毛细血管减少,绒毛间质纤维化,合体滋养细胞结节增多,纤维蛋白坏死绒毛增多,使胎盘血供下降,导致胎儿缺血、缺氧。

2.羊水

过期妊娠时,羊水量明显减少,可减至300ml以下;由于胎盘功能低下,胎儿慢性缺氧,使肠蠕动增加,而肛门括约肌松弛,羊水被胎粪污染。

3.胎儿

(1)正常生长:过期妊娠且胎盘功能正常者,胎儿继续生长,体重增加,成为巨大胎儿,颅骨钙化明显,不易变形,难产率增加。

(2)成熟障碍:由于胎盘功能减退,胎盘血流不足以致缺氧及营养供应缺乏,胎儿不易再继续生长发育,出现成熟障碍综合征。成熟障碍综合征可分为3期。

第Ⅰ期:由于缺乏皮下脂肪,四肢细长,皮肤干而皱褶,类似羊皮纸,胎脂及胎毛少,指甲少,新生儿表现营养不良,但无胎粪的污染,颅骨硬,但面容反应尚机敏。

第Ⅱ期:新生儿表现为第Ⅰ期,但伴有含胎粪的羊水,胎粪可以沾染皮肤、胎盘、胎膜和脐带的表面,但无黄染的表现。

第Ⅲ期:新生儿表现如第Ⅰ期,除有胎粪沾染外,新生儿指甲、皮肤黄染、胎盘、胎膜及脐带表面均染成黄绿色。

(3)胎儿宫内发育迟缓小样儿可与过期妊娠并存,后者更增加胎儿的危险性。

(4)胎儿宫内吸入胎粪,使新生儿出生时呼吸困难、持续性缺氧、吸入性肺炎、持续缺氧状态,还可发生中枢神经系统的损害。

(5)胎盘功能低下,可致胎儿宫内缺氧,如胎心改变,羊水减少,胎心电子监护正常,胎盘功能生化检测异常,脐动脉血活检测异常等。

三、诊断

1.核对孕周

月经规律,周期为28~30d者,妊娠≥42周;月经不规律者,以基础体温升高时为受孕日计算孕周,≥40周;月经不规律,未测基础体温者,根据早孕反应出现的时间、胎动时间及孕早期检查子宫大小或20周前B超检查的胎儿大小推算预产期,超过预产期2周以上者,可诊断为过期妊娠。

2.辅助检查

重点监测胎盘功能及胎儿大小及生长发育情况。

(1)胎动计数:过期妊娠胎动多少是胎儿在宫内状态的重要指标。孕妇每天上午8:00～9:00,下午2:00～3:00,晚上7:00～8:00,静坐计算胎动次数,然后将三段时间胎动次数相乘4,代表12h内胎动次数,如<10次,提示有可能胎儿宫内缺氧,应即告知医务人员。

(2)尿雌三醇含量和雌三醇/肌酐(E/C)比值测定:每周检测2～3次。24h尿雌三醇<10mg,或E/C比值<10,或下降50%为胎盘功能低下。

(3)人胎盘泌乳(hPL):正常hPL随孕周的增加而增加,36周达高峰,37周后逐渐下降。孕末期hPL<4mg/L表现胎儿危险。

(4)妊娠特异性β_1糖蛋白(SP_1):SP_1于孕4周始增加,孕38周达高峰,39周稍下降,维持到分娩。过期妊娠时SP_1随孕周的增加而下降,需动态观察。

(5)无应激试验(NST)及宫缩应激试验(CST):每周行NST检查2次,无反应者行CST。CST阳性表明胎儿窘迫。过期妊娠者需每日行NST1次,如有需要,NST观察时间可延长至60min。

(6)生物物理评分(BPS):包括NST、胎儿呼吸运动(FBM)、胎动(FM)、胎儿肌张力(FT)、羊水量(AFV)5项,每项2分。5项指标中的4项(除羊水量)反映胎儿神经系统对各种生物物理活动的调节功能。5项中羊水量是胎儿缺氧的敏感指标。如NST和AFV两项正常,不必处理。而AFV单项减少时,即使其他指标正常,也应作为终止妊娠的指征。AFV减少标准是羊水池深度<(2)0cm或羊水指数(4个羊水池最大径线值相加)≤5cm。

(7)羊膜镜检查:羊水浑浊有胎粪者考虑胎盘功能不良,胎儿宫内窘迫。羊膜镜检只适用于宫颈已开大,胎膜完整者。

(8)胎儿大小及生长情况估计:由于大部分过期妊娠的胎盘功能属正常范围,胎儿仍在生长,胎儿常偏大。用B超测量胎儿各有关径线值以了解胎儿大小情况。如胎儿双顶径、股骨长、小脑横径、胸围、腹围等,现在常采用多个变量的计算方式来更准确地估计胎儿体重。

四、治疗

过期妊娠影响胎儿安危,应避免过期妊娠的发生。国内学者多主张妊娠达41周应终止妊娠。国外有学者主张定期检测胎盘功能,每日NST监测,每周2次B超检查,若胎儿缺氧,需立即终止妊娠。

1.终止妊娠方法

(1)引产:胎盘功能正常,胎心好,OCT(-),宫颈已成熟,无引产禁忌者,可行人工破膜;如羊水较多且清亮者继之以静点缩宫素引产。宫颈不成熟者,先促宫颈成熟,然后行人工破膜及缩宫素引产。引产过程中需严密观察产程进展,监护胎心率,有条件时应采用胎心监护仪持续监护,因为过期妊娠的胎儿对缺氧的耐受力下降,虽然有些胎儿产前监护正常,但临产后宫缩应激力显著增加,可超过胎儿的储备力,导致胎儿宫内窘迫,甚至死亡。为避免缺氧,产程中应充分给氧。静脉滴注葡萄糖液,以增加胎儿对缺氧的耐受能力。

(2)剖宫产:过期妊娠出现胎盘功能低下、胎儿窘迫、羊水过少、巨大儿、引产失败或人工破膜后发现羊水粪染、产程进展缓慢等,需行剖宫手术。

2.过期产儿的处理

胎儿娩出前做好一切抢救准备。胎头娩出后即应清理其鼻腔及鼻咽部黏液和胎粪,必要时行气管插管新生儿气管内羊水和胎粪。新生儿出生后,如有轻度窒息,可面罩给氧;重复窒息清理呼吸道后行气管插管,人工呼吸,脐静脉推注碳酸氢钠、地塞米松纠正酸中毒。必要时行胸外心脏按压,心内注射肾上腺素。

第四节　异位妊娠

一、输卵管妊娠

输卵管妊娠系指受精卵在输卵管内着床发育,是最常见的异位妊娠,约占异位妊娠的 $90\%\sim95\%$。发病部位以壶腹部最多,约占 $75\%\sim80\%$;其次为峡部,再次为伞部,间质部最少。

【诊断标准】

1.病史

有盆腔炎、子宫内膜异位症、不孕史或以往有过输卵管妊娠史。

2.临床表现

(1)停经:80%的患者主诉有停经史,除输卵管间质部妊娠停经时间较长外,大都有 $6\sim8$ 周的停经史。有少数患者因有不规则阴道流血,误认为月经来潮而自诉无停经史。

(2)阴道流血:常表现为短暂停经后不规则阴道流血,量少,点滴状,一般不超过月经量,色暗红或深褐色,淋漓不净,并可有宫腔管型组织物排出。只有 5%的患者表现为大量出血。

(3)腹痛:95%以上输卵管妊娠患者以腹痛为主诉就诊。早期时常表现为患侧下腹隐痛或酸胀感,当输卵管妊娠流产或破裂时,患者突感下腹一侧撕裂样疼痛,常伴恶心、呕吐。当血液局限于患部,主要为下腹痛;出血多时可引起全腹疼痛,血液刺激横隔,出现肩胛部放射痛。血液积聚在子宫直肠凹陷处时,出现肛门坠胀感。

(4)晕厥和休克:部分患者由于腹腔内急性出血及剧烈腹痛,入院时即处于休克状态,面色苍白、四肢厥冷、脉搏快而细弱、血压下降。休克程度取决于内出血速度及出血量,与阴道流血量不成比例。间质部妊娠一旦破裂,常因出血量多而发生严重休克。

(5)检查:①妇科检查阴道后穹隆饱满,触痛,宫颈有举痛,子宫体稍大,子宫一侧或后方可触及包块,质如湿面团,边界不清楚,触痛明显。②腹部检查有腹腔内出血时,腹部有明显压痛,反跳痛,患侧为重,可以有轻度肌紧张,出血多时叩诊有移动性浊音。

3.辅助检查

(1)尿妊娠试验:如阳性,可辅助诊断,但阴性不能排除输卵管妊娠。

(2)血 β-HCG 测定:是早期诊断异位妊娠的常用手段,β-HCG 在停经3~4周时即可显示阳性。胚胎存活或滋养细胞尚有活力时 β-HCG 呈阳性,但异位妊娠时往往低于正常宫内妊娠。

(3)B 型超声检查:已成为诊断输卵管妊娠的主要方法之一。输卵管妊娠的典型声像图如下:①子宫腔内不见妊娠囊,内膜增厚。②宫旁一侧见边界不清、回声不均的混合性包块,有时宫旁包块内可见妊娠囊、胚芽及原始心管搏动,是输卵管妊娠的直接证据。③直肠子宫陷凹处有积液。

文献报道超声检查输卵管妊娠的准确率为 77%～92%。

(4)后穹隆穿刺或腹腔穿刺:疑有腹腔内出血者,可用 18 号长针自阴道后穹隆刺入子宫直肠陷凹,抽出暗红色不凝血为阳性结果。内出血量多,腹部有移动性浊音时,可做腹腔穿刺。若抽出的血液较红,放置 10 分钟内凝固,表明误入血管。当有血肿形成或粘连时,抽不出血液也不能除外异位妊娠的存在。

(5)腹腔镜检查:腹腔镜有创伤小,可在直视下检查,又可同时手术,术后恢复快的特点。适用于早期病例及诊断不明确的病例。但出血量多或严重休克时不宜做腹腔镜检查。

(6)子宫内膜病理检查:适用于阴道出血较多的患者,目的是排除宫内妊娠,病理切片中仅见蜕膜而无绒毛,或呈 A-S 反应;但如内膜为分泌反应或增生期并不能除外输卵管妊娠。

4.鉴别诊断

应与流产、黄体破裂、急性输卵管炎、卵巢囊肿蒂扭转、卵巢异位囊肿破裂及急性阑尾炎相鉴别。

【治疗原则】

1.手术治疗

(1)输卵管妊娠治疗原则以手术为主,一般确诊后即行手术,可根据患者的情况和医院的条件进行开腹手术或腹腔镜手术。

(2)手术方式一般采用输卵管切除术,适用于出血量多、休克患者。对有生育要求的年轻妇女可行保守性手术,保留输卵管及其功能。术后 3～7 天内应复查血 β-HCG,如血 β-HCG 下降不显著,应考虑加用 MTX 治疗。

(3)术后应在切除的输卵管或血液中查找绒毛,如未见,应于术后测定 β-HCG,可疑持续妊娠时,采用氨甲蝶呤(MTX)药物治疗,用法同保守治疗。

(4)自体输血缺乏血源的情况下可采用自体血回输。

2.药物治疗

一般认为符合下列条件者可采用药物治疗。

(1)盆腔包块最大直径＜3cm。

(2)输卵管妊娠未破裂。

(3)患者一般情况好,无明显内出血。

(4)血 β-HCG＜20001U/L。

(5)B 超检查未见胚胎原始心管搏动。

(6)肝、肾功能及血红细胞、白细胞、血小板计数正常。

(7)无 MTX 禁忌证。

3.用药方法

(1)全身用药:常用氨甲蝶呤。

①单次给药:MTX 剂量为 $50mg/m^2$,肌内注射 1 次,可不加用四氢叶酸,成功率达 87% 以上。

②分次给药:MTX 1mg/kg,肌内注射,每 1、3、5、7 天隔日 1 次。同时用四氢叶酸 0.1mg/kg,每 2、4、6、8 天隔日肌内注射一次。给药期间应测定血 β-HCG 及 B 超检查。

(2)局部用药:在 B 超引导下或经腹腔镜直视下将氨甲蝶呤直接注入孕囊或输卵管内。

4.用药后随访

(1)单次或分次用药后 2 周内,宜每隔 3 日复查血 β-HCG 及 B 型超声检查。

(2)血 β-HCG 呈下降趋势并转阴性,症状缓解或消失,包块缩小为有效。

(3)若用药后第 7 日血 β-HCG 下降 >15%～≤25%、B 型超声检查无变化,可考虑再次用药(方案同前)。此类患者约占 20%。

(4)血 β-HCG 下降 <15%,症状不缓解或反而加重,或有内出血,应考虑手术治疗。

(5)用药后应每周复查血 β-HCG,直至 β-HCG 值达正常范围。

注意:

①手术应保留卵巢,除非卵巢有病变如肿瘤等必须切除者。同时需仔细检查对侧附件。

②治疗期间需密切观察一般情况,定期测体温、血压、脉搏、腹部体征及妇科阳性体征变化,B 超及尿 HCG 转阴状况,如效果不佳,β-HCG 持续上升,急性腹痛、输卵管破裂时,应及早手术。保守治疗 3 个月后可随访输卵管碘油造影,了解患侧输卵管情况。

二、卵巢妊娠

卵巢妊娠指受精卵在卵巢内着床和发育,发病率占异位妊娠的 0.36%～(2)74%。卵巢妊娠术前诊断困难,一般在术时才得到明确诊断。

【诊断标准】

1.临床表现

(1)临床表现与输卵管妊娠极相似,常被诊断为输卵管妊娠或卵巢黄体破裂。常有宫内节育器避孕史、停经史或不伴早孕现象。

(2)腹痛常表现为下腹隐痛,破裂时往往有剧烈腹痛。

(3)破裂后若伴大量腹腔出血,可出现休克等征象,与输卵管妊娠破裂相同。

(4)检查:①妇科检查宫体正常或稍大,子宫一侧或后方可触及块物,质囊性偏实,边界不清楚,触痛明显。②腹部检查有腹腔内出血者,腹部有明显压痛,反跳痛,叩诊有移动性浊音。

2.辅助检查

(1)尿妊娠试验阳性,但阴性不能除外妊娠。

(2)血 β-HCG 放射免疫测定灵敏度高,有助于卵巢妊娠早期诊断。

(3)超声诊断见子宫增大,宫腔空虚,宫旁有低回声区,如见妊娠囊位于卵巢更可确诊,如已破裂可见盆腔内有积液。

(4)后穹隆穿刺及腹腔穿刺适用于疑有腹腔内出血者,抽出不凝血为阳性。

(5)腹腔镜检查有助于早期诊断,已有腹腔内出血及休克者一般禁忌做腹腔镜检查。

(6)诊断性刮宫排除宫内妊娠,内膜病理应结合病情做出诊断。

3.诊断

(1)双侧输卵管完整,并与卵巢分开。

(2)囊胚位于卵巢组织内。

(3)卵巢与囊胚必须以卵巢固有韧带与子宫相连。

(4)囊胚壁上有卵巢组织。

【治疗原则】

1.疑卵巢妊娠者应立即收住院,密切观察病情变化。

(2)一经诊断就应手术治疗,可根据病灶范围、情况做卵巢楔形切除、卵巢切除或患侧附件切除。可行开腹手术也可行腹腔镜手术。

三、宫颈妊娠

宫颈妊娠系指受精卵在子宫颈管内着床和发育,是一种极为罕见的异位妊娠,多见于经产妇,是严重的病理妊娠情况,不但影响患者的健康,且可危及生命。

【诊断标准】

1.临床表现

(1)停经史伴早孕反应。

(2)持续性阴道流血,量由少到多,也可为间歇性阴道大量出血以致休克。

(3)无急性腹痛。

(4)伴有感染者出现腹痛,体温升高。

(5)妇科检查宫颈变软,呈紫蓝色,不成比例增大,宫颈可大于或等于子宫体的大小,宫颈外口部分扩张,边缘薄,内口紧闭。宫体可增大且硬度可正常。

2.辅助诊断

(1)尿妊娠试验阳性。

(2)B超检查显示子宫增大但宫腔内未见妊娠囊,宫颈管增大,颈管内见妊娠囊。

3.鉴别诊断

易误诊为流产,应注意宫颈特异性改变。

【治疗原则】

(1)可疑宫颈妊娠应即入院治疗。

(2)无出血时可用保守疗法 MTX 为最常用药物,用法同输卵管妊娠保守治疗。

(3)刮宫加宫颈填塞宫颈妊娠出血或药物治疗中出血,应在备血后做刮宫术清除妊娠产物,刮宫后可用纱条填塞宫颈止血。

(4)有条件者可选用宫腔镜下吸取胚胎组织,创面以电凝止血;子宫动脉栓塞。

(5)在患者出现失血性休克的紧急情况下,也可以切除子宫以挽救患者生命。

四、腹腔妊娠

腹腔妊娠是指妊娠位于输卵管、卵巢及阔韧带以外的腹腔内。分原发性及继发性两种,前者系指孕卵直接种植于腹膜、肠系膜、大网膜等处,极为少见。而后者大部分为输卵管妊娠流产或破裂后胚胎落入腹腔,部分绒毛组织继发植入盆腔腹膜或邻近脏器表面,继续发育。腹腔妊娠由于胎盘附着位置异常,血液供应不足,故胎儿不易存活至足月,围产儿病死率高达90%。

【诊断标准】

1.病史

大多数患者病史中有输卵管妊娠流产或破裂的症状。即停经、腹痛及阴道流血。以后阴道出血停止,腹部逐渐增大。

2.临床表现

(1)孕妇一般无特殊主诉。随着妊娠月份增多腹部逐渐增大,腹痛也日益加重。

(2)有时可有恶心呕吐、嗳气、便秘、腹痛等症状。

(3)患者自感此次妊娠和以往妊娠不同。自感胎动明显,由于胎动孕妇常感腹部极度不适。

(4)如胎儿死亡,妊娠征象消失,月经恢复来潮,腹部随着死胎缩小而相应缩小。

(5)体检:子宫轮廓不清,胎儿肢体甚易触及,胎位多异常以横位或臀位为多;胎心音异常清晰,胎盘杂音响亮;宫颈位置上移,子宫比妊娠月份小,偏于一侧,胎儿位于另一侧。

3.辅助检查

(1)尿妊娠试验阳性。

(2)B型超声检查宫腔空虚,其旁有一囊性块物,内有胎儿,

(3)X线检查正位片显示胎儿位置较高,胎体贴近母体腹壁,肢体伸展,有时可见钙化石胎。侧位片如见胎儿骨骼与母体脊柱重叠,对诊断甚有帮助。

【治疗原则】

(1)一旦确诊后应立即手术,术前必须做好输血准备。

(2)胎盘剥离有困难时可仅取出胎儿,以肠线在靠近胎盘处结扎脐带,让胎盘留在腹腔内,经过一段时间后,多可逐渐吸收。

(3)如胎盘附着在输卵管、阔韧带和子宫、大网膜等处可连同附着脏器一并切除。

(4)术后应加用抗生素,控制感染,特别是胎盘未取出者。

五、剖宫产瘢痕部位妊娠

剖宫产瘢痕部位妊娠(CSP)是剖宫产术后的一种并发症。从20世纪50年代以来,剖宫产术一般均采用子宫下段术式,子宫下段切口瘢痕妊娠的位置相当于子宫峡部并位于子宫腔以外,严格地说是一种特殊部位的异位妊娠。1978年Larsen报道第1例剖宫产瘢痕部位妊娠,近年来随着我国剖宫产率的上升,发生率明显上升,目前发生率已达1/1800~1/2216,已超过宫颈妊娠的发生率。

【诊断标准】

1.病史

有剖宫产史,发生瘢痕部位妊娠的原因虽然尚未完全清楚,但显然与剖宫产切口愈合不良有关。发病相关因素有:多次剖宫产史;瘢痕部位愈合不良。

2.临床表现

(1)有停经史,发病一般在5~6孕周。

（2）早期症状不明显，约1/3患者可无症状，少数在常规做B超检查时发现为CSP。

（3）阴道流血大部分患者于停经后有少量阴道流血，亦有少数患者一开始即有大量阴道流血，部分阴道少量流血的患者尚伴有轻度至中度的下腹痛。

（4）少数CSP患者可能持续到妊娠中期，甚至妊娠晚期，妊娠中期以后的CSP可能突发剧烈腹痛及大量出血，预示子宫即将破裂或已经发生了子宫破裂。

3.辅助检查

（1）尿妊娠试验阳性，因为子宫切口瘢痕妊娠血运较差。比宫内妊娠HCG量低，CSP时HCG测定量一般在100～10000U/L间，这一特征有助于CSP的诊断。

（2）超声检查：阴道超声是对可疑病例首选的有效辅助检查方法。CSP的超声诊断标准：宫腔内及宫颈管内未见孕囊，孕囊在子宫峡部前壁，孕囊与膀胱之间缺乏子宫肌层或肌层有缺陷，孕囊与膀胱之间的距离<5mm，最薄者仅1～2mm厚。

（3）磁共振成像（MRI）：MRI具有无损伤、多平面成像、组织分辨率高等优点，能清晰显示孕囊在子宫峡部前壁着床，无完整肌层及内膜覆盖。但一般很少应用，仅仅用于超声检查不能准确诊断时。

（4）内镜诊断：宫腔镜与腹腔镜均可用于诊断，但目前大多数用于治疗，在CSP已确诊或高度怀疑CSP时，可以选择应用宫腔镜或腹腔镜进行诊断与治疗。

【治疗原则】

1.药物治疗

MTX治疗较为有效。MTX治疗可分全身治疗与局部治疗。

（1）全身治疗 MTX单次肌内注射，剂量为50mg/2，若效果不明显，可于1周后再一次给药；MTX与四氢叶酸交替使用，MTX 1mg/kg于1、3、5、7天各肌内注射1次，四氢叶酸0.1mg/kg于2、4、6、8天各肌内注射1次。

（2）局部注射在B超引导下可以局部孕囊注入MTX 20～50mg/次。

（3）联合方法全身与局部注射联合应用。治疗时以HCG测定来进行监测。

2.子宫动脉栓塞

子宫动脉栓塞用于CSP发生大出血时，止血效果好。在CSP治疗上目前除用于止血外，对CSP治疗也有很重要的作用。子宫动脉栓塞联合MTX药物治疗是目前认为有效的方法。

3.刮宫术

试图用刮宫术刮除孕囊的方法会导致子宫穿孔及大出血。因此，当确认CSP后切不可盲目行刮宫术。当CSP被误诊为早孕或流产不全进行人工流产或清宫，发生大出血时，应立即终止刮宫，用缩宫药物，仍出血不止可用纱条填塞，同时给予MTX。如有条件可行子宫动脉栓塞，并同时用MTX等处理。

4.宫腔镜下孕囊去除术

适用于孕囊向宫腔方面生长者，宫腔镜下去除孕囊后，可直视下电凝植入部位的出血点，防止去除孕囊后出血。

5.腹腔镜手术

适用于孕囊向膀胱和腹腔方向生长者，腹腔镜下可切开CSP包块，取出孕囊组织，或局部切除,电凝止血并行缝合。

6.经腹行瘢痕部位妊娠物切除或子宫切除术(包括次全切或全切)

中期或晚期 CSP 破裂,可根据具体情况行瘢痕切除术,或情况紧急时行子宫切除术。

【预后与预防】

1.预后

CSP 保守治疗后,尚可再次妊娠。保守治疗后再次妊娠并得活婴者已有报道。值得注意的是,处理上应在妊娠 36 周左右行选择性剖宫产,以防子宫下段过分伸展而导致子宫破裂,除子宫破裂外,尚应注意的是胎盘粘连与植入。

2.预防

首先要降低剖宫产率及人工流产率,其次是要重视剖宫产手术的技术,特别是切口缝合技术。

第五节　妊娠剧吐

妊娠剧吐是指在妊娠早期出现的,以呕吐为主要症状的症候群。约 50% 的妊娠妇女有不同程度的择食、食欲缺乏、呕吐等,妊娠 4 个月左右可自然消失,称之为早孕反应。因为症状多出现于清晨,故又称晨吐。若早孕反应严重,呕吐频繁,不能进食,造成饥饿、脱水、酸中毒,以致代谢紊乱,影响健康,甚至威胁生命,则为妊娠剧吐,其发生率为 0.3% ~ 1%。

一、病因

病因至今尚无确切学说,与如下因素有关,常常并非单一因素。

1.内分泌因素

①早孕期,绒毛膜促性腺激素 HCG 急剧上升,水平越高,反应越重,如双胎、葡萄胎等,故一般认为妊娠剧吐与 HCG 水平急剧增高有关,但个体差异大,不一定与 HCG 成正比;②有人提出妊娠剧吐与血浆雌二醇水平迅速上升有关;③部分患者有原发性或继发性促肾上腺皮质激素或肾上腺皮质激素功能低下,如 Addison 病,妊娠剧吐多见;④妊娠合并甲状腺功能亢进,妊娠剧吐常见。

2.精神社会因素

精神过度紧张、丘脑下部自主神经功能紊乱;某些对妊娠有顾虑的孕妇,妊娠反应往往加重;生活不安定、社会地位低、经济条件差的孕妇好发妊娠剧吐。

3.来自胃肠道的传入刺激

早孕期胃酸的分泌减少,胃排空时间延长,胃内压力增高,刺激呕吐中枢。

二、病理生理

病理生理变化主要是继发于脱水及饥饿。

(1)频繁呕吐导致脱水、血容量不足、血液浓缩、细胞外液减少,胃液严重丢失,出现低血钾、低血钠、低血氯等电解质紊乱及碱中毒。

(2)在饥饿状态下,糖供给不足,肝糖原储备减少,脂肪分解加速。以供给热量,脂肪氧化不全,其中间产物-丙酮、乙酰乙酸及 β-羟丁酸增多,故出现酮血症、酸中毒。

(3)由于营养摄入不足,蛋白质分解加速,发生负氮平衡,体重下降、贫血、血浆尿素氮及尿酸升高。

(4)由于脱水,血容量减少,血液浓缩、肾小球血流量减少、尿量减少。肾小球通透性增加,导致血浆蛋白漏出,尿中出现蛋白或管型;肾小管可发生退行性变,排泄功能减退,肾功能受损,故尿素氮及血尿酸升高,血钾升高。

(5)因脱水、肝糖原减少,肝小叶中心部位发生细胞坏死、出血、脂肪变性,导致肝功能受损,肝功能异常(GPT 及碱性磷酸酶升高)、血胆红素升高及出血倾向。

(6)多发性神经炎,由于维生素缺乏及酮体的毒性作用,使神经轴突有不同程度变性,髓鞘变性,表现为肢体远端对称性感觉障碍和迟缓性瘫痪。严重者可出现中毒性脑病。

三、诊断

1.症状

停经 6 周后出现食欲缺乏、恶心、剧烈呕吐,出现疲乏无力、明显消瘦。

2.体征

血压降低,脉搏细微,体温轻度升高,体重减轻,皮肤弹性差,皮肤可见黄疸及出血点,尿量减少,严重者意识模糊,甚至昏睡状态。

3.辅助检查

(1)血液检查:测定血红细胞计数、血红蛋白、血细胞比容、全血及血浆黏度,以了解有无血液浓缩。测定二氧化碳结合力,或作血气分析,以了解血液 pH、碱储备及酸碱平衡情况。测定血钾、钠、氯,以了解有无电解质紊乱。测定血酮体定量检测以了解有无酮血症。测定血胆红素、肝肾功能、尿素氮、血尿酸等,必要时测肾上腺皮质功能及甲状腺功能。

(2)尿液检查:计算每日尿量,测定尿比重、酮体,作尿三胆试验、尿酮体检测。

(3)心电图检查:以及时发现有无低血钾或高血钾影响,并了解心肌情况。

(4)眼底检查:以了解有无视网膜出血。

四、鉴别诊断

(1)行 B 超检查,排除葡萄胎而肯定是宫内妊娠。

(2)应与引起呕吐的消化系统疾病相鉴别,如传染性肝炎、胃肠炎、十二指肠溃疡、胰腺炎、胆道疾病、胃癌等。

(3)应与引起呕吐的神经系统疾病相鉴别,如脑膜炎、脑瘤等。

(4)应与糖尿病酮症酸中毒相鉴别。

(5)应与肾盂肾炎、尿毒症等相鉴别。

五、并发症

1.低钾血症或高钾血症

如未能及时发现和及时治疗,可引起心脏停搏,危及生命。

2.食管黏膜裂伤或出血

严重时甚至可使食管穿孔,表现为胸痛、剧吐、呕血,需急症手术治疗。

3.Wernicke-korsakoff 综合征

六、治疗

1.轻度妊娠呕吐

可给予精神劝慰、休息,避免辛辣食物,少量多次进食,服用镇静、止吐药物。

2.中、重度妊娠呕吐

需住院治疗。①禁食,先禁食 2～3d,待呕吐停止后,可试进流质饮食,以后逐渐增加进食量,调整静脉输液量。②输液量依脱水程度而定,一般每日需补液 2000～3000ml,使尿量达到每日 1000ml。输液中加入维生素 B_6 及 C,肌内注射维生素 B_1,根据血钾、血钠、血氯及二氧化碳结合力(或血气分析结果)情况,决定补充剂量。营养不良者,可静脉滴注氨基酸,脂肪乳剂等营养液。③糖皮质激素的应用。若治疗数日后,效果不显著,加用肾上腺皮质激素,如氢化可的松 200～300mg 加入 5％葡萄糖液 500ml 内静脉滴注,可能有益。

3.终止妊娠的指征

经上述积极治疗后,若病情不见好转,反而出现下列情况,应从速终止妊娠:①持续黄疸;②持续蛋白尿;③体温升高,持续在 38℃以上;④心率超过 120 次/分;⑤多发性神经炎及神经性体征;⑥并发 Wernicke-Korsakoff 综合征。

七、Wernicke-korsakoff 综合征

Wernicke 脑病和 Korsakoff 精神病是维生素 B_1(硫胺素)缺乏引起的中枢神经系统疾病,两者的临床表现不同而病理变化却相同,有时可见于同一患者,故称为 Wernicke-Korsakoff 综合征。

1.发病机制

维生素 B_1 属水溶性维生素,是葡萄糖代谢过程中必需的辅酶,也是神经系统细胞膜的成分,维生素 B_1 严重缺乏时可造成有氧代谢障碍和神经细胞变化坏死。

在机体有氧代谢过程中,丙酮酸经丙酮酸脱氢酶系(PDHC)作用生成乙酰辅酶 A 进入三羧酸循环。PDHC 中丙酮酸脱羧酶是需硫胺酶,维生素 B_1 以焦磷酸硫胺素(TPP)的形式参与其辅酶组成。妊娠剧吐造成维生素 B_1 严重缺乏,PDHC 活性下降,丙酮酸不能完全进入三羧酸循环彻底氧化供能,血清丙酮酸水平升高;当 PDHC 活性降到正常活性的 50％以上时,糖代谢即不能顺利进行,组织供能受影响。脑组织对缺血缺氧敏感,丧失三磷酸腺苷(ATP)及其他高能物质后,则可引起脑组织细胞变性、坏死、组织自溶;同时,乙酰胆碱等神经介质合成障碍,出现神经和精神症状。此外,TPP 也是转酮酶的辅酶成分,转酮酶与脑的葡萄糖代谢有关,参与糖代谢的磷酸戊糖途径,保证细胞内 5-糖磷酸和 6-糖磷酸的转化。但在 Wernicke-Korsakoff 综合征患者中,至今未发现转酮酶内在异常的证据,说明转酮酶活性降低是受维生素 B_1 缺乏的外在影响所致。

妊娠剧吐并发 Wernicke-Korsakoff 引起中央脑桥髓鞘脱失,对其发生机制目前仍有争议,一般认为是低钠血症纠正过快的结果。有研究发现,低磷酸盐血症可引起包括中枢神经系统在内的多器官损害,并可导致类似 Wernicke-Korsakoff 的综合征。也有学者通过研究随时间的延长 MRI 呈现出现的中央脑桥髓鞘脱失病变图像的变化,证明低磷酸盐血症,而非低钠血症,在中央脑桥髓鞘脱失的发病机制中起一定作用。

Wernicke-Korsakoff综合征的基本病理改变表现为下丘脑、丘脑、乳头体、中脑导水管周围灰质、第三脑室壁、第四脑室底及小脑等部位毛细血管扩张、毛细血管内皮细胞增生及小出血灶，伴有神经细胞、轴索或髓鞘的丧失、多形性小胶质细胞增生和巨噬细胞反应。在CT或MRI上表现为丘脑及中脑中央部位病变，乳头体萎缩及第三脑室及侧脑室扩张，大脑半球额叶间距增宽。另外，Wernicke-Korsakoff综合征的一些少见的病理改变视盘肿胀和出血、视盘炎双侧尾状核病变，伴有脑室周围、丘脑和下丘脑及导水管周围灰质的对称性病变。

2.临床表现

①有妊娠剧吐的症状、体征及实验室检查发现；②遗忘、定向力障碍及对遗忘事件虚构，病情严重时由于中脑网状结构受损害而出现意识模糊、谵妄或昏迷；③眼肌麻痹，系由于脑内动眼神经核与滑车神经核受累；④如病变损及红核或其联系的纤维，则可出现震颤、强直及共济失调；⑤可能有维生素 B_1 缺乏引起的其他症状，如多发性神经炎等。

3.处理

Wernicke-Korsakoff综合征死亡率较高，常死于肺水肿及呼吸肌麻痹。

凡疑似病例，即应终止妊娠并予以大剂量维生素 B1500mg 静脉滴注或肌内注射，以后 50～100mg/d，直至能进足够食物。每日静脉滴注 10％葡萄糖液及林格液，总量 3000ml/d，有报道用葡醛内酯（肝泰尔）治疗妊娠剧吐可有一定的效果，用法：葡醛内酯 500mg＋10％葡萄糖液 40ml，静脉推注，每日 2 次，7d 为一疗程。为防止致死性并发症，应严格卧床休息。出院后给予足量多种维生素和维生素 B1。

经合理治疗后，眼部体征可痊愈，但共济失调、前庭功能障碍和记忆障碍常不能完全恢复。如不及时治疗，死亡率达 50％，治疗患者的死亡率约 10％。

第六节　妊娠期高血压疾病

一、病因学研究进展

（一）一元化学说

妊娠期高血压疾病的病因至今没有定论。一直以来认为其病因主要有 4 种学说：子宫胎盘缺血学说、免疫学说、氧化应激学说、遗传学说，各种学说虽有一定的根据，但缺乏足够的证据。近年来妊娠期高血压疾病病因及发病机制的研究倾向于内皮细胞激活和损伤的一元化学说：妊娠期高血压疾病与多基因有关，这种多基因的遗传背景使它的易感性增加，胎母免疫平衡或免疫耐受失调，胎母界面生理性免疫抑制反应减弱，细胞免疫反应增强，滋养细胞受累且浸润能力下降，血管生成障碍（包括血管重铸障碍和胎盘浅着床），造成胎盘缺血缺氧及局部细胞免疫反应增强，胎盘局部出现氧化应激，引起脂质过氧化和绒毛间隙的白细胞活化、细胞凋亡，形成胎盘碎片（微颗粒进入血液循环），引发过度的系统性炎症反应，直接或间接导致血管内皮损伤与激活（如扩张血管物质，抗凝和促凝因子的失衡），最终引发妊娠期高血压疾病的发生。

(二)病因学的研究聚焦

1.与妊娠期高血压疾病相关的易感基因

随着人类基因组计划(HGP)的全部完成,现代医学认为人类疾病的发生、发展直接或间接与基因相关。因此,认为人类的疾病都是基因病。流行病学资料提示,子痫前期及子痫有家族遗传倾向,子痫前期及子痫患者一级亲属的发病率比无家族史的孕妇高5倍,二级亲属的发病率仍高出2倍,表明孕妇对子痫前期及子痫疾病有遗传易感性,对其遗传规律目前尚有争议,主要包括:常染色体隐性遗传、不完全外显常染色体显性遗传、多基因遗传、致病基因与X染色体连锁遗传、胚胎发育中基因突变、线粒体遗传等,目前倾向于多基因遗传。近几年来寻找子痫前期及子痫的易感基因成为病因学研究的又一新的热点,而且已经从传统的遗传模式研究逐渐发展为探索妊娠期高血压疾病患者的易感染色体片段和易感基因。目前研究较多的易感基因有如下几种:①血管舒张因子NO及血管收缩因子ETmRNA;②肾素-血管紧张素-醛固酮系统基因;③Fas/FasL基因;④血凝遗传易感基因:VLeiden基因、凝血酶原调节蛋白基因;⑤亚甲基四氢叶酸还原酶基因(MTHFR);⑥线粒体基因:胎盘LCHAD酶缺乏及线粒体DNA突变;⑦肿瘤坏死因子(TNF 2α)基因及其启动子;⑧人类白细胞抗原HLA-G、HLA-DR4基因;⑨印迹基因。

2.母胎的免疫调节机制

妊娠是一种半同种移植,其成功有赖于母胎间免疫平衡,平衡一旦失调就可能引起免疫排斥反应,导致病理妊娠。目前关于免疫机制研究主要集中在以下几个方面。

(1)HLA-G基因多态性:HLA-DR4可能直接作为免疫基因,使孕妇对胎儿组织抗原的呈递及识别功能降低,导致封闭抗体产生不足,与疾病致病基因连锁不平衡,HLA-G表达缺陷的滋养细胞易受到母体免疫系统的攻击,不能侵入母体螺旋动脉,影响血管重铸,形成胎盘浅着床,使胎盘缺血、缺氧,从而导致妊娠期高血压疾病的发生。

(2)同种异体抗原超负荷:影响子宫胎盘血管着床的发育和重铸过程,滋养细胞表现为成熟障碍,而已知未成熟滋养细胞的抗原性明显强于成熟型。

(3)细胞体液免疫异常:辅助性T淋巴细胞1(TH1)和TH2比率失常。研究发现,与正常妊娠孕妇相比,子痫前期患者CD4/CD8比率增加以及TS细胞数量和功能均下降,正常孕妇辅助性T细胞TH1/TH2比率倾向于TH2,而妊娠期高血压疾病患者则倾向于TH1,TH1细胞数目的增多,表明子痫前期患者TH1介导细胞免疫反应增强,以及与其相关联的滋养细胞免疫损伤加重。

(4)补体活化:妊娠期高血压患者通常补体被激活。被激活的补体进一步激活白细胞,随着血液流动,在微循环中破坏血管内皮,引起血管损伤。

(5)精子抗原的低暴露:精子携带有男方的组织相容性抗原,女方接触其丈夫精子机会越多,就可能对丈夫同种抗原识别和反应增强,也就越容易引发免疫耐受,越不容易发生子痫前期及子痫。所以,过去被认为子痫前期多发于初孕妇。最近,流行病学调查发现,孕妇第2次妊娠发生在婚姻状况改变后,则子痫前期及子痫的发病率可如同初孕。人工授精和赠卵均导致子痫前期及子痫的发病率增加这种现象也支持了上述观点。

3.与滋养细胞有关的浸润行为及血管生成相关因子

(1)滋养细胞黏附分子表型改变:整合素 α6 和 β4 与细胞黏附有关。研究表明,子痫前期患者的滋养细胞整合素 α6 和 β4 呈持续高表达,反映其滋养细胞黏附能力增强而浸润能力下降。

(2)血管生成蛋白和抗血管生成蛋白的平衡失调:血管生成蛋白主要有滋养细胞分泌的血管内皮生长因子(VEGF)和胎盘生长因子(PLGF)。这两种蛋白通过受体(Flt2 1)促细胞增殖和血管生成。抗血管生成蛋白目前研究比较多的是 VEGF 的可溶性的裂解物(sFlt2 1),具有很强的抗血管生成作用。sFlt2 1 和 VEGF、PLGF 结合,阻碍它们和受体结合,发挥生物学效应。正常妊娠早期,血管生成蛋白的过量表达导致胎盘血管生成和胎盘组织生长,为胎儿生长发育创造条件。接近妊娠晚期,血管生成蛋白减少和抗血管生成因子表达增加,为分娩做好准备。研究表明,子痫前期患者的 VEGF 和 PLGF 蛋白水平及其 mRNA 的表达均明显下降,外周血中可溶性的受体明显增加,提示子痫前期患者胎盘存在血管生成蛋白和抗血管生成蛋白失衡。

(3)促浸润基因和抑浸润基因平衡失调:滋养细胞浸润能力有时空限制性。妊娠早期,特别是胎盘形成期,浸润能力达高峰,以后逐渐下降,妊娠晚期最低。子痫前期患者表现为基质金属蛋白酶(MMPs)表达水平下降,蛋白酶抑制药(TIMPs)、肿瘤转移抑制基因 KiSS-1 表达水平上升,平衡失调使得滋养细胞侵袭过浅和胎盘形成障碍,最终导致子痫前期发病。

4.缺氧与供氧的关系

(1)胎盘缺氧和供氧平衡失调:正常氧供对于细胞代谢是必需的,不同孕周滋养细胞对氧供的需求有一定差别,过度供氧或者缺氧后再供氧可导致氧化应激。目前研究表明,子痫前期患者胎盘局部存在着氧化酶增加(黄嘌呤氧化酶 anthine oxidase,XO)。对胎盘缺血再灌注研究也见到,胎盘组织黄嘌呤氧化酶(XO)及其前体黄嘌呤脱氢酶(XD)活性均增高。有研究推测在孕 7 周以前,由于滋养细胞浸润,导致血管栓塞,胚胎暂时性处于低氧或缺氧状态,如果滋养细胞浸润行为受损,导致血管不全性栓塞,使早期胚胎处在高氧状态,从而诱发氧化应激,胚胎受累而流产,或者使子宫螺旋小动脉生理性重铸障碍,导致晚期妊娠高血压疾病的发生。

(2)母体氧化和抗氧化平衡失调:过氧化底物增加是发生氧化应激的重要因素之一。研究发现,子痫前期患者血浆中三酰甘油(TG)和游离脂肪酸水平相当于正常妊娠的 2 倍,维生素 E 浓度比正常妊娠降低 50%。这些因素提示,部分子痫前期及子痫患者的发病与潜在的氧化应激素质有关。

5.与内皮细胞激活相关的因子

细胞毒性物质和炎性介质如氧自由基、过氧化脂质、白介素-6、极低密度脂蛋白等均可引起血管内皮损伤,从而导致血压升高及其他一系列的生理变化,并且认为这些毒性因子可能来源于胎盘,因此认为胎盘血管损伤可能先于全身其他脏器的损伤。

二、诊断标准及分类

(一)诊断及分类

为了与国际接轨,2002 年中华医学会产科学组专家们倡议采用较为统一的现行国际分类标准,即娠期高血压疾病 5 种分类法,强调是妊娠期所见的一组高血压疾病:包括妊娠期高血压、子痫前期、子痫、慢性高血压合并子痫前期、妊娠合并慢性高血压,此 5 种分类目前国内基本已经达成共识,其中前三项即为以前的妊娠高血压综合征。

(1)妊娠期高血压:血压≥140/90mmHg(间隔 6h,至少测量 2 次);无蛋白尿;血压于产后12 周恢复,产后才能最终诊断;可以伴有上腹不适或血小板减少。

(2)子痫前期:轻度:孕 20 周后首次出现血压≥140/90mmHg(间隔 6h,至少测量 2 次),蛋白尿定量≥0.3g/24h 或者定性间隔 4h 至少测 2 次均(+)。重度:达到以下任何一项或者多项者:①孕 20 周后首次出现血压≥160/110mmHg(间隔 6h,至少测量 2 次);②蛋白尿定量≥(2)0g/24h[美国国家高血压教育大纲(NHBPEP)为 5.0/24h]或者定性间隔 4h 至少测 2 次均(++);③血清肌酐>106.1μmol/L(2mg/dl)(除外妊娠前已经升高);④血小板<100×10^9/L;⑤LDH 升高;⑥ALT 或 AST 升高;⑦持续性头痛或其他脑或视觉障碍;⑧持续性上腹部疼痛。

(3)子痫:子痫前期患者发生抽搐无法用其他原因解释。

(4)慢性高血压合并子痫前期:妊娠 20 周前无蛋白尿的高血压患者,蛋白尿≥0.3g/24h;妊娠 20 周前有高血压和蛋白尿患者突然蛋白尿加剧或血压升高或血小板<100×10^9/L(尤其24 周以后)。

(5)妊娠合并慢性高血压:血压≥140/90mmHg,孕前或孕 20 周以前已经诊断为高血压,并持续到产后 12 周以后。

跟国际接轨的诊断标准与我国既往标准有如下 3 点重要的不同之处:①水肿不作为诊断标准,但体重增长过快应高度重视,必要时应收入院观察;②血压<140/90mmHg,虽然较基础血压升高 15～30mmHg 或者舒张压升高≥15mmHg,不作为诊断标准;③蛋白定量≥0.3g/24h 作为诊断标准之一。此外,值得特别提出的是如果没有蛋白尿,但是高血压合并持续的大脑症状,上腹或右上腹疼痛伴恶心、呕吐,血小板减少,或者肝酶升高,也诊断为重度子痫前期。根据美国妇产科医师协会 2002 年的公告和 2004 年出版的妇产科学指南,高血压合并胎儿生长受限或者羊水过少也可诊断为重度子痫前期。

(二)重视子痫前期非典型症状的识别

子痫前期临床表现复杂,临床上经常因为对子痫前期的诊断及轻重度分类延误,而造成孕产妇和新生儿的不良结局。因此,早期诊断子痫前期、重视并认识子痫前期的首发症状是提高妊娠期高血压疾病孕产妇围生期结局的焦点和重点,因此对以下几种容易被忽视的非典型症状,不管其是否可诊断为子痫前期,均应引起充分重视,需要进行相关鉴别诊断并严密监测,及时诊断和治疗,值得所有产科医生关注及探讨。

1.少量蛋白尿

先期不伴有血压升高表现,随着蛋白尿增高,血压升高可能表现出来,需与肾脏病史及免疫风湿类疾病鉴别。

2.水肿及体重增长过快,血压正常,伴和不伴有蛋白尿存在

水肿目前不能作为诊断的指标,但是体重异常增加是许多患者的首发症状,孕妇体重突然增加≥0.9kg/周,或(2)7kg/月是可能是子痫前期的信号。需除外孕妇近期劳累及饮食相关因素引起水肿及体重增长过快。

3.上腹或右上腹疼痛伴恶心、呕吐,不伴血压升高及蛋白尿

需与胃肠道及肝胆系统疾病相鉴别。

4.血小板减少,或者肝酶升高

需与血液系统再障、血小板减少性紫癜等相鉴别,高度警惕 HELLP。

(三)关于早发型重度子痫前期的界定及主要特点

重度子痫前期严重威胁母儿健康,对于临近足月的重度子痫前期,由于胎儿已经接近或达到成熟,终止妊娠是最好的处理方法,但是对于距离足月妊娠较远的早发型重度子痫前期,孕妇随时有发生严重并发症的风险,而胎儿因不成熟存活概率小,使得治疗在保守和终止妊娠的取舍中难以权衡利弊,因此对早发型重度子痫前期的界定以及何时终止妊娠是产科的医疗难点。在发达国家及国内的三级医疗保健机构中,由于其新生儿重症监护病房(NICU)的设备及技术先进,目前孕 34 周后发病者,母婴预后均较为理想,孕 32 周以后发病者,母婴预后也有了极大改善。因此,有人提出以 32 孕周界定较为合适,更能反映其救治水平。在医疗条件较差的机构中,则以 34 孕周界定较为合适。但目前,大多数报道还是以 34 孕周为界限。发生于孕 20～34 周的先兆子痫,往往病情重,并发症多,其特点如下:①妊娠早中期即发生高血压、蛋白尿、水肿;②随着疾病进展,常表现为严重的高血压($\geqslant$160mmHg/110mmHg),且血压增高幅度较大;③蛋白尿出现早,且蛋白排出量较高,24h 尿蛋白$\geqslant$5g 或尿蛋白(+++);④常伴有明显的自觉症状,如头痛、胸闷、眼花、上腹部隐痛、恶心、呕吐;⑤常合并低蛋白血症、血小板减少、肝肾功能异常、胎盘早剥、HELLP 综合征、子痫、心力衰竭、肾衰竭、肺水肿、弥散性血管内凝血、胎窘、胎死宫内等,常因孕妇严重并发症而终止妊娠;⑥围生儿预后与医院 NICU 水平密切相关。

三、治疗

治疗妊娠期高血压疾病的目的是争取母体完全恢复健康,胎儿出生后可存活,以对母体-胎儿影响最小的方式终止妊娠。治疗原则为休息、镇静、解痉、降压、合理扩容和必要时利尿、密切监测母胎状态,适时终止妊娠。

(一)一般治疗及门诊监测

对于妊娠期高血压及轻度子痫前期患者的治疗,主要是休息,减少活动,保证充足的睡眠,取左侧卧位以改善子宫胎盘的血供,休息每天不少于 10h。对于精神紧张、焦虑或睡眠欠佳者可给予镇静药。如地西泮(2)5～5mg,3/d,或 5mg 睡前口服。符合以下条件者可在门诊观察:①能够按时门诊随访者;②收缩压$\leqslant$150mmHg,舒张压$\leqslant$100mmHg;③24h 尿蛋白<0.5g;④血小板计数$\geqslant$100$\times$10^9/L;⑤无胎儿生长受限;⑥NST 反应型;⑦孕妇无自觉症状。

对孕妇监测内容应包括:血压监测和尿蛋白定性;24h 尿蛋白定量测定;血常规检查;生物化学检测(包括肝肾功能和 LDH 在内);凝血功能检测;眼底、心电图、超声心动图,必要时行 CTMRI 检查。对胎儿的监测内容应包括胎心率和胎动;无负荷试验(NST);超声检查胎儿发育、脐带胎盘血流、胎盘回声大小等情况。特别提出以上各项监测应当依据孕周以及病情变化增减检查频率及次数。

(二)药物治疗

药物以解痉、降压为主,扩容利尿需按病情及化验指标决定是否应用。硫酸镁仍为治疗妊

娠高血压综合征解痉的首选药物。降压药物的应用以不影响心排血量、肾血流量与胎盘灌注量，不影响胎儿为原则。对肺水肿、心力衰竭，全身性水肿、血容量过高、重度贫血等患者考虑扩容利尿治疗。

1.硫酸镁的应用

硫酸镁治疗子痫前期主要机制为解除血管痉挛，应用硫酸镁控制子痫抽搐以及子痫复发效果很肯定，Ⅰ类循证医学证据表明，应用硫酸镁以后子痫的复发率明显降低（RR 0.41；95％ CI，0.32～0.51），母亲的病死率也明显下降（RR 0.62；95％ CI，0.39～0.99）。但应用硫酸镁能否预防子痫的发生尚不肯定，并且对于什么时候开始治疗、治疗的剂量、治疗的途径、持续的时间，均无一致的看法。

(1)哪些患者需用硫酸镁：对于轻度子痫前期患者，有资料显示子痫的发生率为 1/200，而且即使是发生子痫，通常是自限性的，结局较好，因此，目前多数学者不主张对轻度子痫前期患者应用硫酸镁，而当出现一些明显的临床表现（包括头痛、视觉障碍、右上腹部疼痛、少尿、肺水肿、肝酶升高、肌酐升高、溶血、血小板减少、胎儿生长受限、羊水过少），即有发展为重度子痫前期倾向时应考虑用硫酸镁治疗。重度子痫前期不用硫酸镁治疗时子痫的发生率为 2/100，用硫酸镁治疗时子痫发生率为 0.6/100，因此，应用硫酸镁防止重度子痫进展成子痫、控制子痫抽搐及再抽搐、控制重度子痫前期及子痫患者临产及产后抽搐效果肯定。

(2)应用硫酸镁治疗持续的时间：无一致的看法，有人推荐从分娩期开始使用，持续到产后24h；也有人提出对于病情比较轻的患者根本不需用硫酸镁治疗；病情严重者，在治疗 24h 内一般需要终止妊娠，因此应用最多不超过 24h。

(3)如何应用硫酸镁：2001 年中华妇产科杂志编委会推荐的硫酸镁解痉方案包括以下4 种。

方案Ⅰ：硫酸镁 15g 溶于 1000ml 葡萄糖溶液静脉滴注，1.0～(2)0g/h（根据体重和用药反应调整用量），停止滴注 6h 后，肌内注射硫酸镁 5g。

方案Ⅱ：硫酸镁 5g 肌内注射，以后按方案Ⅰ。

方案Ⅲ：首次硫酸镁(2)5～5.0g 缓慢静脉注射，以后按方案Ⅰ。

方案Ⅳ：首次硫酸镁(2)5～5.0g 缓慢静脉注射，5g 肌内注射，以后按方案Ⅰ。

应用硫酸镁注意事项：24h 硫酸镁总量 25～30g。用药前及用药过程中监测膝反射、呼吸（≥16/min）、尿量（≥25ml/h），有条件的应监测镁离子浓度。

2.降压药物的应用

(1)选择降压药物的原则：对胎儿无毒性作用，不影响心每搏量、肾血流量及子宫胎盘灌注量，不致血压急剧下降或下降过低。值得强调的是降压药不能防治子痫抽搐，单用降压药而不同时使用硫酸镁治疗重度先兆子痫或子痫不可取。

(2)降压指征：血压≥160/110mmHg，或舒张压≥110mmHg，平均动脉压≥140mmHg 原发性高血压，或妊娠前已用降压药，需应用降压药物。孕妇收缩压≥160mmHg 或舒张压≥105 需要降压治疗，使血压维持在 140～150/90～100mmHg。

各降压药物推荐用法：

1)拉贝洛尔（柳氨苄心定）。开始剂量 100mg，日服 2～3 次，必要时增加至 200mg 日服

3～4次或100mg加入5％葡萄糖液500ml,中,静脉滴注,20～40滴/min,根据血压调整滴速,血压稳定后可改为口服。

2)硝苯地平(心痛定)。10mg,日服3次,不主张舌下含化,24h总量在60mg以内。

3)酚妥拉明(立其丁):50mg,日服4次,逐渐增加剂量达75～100mg,日服4次仍无效,应停用或10～20mg溶于5％葡萄糖液250ml中,静脉滴注,严密监测血压变化,血容量不足时应纠正后使用。

4)肼苯哒嗪。5～10mg加入5％葡萄糖液20ml中,缓慢静脉注射,继之以10～20mg加入5％葡萄糖液250ml中静脉滴注,我国目前暂时无此药物。

5)尼莫地平(尼莫通)。40mg,每日服3次,24h最大用量为240mg。

6)硝酸甘油:每次0.5mg,舌下含化或20mg溶于5％葡萄糖液100ml静脉滴注,血压降至预期值时调整至10～15滴/min维持,青光眼及颅内压增高者禁用。

7)硝普钠。50mg加入5％葡萄糖液500ml中。静脉滴注,从6滴/min开始,严密监测血压,每5min增加2滴,至出现效果后维持,24h总量不超过100mg,产前应用不超过24h,注意配制后即刻使用,滴注时要避光。仅适用于快速、短期降压。

3.镇静药物

(1)地西泮(安定):有镇静、松弛肌肉、抗惊厥、催眠作用。口服(2)5～5mg,每日3次;肌内注射或者静脉注射10～20mg。

(2)苯巴比妥(鲁米那)。有镇静、抗惊厥、催眠作用。口服15～30mg,每日3次;肌内注射100～200mg。

(3)哌替啶(度冷丁)。有镇痛和镇静作用,100mg,肌内注射。

4.适时扩容及利尿

一般不主张常规应用扩容及利尿,扩容仅用于严重的低蛋白血症、贫血,可选用人血白蛋白、血浆、全血等。利尿仅用于全身水肿,急性心力衰竭,肺水肿,血容量过多且潜在肺水肿者,利尿药有呋塞米、甘露醇。

5.终止妊娠

终止妊娠是妊娠期高血压疾病唯一最有效的治疗方法。但终止妊娠的时间根据母胎双方面情况而定,重度先兆子痫围生儿病死率与母亲病情相关,更与孕周相关。以下为重度子痫前期终止妊娠的指征:①重度子痫前期患者积极治疗24～48h仍无明显改善者。②重度子痫前期患者已超过34周。③重度子痫前期孕龄不足34周,胎盘功能减退,胎儿已经成熟。④重度子痫前期孕龄不足34周,胎盘功能减退,胎儿未成熟,可用地塞米松促胎儿肺成熟后终止妊娠。⑤子痫控制后2h可考虑终止妊娠。对于早发型重度子痫前期何时终止妊娠是处理的重点和难点,有学者建议:孕龄＜24周、重度先兆子痫的孕妇经治疗病情稳定后应积极终止妊娠;孕龄25～28周,经保守治疗和$MgSO_4$、降压药等积极治疗,产妇病情未见好转者应终止妊娠;孕龄28～34周,在严密观察母儿的情况下,如发生下列情况需要终止妊娠:出现不能控制的严重高血压,尤其是舒张期血压持续高于110mmHg;出现肺水肿;子痫反复发作;HELLP伴有消化系统症状和右上腹压痛;胎盘早剥;出现持续性头痛和视觉障碍;胎心监护显示反复晚期减速和重度变异减速;B超评估胎儿体重小于第5百分位数或1～2周无增长,舒张末期脐带血流反向。

四、预防和预测

(一)预防

鉴于妊娠期高血压疾病严重危害孕产妇及围生儿的健康及生命,做好妊娠期高血压疾病预防工作尤为重要。但是由于该疾病发病机制尚未阐明,故预防较为困难。世界范围内呼吁增强国民经济实力,提高全民族文化水平,健全医疗保障体系是降低妊娠期高血压疾病发生率的根本。提高三级医疗保健质量,对存在高危因素的孕妇定期检查、加强产前保健监测及记录是降低此病发生及改善结局的关键。教育孕妇保持良好的心态、愉悦的心情,适当进行体育锻炼,养成良好的饮食习惯,控制体重,保证足够的休息,劳逸结合,避免高危因素的发生,是预防妊娠期高血压疾病的有效措施。

1.妊娠期高血压高危因素

妊娠期高血压疾病的高危因素流行病学调查发现,初产妇、孕妇年龄<18 岁或>40 岁、多胎妊娠、妊娠期高血压病史及家族史、慢性高血压、慢性肾炎、抗磷脂综合征、糖尿病、营养不良、低社会经济状况均与妊娠期高血压疾病发病风险增加相关。

产次因素:妊娠期高血压疾病好发于初次妊娠。Skjaerven 等根据挪威医学登记资料发现,其先兆子痫发生于第一次妊娠、第二次妊娠及第三次妊娠者各为 3.9%、1.7%、1.8%。由此可见,第一胎先兆子痫发生率高。

年龄因素:Skaznik 等、Demir 等研究表明,年龄≥35 岁及<19 岁的初孕妇妊娠期高血压疾病的患病风险增高。

妊娠期高血压疾病病史因素:若初次妊娠患妊娠期高血压疾病,则第二次患妊娠期高血压疾病的危险性增加。

孕妇低出生体重因素:Innes 等认为孕妇自身出生体重与妊娠高血压疾病风险呈 U 形相关,即过低与过高出生体重具有极高的风险。

此外,与胰岛素抵抗、糖尿病、肥胖因素、多囊卵巢疾病、吸烟状况、钙摄入不足、慢性高血压病史、妊娠间隔时间、辅助生殖等有关。

2.药物预防

对于用药物是否可预防妊娠期高血压疾病的发生尚未达成共识。目前预防性用药主要集中在钙剂、抗氧化药以及抗凝药物上。

(1)补充钙剂。很多来自不同国家的小样本单中心随机对照双盲试验认为孕妇孕期补充钙可以降低妊娠期高血压疾病的发生率。建议孕妇每日补钙 1~2g 升高血清钙含量,降低细胞内钙离子浓度,进而松弛平滑肌,预防血压升高。但是美国食品及药物管理协会一项大样本研究表明补充钙剂对降低妊娠期高血压疾病发病率作用不肯定。世界卫生组织一项随机研究结果则认为每天补充钙剂 1~1.5g/d 不能预防先兆子痫的发生,但是可能降低先兆子痫患者病情的严重程度,从而降低母儿的病死率,同时认为补钙仅对降低摄钙较低人群发病率有效。

(2)抗氧化剂(维生素 C 及维生素 E 等)。鉴于对氧化应激学说的认识,有学者推测在孕期补充维生素 C 和维生素 E 可能降低妊娠期高血压疾病的发生,并进行相关研究,部分早期文献报道补充维生素 C 和维生素 E 可降低子痫前期的发病率,但是近期研究孕期补充维生素

E 及维生素 C 预防子痫前期的发生作用甚微,Polyzos NP 的一项文献回顾性综述认为补充维生素 E 和维生素 C 预防妊娠期高血压的作用甚小,因此对于抗氧化剂能否预防高血压疾病并不确定,需进一步研究加以证实,但是对于摄入新鲜蔬菜及水果较少的孕妇,补充维生素 C 是积极可行的。

(3)阿司匹林。阿司匹林通过抑制环氧合酶(Cox)阻断花生四烯酸,减少 TXA2 生成而发挥抗血小板聚集作用,同时,有研究证实阿司匹林可以提高血液中 IL-3 含量,有利于胎盘滋养细胞的增生和侵蚀。自 20 世纪 70 年代开始,大量早期的小样本随机安慰剂对照实验表明,小剂量阿司匹林可降低子痫前期的发生率。Askie 等进行的一项 Meta 分析研究有历史风险因素(前次子痫前期、慢性高血压、糖尿病等)的孕妇,使用小计量阿司匹林可显著降低围生儿病死率及子痫前期、自发性早产的发生率,胎儿平均出生体重增加,且不增加胎盘早剥的发生率。但近来大规模的多中心实验并不支持该结论,Lisa 等认为补充阿司匹林不能减少子痫前期的发生,对改善围生儿结局的作用甚微,同时存在孕期及分娩时母胎出血的风险。目前普遍接受的观点是:不支持常规应用阿司匹林预防妊娠期高血压,但是对于已经诊断易栓症的初产妇、有易栓史的准备或者已经再次妊娠的孕妇以及有历史性风险因素的孕妇应该在孕前或早期妊娠即开始使用低剂量阿司匹林。孕期使用阿司匹林的不良反应主要是母胎出血、胎盘早剥和胎儿出生缺陷。目前研究表明:小剂量阿司匹林(60～150mg/d)对母胎都是安全的,但＞150mg/d 的剂量安全性尚不肯定。

(二)预测

在妊娠期高血压发病之前或者临床早期如能及时采取措施,可能阻止子痫前期的发生或逆转其病理改变,因此,早期预测和诊断显得尤为重要,建立准确并行之有效的子痫前期早期预测指标成为当前妊娠期高血压防治工作中的重点和难点。子痫前期的症状和体征多出现在妊娠中晚期,但是其病理改变却在妊娠 8～18 周就已经发生,这些改变可以在一些生化和生理指标上反映,因此这些生理和生化指标就有可能成为其预测指标。目前临床常用的实验室指标以及近年来研究新进展主要有以下方面。

1.实验室生化指标

(1)血液流变学试验:低容量及血液黏度是发生妊娠期高血压的基础,在孕 24～26 周测量血细胞比容＞0.35;全血黏度＞3.6;血浆黏度＞1.6 提示有疾病前期倾向,另外有研究报道,利用心血管血流参数无损伤检测仪检测发现,在子痫前期血压升高之前平均动脉压(MAP)增加、外周阻力(TPR)增加、血管顺应性(AC)下降、血液黏度增加。

(2)血小板内游离钙离子浓度及尿钙排出量:子痫前期患者存在一种细胞内钙超载的趋势,游离钙升高,血清钙降低。血小板内游离钙离子浓度≥160nmol/L 者,发生妊娠期高血压综合征的风险为 65.8%,血小板内游离钙离子浓度＜160nmol/L 者为 7.2%。以血小板内游离钙离子浓度≥160nmol/L 为预测值,孕 25～30 周时其敏感性为 87.2%,特异性为 89.2%,阳性预测值为 70%,阴性预测值为 89.3%。所以认为妊娠中晚期血小板内游离钙离子浓度是预测妊娠高血压疾病的较可靠指针。妊娠妇女肾小球钙滤过率增加,尿钙排出量增加至孕晚期达高峰,子痫前期患者,肾小球滤过率低,尿钙排出量显著降低,且发生在子痫前期症状出现之前,因此可作为子痫前期的预测指标。

(3)血 HCG 及甲胎蛋白(AFP):妊娠期高血压患者子宫胎盘血流减少引起绒毛细胞大量增生使血 HCG 水平升高。一项回顾分析认为当血 HCG 二倍于正常孕妇同期 HCG 中位数时,其预测妊娠期高血压的特异性高,因此妊娠中期血 HCG 水平可作为预测妊娠期高血压疾病的指标之一。但有部分学者对此持否定观点。Audibert 等则对 2615 例孕妇在孕中期结合 HCG、AFP 和多普勒超声进行了子痫前期的预测性研究,表明后期发生子痫前期的孕妇血清 HCG 和 AFP 比正常妊娠的孕妇显著增高,升高的 HCG 和 AFP 分别结合异常的子宫动脉多普勒超声进行预测,其阳性预测值为 25% 和 21%。因此,在发现母血清 HCG 或 AFP 异常时应及时给予子宫动脉多普勒超声监测,从而早期预防子痫前期的发生。

(4)血浆标准蛋白 Fn 测定:Fn 是一种高分子糖蛋白,其血浆水平反映血管内皮细胞损伤情况。有研究发现,发生子痫前期的孕妇早在孕 9～12 周 Fn 水平就有显著性升高,敏感度、特异度、阳性预测值、阴性预测值分别为 73%、87%、29% 和 98%。Fn 在子痫前期出现症状前就升高证实了该病由内皮损伤的假设。

(5)胎盘生长因子(PLGF):PLGF 主要由滋养细胞合成;诱导内皮细胞增殖、移行,增强内皮生长因子活性,促进滋养细胞增殖;缺氧下调其表达。子痫前期症状出现前 PLGF 有轻到中度下降。当还无肾小球疾病引起的蛋白尿时,PLGF 很容易通过肾小球滤过到尿。Levine 等研究发现,尿中 PLGF 在发生高血压和蛋白尿前即有减少,正常血压组尿 PLGF 在早中孕时升高,29～32 周达高峰,随后下降;病例组发生子痫前期前,在 25～28 周 PLGF 即开始明显下降。子痫前期组出现症状后尿 PLGF 为 32ng/L,而相同胎龄对照组为 234ng/L。中孕尿 PLGF 水平降低与继发子痫前期有很大联系,可考虑将其用于预测妊娠期高血压疾病。

2.无创性生物物理预测方法

传统以平均动脉压(MAP)翻身试验(ROT)或体质指数(BWI)等方法预测妊娠期高血压,目前仍有一定的临床意义,但均有其局限性。目前不少学者致力于研究更准确、更先进的预测手段。

(1)妊娠期高血压疾病监测仪:监测仪根据阻力波形变化先于血压变化原理,在症状出现前即检测出孕妇血流和外周血管阻力的改变。对检测到的孕妇桡动脉脉搏波进行分析,能够快速、安全、可靠、无损伤和连续动态地测出有关心功能等一系列参数,从而反映出孕妇左心泵功能及血管状态。用波形系数、外周阻力、心脏指数等参数作为预测指标筛选出高危人群。因其无创、简便、孕产妇易接受等优点,现在国内已广泛使用,预测符合率可达 55.3%。

(2)子宫动脉血流动力学检测:发生子痫前期时,由于胎盘的病理改变使得子宫动脉血管阻力增加、胎盘的血流灌注减少,从而导致持续的子宫胎盘血流高抵抗。大部分非孕和早孕妇女存在子宫动脉舒张早期切迹波形,但在正常妊娠中期消失。舒张期切迹与动脉壁的顺应性有关,舒张期切迹的出现或持续存在表明动脉壁出现了异常情况。子痫前期孕妇子宫动脉多普勒超声波形可表现为以搏动指数(PI)和阻力指数(RI)形式反映出的高阻抗,一侧或两侧子宫动脉舒张早期切迹。这些病理波形可能在其临床症状出现前就可发现,因此具有一定的预测价值。Axt 等对 52 例高风险孕妇(存在基础高血压、有既往患子痫前期史等)在其孕 19～26 周时进行了子宫动脉多普勒超声检查。以 RI 值>0.58 和 RI 值>0.7 分别为界值预测该疾病得到的敏感度、特异度、阳性预测值、阴性预测值分别为 50% 和 25%、75% 和 96%、14% 和

33％以及95％和94％,以双侧和单侧子宫动脉舒张期切迹为预测指标得到的敏感度、特异度、阳性预测值、阴性预测值分别为25％和75％、71％和49％、7％和11％以及92％和96％。

(3)胎儿血流动力的超声检测:脐动脉SD比值反映胎盘末梢循环阻力及胎盘血流灌注情况,对胎儿宫内情况有预测性。目前国内外均以SD 3.0作为妊娠期高血压疾病的警戒值。此外,胎儿大脑中动脉、肾动脉及腹主动脉血流阻力在妊娠期高血压疾病时均有不同程度的增高。因此,联合监测在预测妊娠期高血压疾病方面有一定价值。

(4)胎儿静脉导管血流动力学:胎儿静脉导管位于胎儿肝内,连接脐静脉和下腔静脉。Yazicioglu等认为存在异常静脉导管多普勒结果的孕妇有更高的可能性发生子痫,联合不同孕期生化指标的异常变化可能对于妊娠期高血压疾病有较好的预测价值。

第七节　前置胎盘

前置胎盘是妊娠晚期严重威胁母婴安全的并发症之一,也是导致妊娠晚期阴道出血的最常见原因。1683年Portal首次描述了前置胎盘,1709年Schacher通过尸体解剖首次演示了胎盘和子宫准确的关系。其发生率国外资料报道为3％～5％,美国2003年出生统计数据表明前置胎盘的发生率是1/300;Crane等1999年对93000例分娩患者进行统计发现前置胎盘的发生率约为1/300。美国Parkland医院1998～2006年分娩量为280000例,前置胎盘的发生率约为1/390。国内资料报道为0.24％～1.57％,且随着剖宫产率的升高而上升,我院近5年的发生率为3.15％。

【定义和分类】

胎盘的正常附着位置在子宫体的后壁、前壁或侧壁,远离宫颈内口。妊娠28周后,胎盘附着于子宫下段,甚至胎盘下缘达到或覆盖宫颈内口,其位置低于胎先露部,称为前置胎盘。根据胎盘下缘与宫颈内口的关系,将前置胎盘分为4类:

1.中央性前置胎盘

胎盘组织完全覆盖宫颈内口。

2.部分性前置胎盘

胎盘组织部分覆盖宫颈内口。

3.边缘性前置胎盘

胎盘边缘到达宫颈内口,但未覆盖宫颈内口。

4.低置胎盘

胎盘附着于子宫下段,其边缘非常接近但未达到宫颈内口。

另有学者根据足月分娩前28天以内阴道超声测量胎盘边缘距宫颈内口的距离进行分类,从而对于分娩方式给予指导:①距宫颈内口20mm以外:该类前置胎盘不一定是剖宫产的指征;②距宫颈内口11～20mm:发生出血和需要剖宫产的可能性较小;③距宫颈内口0～10mm:发生出血和需要剖宫产的可能性较大;④完全覆盖子宫内口:需要剖宫产。需要指出的是,胎盘下缘和子宫内口的关系可随着宫口扩张程度的改变而改变,如宫口扩张前的完全性前置胎盘在宫口扩张 4cm 时可能变成部分性前置胎盘,因为宫口扩张超过了胎盘边缘。

【母婴影响】

1.对母亲的影响

前置胎盘是导致产后出血的重要原因之一,由于前置胎盘患者子宫下段缺乏有效收缩,极易发生产后出血并难以控制,同时前置胎盘常合并胎盘植入,并发胎盘植入进一步增加出血的风险和出血量。尽管 20 世纪后半期前置胎盘引起的孕妇死亡率显著降低,但前置胎盘仍是引起孕产妇死亡的重要原因。Oyelese 和 Smulian 报道前置胎盘孕产妇的死亡率为 30/100000。前置胎盘的胎盘剥离面位置低,细菌易经阴道上行侵入,加之多数产妇因失血而导致机体抵抗力下降,易发生产褥感染。

2.对围产儿的影响

早产是前置胎盘引起围产儿死亡的主要原因。美国 1997 年出生和婴儿死亡登记显示,合并前置胎盘新生儿死亡率增加 3 倍,这主要是由于早产率的增加。另一项大规模试验报道即使足月分娩新生儿死亡率仍相对增加,这些风险部分与 FGR 和产前无产检有关。Crane 等发现先天性畸形的增加与前置胎盘有关,通过对孕妇年龄和不明因素控制,他们发现合并前置胎盘时发生胎儿先天性异常的风险增加了(2)5 倍。

【高危因素】

1.既往剖宫产史

剖宫产史是前置胎盘发生的独立风险因子,但具体原因不详。Miller 等对 150000 例分娩病例进行研究发现,有剖宫产史的妇女发生前置胎盘的风险增加了 3 倍,且风险随着产次和剖宫产的次数增加。有学者报道一次剖宫产后的发生率为 2%,2 次剖宫产后的发生率为 4.1%,3 次剖宫产后的发生率则为 22%。同时,瘢痕子宫合并前置胎盘还增加了子宫切除的风险,Frederiksen 等报道多次剖宫产合并前置胎盘的子宫切除率高达 25%,而单次剖宫产史合并前置胎盘的子宫切除率仅为 6%。

2.人工流产史

有报道显示人工流产后即妊娠者前置胎盘发生率为 4.6%。人工流产、刮匙清宫、吸宫、宫颈扩张均可损伤子宫内膜,引起内膜瘢痕形成,再受孕时蜕膜发育不良,使孕卵种植下移;或因子宫内膜血供不足,为获得更多血供及营养,胎盘面积增大而导致前置胎盘。流产次数愈多,前置胎盘发生率愈高。

3.年龄与孕产次

孕妇年龄与前置胎盘的发生密切相关。小于 20 岁前置胎盘的发生率是 1/1500,年龄超过 35 岁前置胎盘的发生率是 1∶100。原因可能与子宫血管系统老化有关。经产妇、多产妇与前置胎盘的发生也有关。Babinszki 等发现妊娠次数≥5 次者前置胎盘的发生率为(2)2%。Ananth(2003)等也报道多胎妊娠前置胎盘的发生率较单胎妊娠高 40%。

4.两次妊娠相隔

妊娠的间隔时间也与前置胎盘的发生有关。研究发现分娩间隔超过 4 年与前置胎盘的发生有关。可能由于年龄的增加引起了子宫瘢痕形成或血管循环较差。

5.不良生育史

有前置胎盘病史的妇女下次妊娠复发的风险增加 10 倍。这可能与蜕膜血管化缺陷有关。胎盘早剥与前置胎盘也有一定关系,有胎盘早剥病史的妇女发生前置胎盘的风险增加了两倍。

6.胎盘面积过大和胎盘异常

胎盘形态异常是前置胎盘发生的高危因素。在双胎或多胎妊娠时,胎盘面积较单胎大常侵入子宫下段。胎盘形态异常主要指副胎盘、膜状胎盘等,副胎盘的主胎盘虽在宫体部,而副胎盘则可位于子宫下段近宫颈内口处;膜状胎盘大而薄,直径可达 30cm,能扩展到子宫下段,其原因与胚囊在子宫内膜种植过深,使包蜕膜绒毛持续存在有关。

7.吸烟

Williams 等(1991)发现吸烟女性前置胎盘风险增加了 2 倍。可能是一氧化碳导致胎盘代偿性肥大,或者蜕膜的血管化作用缺陷导致子宫内膜炎症,或者萎缩性改变参与前置胎盘的形成。

8.辅助生育技术

与自然受孕相比人工助孕前置胎盘发生风险增加 6 倍,曾自然受孕再次人工辅助生育者,则前置胎盘风险增加 3 倍。

9.前置胎盘还与男性胎儿有关,前置胎盘在男性胎儿的早产中较多见,原因可能与母体激素或者早熟有关。

【发病机制】

正常情况下孕卵经过定位、黏着和穿透 3 个阶段后着床于子宫体部及子宫底部,偶有种植于子宫下段;子宫内膜迅速发生蜕膜变,包蜕膜覆盖于囊胚,随囊胚的发育而突向宫腔;妊娠 12 周左右包蜕膜与真蜕膜相贴而逐渐融合,子宫腔消失,而囊胚发育分化形成的羊膜、叶状绒毛膜和底蜕膜形成胎盘,胎盘定位于子宫底部、前后壁或侧壁上。如在子宫下段发育生长,也可通过移行而避免前置胎盘的发生。但在子宫内膜病变或胎盘过大时,受精卵种植于下段子宫,而胎盘在妊娠过程中的移行又受阻,则可发生前置胎盘。

有关胎盘移行其实是一种误称,因为蜕膜通过绒毛膜绒毛侵入到宫口两边并持续存在,低置胎盘与子宫内口的移动错觉是因为在早期妊娠时无法使用超声对这种三维形态进行精确的定义。

【临床表现】

1.症状

典型表现是妊娠中晚期或临产时发生无诱因、无痛性反复阴道流血,阴道流血多发生于 28 周以后,也有将近 33% 的患者直到分娩才出现阴道流血。胎盘覆盖子宫内口,随着子宫下段形成和宫口的扩张不可避免地会发生胎盘附着部分剥离,血窦开放出血。而子宫下段肌纤维收缩力差,不能有效收缩压闭开放的血窦致使阴道流血增多。第一次阴道流血多为少量且通常会自然停止但可能反复发作,有 60% 的患者可出现再次出血。阴道流血发生时间的早晚、反复发生的次数、出血量的多少与前置胎盘的类型有很大关系。完全性前置胎盘往往出血时间早,在妊娠 28 周左右,反复出血的次数频繁,量较多,有时一次大量出血即可使患者陷入休克状态;边缘性前置胎盘初次发生较晚,多在妊娠 37~40 周或临产后,量也较少;部分性前置胎盘初次出血时间和出血量介于上述两者之间。

2.体征

反复多次或者大量阴道流血,胎儿可发生缺氧、窘迫甚至死亡。产妇如大量出血时可有面色苍白,脉搏微弱,血压下降等休克征象。腹部检查:子宫大小与停经周数相符,先露部高浮,约有15%并发胎位异常,以臀位多见,可在耻骨联合上方听到胎盘杂音。

【诊断】

依据患者高危因素和典型临床表现一般可以对前置胎盘及其类型做出初步判断。但是,准确诊断需要依据:

1.超声检查

是目前诊断前置胎盘的主要手段。1966年Gottesfeld等首次通过超声对胎盘位置进行定位。最简单、安全和有效检查胎盘位置的方法是经腹超声,准确率可达98%。运用彩色多普勒超声可预测前置胎盘是否并发胎盘植入,彩超诊断胎盘植入的图像标准主要是胎盘后间隙消失或(和)胎盘实质内有丰富的血流和血窦,甚至胎盘内可以探及动脉血流。1969年Kratochwil首次应用阴道超声进行胎盘定位。经阴道超声可以从本质上改善前置胎盘诊断的准确率。尽管在可疑的病例中将超声探头放入阴道看似很危险,但其实是很安全的。Rani等对经腹超声已经诊断为前置胎盘的75例患者进行会阴超声检测,经分娩验证有前置胎盘的70例患者中发现了69例,阳性预测值为98010,阴性预测值为100%。阴道超声诊断优势包括:门诊患者的风险评估、阴道试产选择和胎盘植入的筛查。另外,与前置胎盘密切相关的前置血管最初定位于子宫下段,通过阴道超声也能排除。使用阴道超声对产前出血进行检测应当成为常规。

2.磁共振成像

很多研究报道使用磁共振可以辅助诊断前置胎盘,尤其在诊断后壁胎盘时较超声更具有意义,因为超声很难清晰显示并评价子宫后壁的情况。由于价格昂贵等原因近期使用MR成像代替超声检查尚不大可能。

3.产后检查胎盘及胎膜

对于产前出血患者,产后应仔细检查娩出的胎盘,以便核实诊断。前置部位的胎盘有紫黑色陈旧血块附着,若胎膜破口距胎盘边缘距离<7cm则为部分性前置胎盘。

【鉴别诊断】

前置胎盘在孕中期主要与前置血管、宫颈疾病引起的出血相鉴别,孕晚期主要与胎盘早剥相鉴别。这些通过病史、临床表现和B超检查一般不难鉴别。

【治疗】

处理原则包括抑制宫缩、止血、纠正贫血和预防感染。具体处理措施应根据阴道出血量、孕周、胎位、胎儿是否存活、是否临产及前置胎盘的类型等综合考虑做出决定。

1.期待疗法

指在保证孕妇安全的前提下积极治疗、尽量延长孕周以提高围生儿存活率。适用于妊娠<34周、胎儿存活、阴道流血量不多、一般情况良好的患者。在某些情况下如有活动性出血,住院观察是理想的方法。然而在大多数情况下,当出血停止、胎儿健康、孕妇可出院观察,门诊

监测并定期复查彩超监测胎儿的生长情况。但这些患者和家属必须了解可能出现的并发症并能立即送孕妇到医院。Wing 等将在家卧床休息与住院治疗的孕 24～36 周前置胎盘出血的孕妇比较发现,孕妇和围生期结局相似,但却节省了费用。期待疗法的措施包括以下方面:

(1)一般处理:多左侧卧位休息以改善子宫胎盘血液循环,定时间断吸氧(3 次/d,30min/次)以提高胎儿血氧供应,密切观察每日出血量,密切监护胎儿宫内情况。

(2)纠正贫血:给予补血药物如多糖铁复合物口服,当患者血红蛋白<80g/L 或血细胞比容<30%,应适当输血以维持正常血容量。

(3)抑制宫缩:在期待过程中应用宫缩抑制剂可赢得时间,为促胎肺成熟创造条件,争取延长妊娠 24～72h。可选用的药物包括硫酸镁、利托君等。

(4)促胎肺成熟:若妊娠<34 周,可应用糖皮质激素促胎肺成熟。常用地塞米松 5～10mg,肌内注射,2 次/d,连用 2d。紧急情况下,可羊膜腔内注入地塞米松 10mg。糖皮质激素最佳作用时间为用药后 24 小时到 1 周,即使用药后不足 24h 分娩,也能一定程度地减少新生儿肺透明膜病、早产儿脑室出血的发生率并降低新生儿死亡率。

2.终止妊娠

保守治疗成功后,应考虑适时终止妊娠。研究表明,与自然临产或大出血时紧急终止妊娠相比,在充分准备下择期终止妊娠的母儿患病率和病死率明显降低。

(1)终止妊娠指征:孕周达 36 周以上,且各项检查提示胎儿成熟者;孕周未达 36 周,但出现胎儿窘迫征象者,孕妇反复发生多量出血甚至休克者,无论胎儿是否成熟,为保证母亲安全均应终止妊娠。

(2)剖宫产:所有前置胎盘的孕妇都应该剖宫产终止妊娠,除非边沿性前置胎盘产程进展顺利,胎头下降压迫胎盘没有活动性出血者。如果病情稳定则在孕 35～36 周羊膜腔穿刺提示胎肺已成熟情况下可行择期剖宫产。

1)术前准备:应做好一切抢救产妇和新生儿的人员和物质准备,向家属交代病情,准备好大量的液体和血液,至少建立 2 条以上畅通的静脉通道。

2)切口选择:子宫切口的选择应根据胎盘附着部位而定,若胎盘附着于子宫后壁,选子宫下段横切口;附着于侧壁,选偏向对侧的子宫下段横切口;附着于前壁,根据胎盘边缘位置,选择子宫体部或子宫下段纵切口。无论选择哪种切口均应尽量避开胎盘。

3)止血措施:①胎儿娩出后,立即从静脉和子宫肌壁注射缩宫素各 10U,高危患者可选用欣母沛 250μg 肌内注射或子宫肌壁注射。②如果无活动性出血,可等待胎盘自然剥离;如有较多的活动性出血,应迅速徒手剥离胎盘,并按摩子宫促进宫缩,以减少出血量。③胎盘附着部位局限性出血可以加用可吸收缝线局部"8"字缝合,或者用止血纱布压迫;如果仍然出血,子宫收缩乏力,宫腔血窦开放,则需要用热盐水纱布填塞宫腔压迫止血。1989 年 Druzin 报道子宫下段宫腔填塞纱布能够有效止血,纱布在填塞 12 个小时后自阴道取出。④对少部分浅层植入、创面不能缝扎止血者,应迅速缝合子宫切口以恢复子宫的完整性和正常的解剖位置,促进宫缩。⑤活动性出血严重,采用上述方法均不能止血者,可行子宫动脉或髂内动脉结扎;对肉眼可见的大面积胎盘植入无法剥离者,应该当机立断行子宫切除术。

(3)阴道分娩:边缘性前置胎盘和低置胎盘、枕先露、阴道流血不多、估计在短时间内能结束分娩者,可以试产。可行人工破膜,让胎头下降压迫胎盘前置部分止血,并可促进子宫收缩加快产程。若破膜后胎头下降不理想、产程进展不良或仍然出血者,应立即改行剖宫产。阴道分娩时如果胎盘娩出困难禁止强行剥离。

【胎盘植入和凶险性前置胎盘】

1.胎盘植入

胎盘植入是由于子宫底蜕膜发育不良,胎盘绒毛侵入或穿透子宫肌层所致的一种异常的胎盘种植。按植入程度不同,可分为侵入性胎盘:胎盘绒毛进入蜕膜基底层;植入性胎盘:胎盘绒毛侵入子宫肌层;穿透性胎盘:胎盘组织侵入邻近器官。按胎盘植入面积不同,可分为完全性和部分性植入。文献报道胎盘植入的发生率 0.001%～0.9%,发生率的变化取决于胎盘植入的诊断标准(临床或者组织病理学的诊断)和所研究人群。与 1950 年报道的数据相比,近年来胎盘植入的发生率增加了将近 10 倍,原因可能由于剖宫产率的增加。

胎盘植入的风险因子包括孕妇年龄≥35 岁、子宫瘢痕、黏膜下肌瘤、宫腔粘连综合征、剖宫产再次妊娠间隔时间短和胎儿性别。前置胎盘并发胎盘植入的概率为 1.18%～9.3%。胎盘植入的一些风险因子和并发症可能导致两者共存。

由于胎盘植入可发生致命性大出血,危及产妇生命,所以对胎盘植入的关键是控制出血。方法包括子宫切除和保留子宫的保守治疗方法。

2.凶险性前置胎盘

1993 年 Chattopadhyay 首先将前次剖宫产,此次为前置胎盘者定义为凶险型前置胎盘。凶险型前置胎盘可包括以下几种情况:①有剖宫产史的中央性前置胎盘,且胎盘主体在子宫前壁;②年龄>35 岁,有多次流产史,彩超高度怀疑胎盘植入者;③超声显示胎盘面积较大,胎盘"端坐"子宫颈口上方,附着于子宫下段前后左右壁,宫颈管消失者;④剖宫产术中见子宫下段饱满,整个子宫下段前壁及两侧壁血管怒张明显者。凶险型前置胎盘产前出血量与普通型前置胎盘无差别,但产后出血量及子宫切除率却大大增加。据报道其剖宫产术中平均出血量高达 3000ml 以上,甚至可达 10000ml 以上,子宫切除率也高达 50% 以上。

凶险型前置胎盘在终止妊娠时要注意:①安排有丰富经验的产科医生上台手术,并有优秀的麻醉医生在场;②要有良好的医疗监护设备,建立两条以上畅通的静脉通道及配备大量的血源(至少 3000ml 以上);③此类孕妇多数要行子宫切除术,医患双方要有思想准备,术前应向孕妇及家属充分告知风险;④当出现不可控制的大出血时,子宫切除的抉择应当机立断。

第九章 异常分娩

第一节 产力异常

产力包括子宫肌、腹肌、膈肌及肛提肌的收缩力,以子宫肌收缩力为主。产力异常指子宫肌收缩力异常。

一、子宫收缩乏力

子宫收缩乏力指子宫收缩虽有正常的节律性、对称性和极性,但间歇期长、持续时间短、收缩力弱,既不能促使子宫颈口逐渐扩张,也不能迫使胎儿逐渐下降,临产后即表现为子宫收缩乏力,称原发性宫缩乏力,导致潜伏期延长;如发生在产程某一阶段时,则为继发性宫缩乏力,常导致活跃期延长或停滞。

原因:头盆不称;胎位异常;精神因素;内分泌失调;子宫肌纤维过度伸展(羊水过多、多胎、巨大胎儿等)或变性(多次妊娠与分娩,曾有子宫急、慢性感染等);子宫发育不良或畸形;子宫肌瘤;临产后使用较大剂量镇静、镇痛药等引起。

【诊断标准】

1.临床表现

(1)子宫收缩协调,但间隔时间长、持续时间短、收缩力弱:待产妇有不同程度不适和疲劳。

(2)潜伏期延长:潜伏期>16小时。

(3)活跃期延长:活跃期>8小时。

(4)活跃期停滞:活跃期2小时内子宫颈口扩张无进展。

(5)胎头下降延缓或停滞:初产妇活跃晚期,胎头下降速度<1cm/h;经产妇<2cm/h。胎头不下降达1小时以上,为下降停滞。

(6)第二产程延长:宫口开全后,初产妇超过2小时,经产妇超过1小时尚未分娩。

(7)总产程>24小时为滞产。

(2)检查

(1)腹部检查:子宫收缩时,子宫硬度用手指压子宫底部肌壁仍有凹陷出现。

(2)肛门或阴道检查:子宫口开张速度:潜伏期<1cm/4h,活跃期<1.2cm/h。

【治疗原则】

1.第一产程

(1)运用四步触诊法复查胎产式及胎方位,重新估计胎儿大小。

(2)阴道检查:了解子宫颈口扩张程度,有无宫颈水肿、胎方位、胎先露高低及产瘤有无和大小;了解骨盆大小、形态,除外头盆不称。如发现产道及(或)胎位异常,估计不能经阴道分娩者,及时施行剖宫产术。

(3)估计可经阴道分娩而胎儿监测无窘迫征象,采取下列措施。

1)鼓励进食:摄入不足者,可予补液,纠正酸中毒、电解质紊乱。

2)产妇极度疲劳时,可给予哌替啶 50～100mg(潜伏期)或地西泮(活跃期)10mg 静脉或肌内注射,以期起到镇静及促进子宫颈口扩张作用。

3)经以上处理 2～4 小时后,如子宫收缩不见转强,或宫口无进展时,阴道内检查除外头盆不称后应加强子宫收缩,按下列步骤进行。①嘱排空膀胱排尿困难而膀胱胀满者,导尿。②破膜注意羊水流出量、颜色及性状。③静脉滴注催产素破膜后 0.5～1 小时,如宫缩不见转强,静脉滴注催产素加强宫缩。

(2)第二产程

(1)胎头颅骨最低点未过坐骨棘,宫口开全已达或超过 2 小时或出现胎儿窘迫征象,应立即施行剖宫产术。

(2)第二产程延长,胎先露已达 S^{+3},可行产钳或胎头负压吸引器助产。

(3)慎防产后子宫收缩乏力性出血及产褥感染。

二、子宫收缩过强

子宫收缩过强是指子宫收缩的节律性、对称性和极性均正常,仅收缩力过强、收缩持续时间长而间歇期时间短。若头盆相称,过强宫缩可致子宫颈口迅速开全,分娩在短时间内结束,总产程不足 3 小时称急产,可致母体会阴、阴道甚至子宫颈裂伤;脱落产(BBA),因未消毒引起感染和会阴裂伤。过强宫缩使胎盘血循环受阻,易发生胎儿窘迫、新生儿窒息或死亡;胎儿娩出过快,不能适应外界压力的骤变,可发生颅内血管破裂出血;生产时,新生儿坠地,可发生骨折、外伤等。如头盆明显不称,过强宫缩可造成子宫破裂,危及母、儿安全。

【诊断标准】

1.宫缩持续时间可长达 1 分钟,而间歇期可短至 1～2 分钟。宫缩极期时,子宫硬。

(2)产程进展迅速,子宫颈口扩张及胎头下降均快。

3.头盆不称时,在子宫颈口扩张同时胎头迟迟不下降。

【治疗原则】

1.凡有急产史的孕妇,尤其胎先露位置较低者,应在临产前提前住院待产。

(2)产程中吸氧及监测胎儿心率。

3.宫缩过强时酌情给予阿托品 0.5～1mg,肌内注射,或 25% 硫酸镁 10ml 溶于 5% 葡萄糖溶液 20ml 中缓慢静脉滴注。

三、子宫收缩不协调

子宫收缩丧失对称性及极性,为无效宫缩。由于宫腔内张力高,易至胎儿缺氧。多由精神过度紧张或头盆不称或胎膜早破羊水过少引起。

【诊断标准】

1.产妇感持续腹痛,拒按,呼叫,烦躁不安,疲惫不堪。

(2)子宫收缩纤颤样,宫缩间歇时子宫壁仍不放松或有压痛。

3.胎心过速或不规律,有时胎位扪不清。

4.子宫颈口不扩张,胎先露不下降。

【治疗原则】

1.哌替啶 100mg,肌内注射,使产妇入睡,醒后可能恢复协调性收缩,产程得以顺利进展。

(2)如不协调性子宫收缩已被控制,头盆相称,但宫缩不强,可采用催产素静脉滴注催产。

3.若不协调性子宫收缩未能纠正,伴有胎儿窘迫或头盆不称,应行剖宫产术。

四、子宫痉挛性狭窄环

子宫壁某段肌肉呈痉挛性不协调收缩所形成的环状狭窄,可出现于子宫任何部位,但子宫体部与下段交界处最为多见,也可围绕胎体小部位,如颈、腰处,或在子宫颈外口处。宫缩时,狭窄环上部的肌肉收缩传不到环的下部,产程停滞;环紧卡胎体,阻碍胎儿下降。多因精神过度紧张,粗暴的阴道操作使子宫局部受到强刺激,或滥用宫缩剂等引起。

【诊断标准】

(1)宫缩时,胎先露部不但不下降,反而上升;子宫颈口不但不扩张,反而缩小。

(2)腹部在子宫上、下段处有狭窄环使子宫呈葫芦形,此环不随宫缩上移。

(3)阴道检查有时可在子宫腔内触及坚硬而无弹性的环状狭窄,环的上、下部分均不紧张。

【治疗原则】

(1)立即停止阴道操作或停用宫缩剂。

(2)给予镇静解痉剂,哌替啶 100mg,肌内注射或阿托品 1mg 或 25％硫酸镁 20ml 稀释后,在 5～10 分钟内缓慢静脉推注。

(3)若经上述处理,狭窄环仍不松弛,且出现胎儿窘迫,应行剖宫术,子宫切口视术中狭窄环的位置而定。

(4)如宫口已开全,胎先露已入盆,可在麻醉下,试行阴道助产结束分娩。

第二节　骨产道异常

骨盆径线过短或形态异常,致使骨盆腔小于胎先露部可通过的限度,阻碍胎先露部下降,影响产程顺利进展,称为狭窄骨盆。狭窄骨盆可以为一个径线过短或多个径线同时过短,也可以为一个平面狭窄或多个平面同时狭窄。当一个径线狭窄时,要观察同一个平面其他径线的大小,再结合整个骨盆腔大小与形态进行综合分析,做出正确判断。

一、狭窄骨盆的分类

1.骨盆入口平面狭窄

分 3 级:Ⅰ级为临界性狭窄,骶耻外径 18cm,入口前后径 10cm,绝大多数可以经阴道自然分娩;Ⅱ级为相对性狭窄,骶耻外径 16.5～17.5cm,入口前后径 8.5～9.5cm,需试产后才能决定是否可以经阴道分娩;Ⅲ级为绝对性狭窄,骶耻外径≤16.0cm,入口前后径≤8.0cm,必须以剖宫产结束分娩。在临床实践中常遇到的是前两种。我国妇女常见以下两种类型:

(1)单纯扁平骨盆:骨盆入口呈横扁圆形,骶岬向前下突出,使骨盆入口前后径缩短而横径正常。

(2)佝偻病性扁平骨盆:童年患佝偻病,骨骼软化使骨盆变形,骶岬被压向前,骨盆入口前后径明显缩短,使骨盆入口呈横的肾形,骶骨下段向后移,失去骶骨正常弯度,变直向后翘。尾骨呈钩状突向骨盆出口平面。由于髂骨外展,使髂棘间径≥髂嵴间径;由于坐骨结节外翻,耻骨弓角度增大,骨盆出口横径变宽。

(2)中骨盆及骨盆出口平面狭窄

分三级:临界性狭窄,坐骨棘间径10cm,坐骨结节间径7.5cm;相对性狭窄,坐骨棘间径8.5~9.5cm,坐骨结节间径 6.0~7.0cm;绝对性狭窄,坐骨棘间径≤8.0cm,坐骨结节间径≤5.5cm。我国妇女常见以下两种类型:

(1)漏斗骨盆:骨盆入口各径线值正常。两侧骨盆壁向内倾斜,状似漏斗得名。其特点是中骨盆及骨盆出口平面均明显狭窄,使坐骨棘间径、坐骨结节间径缩短,耻骨弓角度<90°。坐骨结节间径与出口后矢状径之和<15cm,常见于男型骨盆。

(2)横径狭窄骨盆:与类人猿型骨盆类似。骨盆入口、中骨盆及骨盆出口横径均缩短,前后径稍长,坐骨切迹宽。测量骶耻外径值正常,但髂棘间径及髂嵴间径均缩短。中骨盆及骨盆出口平面狭窄,产程早期无头盆不称征象,当胎头下降至中骨盆或骨盆出口时,常不能顺利地转成枕前位,形成持续性枕横位或枕后位造成难产。

3.骨盆三个平面狭窄

骨盆外形属女型骨盆,但骨盆入口、中骨盆及骨盆出口平面均狭窄,每个平面径线均小于正常值2cm或更多,称为均小骨盆,多见于身材矮小、体形匀称的妇女。

4.畸形骨盆

骨盆失去正常形态称畸形骨盆。仅介绍下列两种:

(1)骨软化症骨盆:现已罕见。系因缺钙、磷、维生素D以及紫外线照射不足,使成人期内质矿化障碍,被类骨组织代替,骨质脱钙、疏松、软化。由于受躯干重力及两股骨向内上方挤压,使骶岬突向前,耻骨联合向前突出,骨盆入口平面呈凹三角形,坐骨结节间径明显缩短,严重者阴道不能容纳2指。一般不能经阴道分娩。

(2)偏斜骨盆:系一侧髂骨翼与髂骨发育不良所致骶髂关节固定,以下肢和髋关节疾病,引起骨盆一侧斜径缩短的偏斜骨盆。

二、狭窄骨盆的临床表现

1.骨盆入口平面狭窄的临床表现

(1)胎头衔接受阻:一般情况下初产妇在妊娠末期,即预产期前1~2周或临产前胎头已衔接,即胎头双顶径进入骨盆入口平面,颅骨最低点达坐骨棘水平。若入口狭窄时,即使已经临产胎头仍未入盆,经检查胎头跨耻征阳性。胎位异常如臀先露、面先露或肩先露的发生率是正常骨盆的3倍。脐带脱垂发生率增加6倍。

(2)若已临产,根据骨盆狭窄程度、产力强弱、胎儿大小及胎位情况不同,临床表现也不尽相同:①骨盆临界性狭窄:若胎位、胎儿大小及产力正常,胎头常以矢状缝在骨盆入口横径衔接,多取后不均倾势,即后顶骨先入盆,后顶骨逐渐进入骶凹处,再使前顶骨入盆,则矢状缝位于骨盆入口横径上成头盆均倾势。临床表现为潜伏期及活跃期早期延长,活跃期后期产程进展顺利。若胎头迟迟不入盆,此时常出现胎膜早破,其发生率为正常骨盆的4~6倍。由于胎膜早破母儿可发生感染,胎头不能紧贴宫颈内口诱发反射性宫缩,常出现继发性宫缩乏力。潜伏期延长,宫颈扩张缓慢。②骨盆绝对性狭窄:若产力、胎儿大小及胎位均正常,但胎头仍不能入盆,常发生梗阻性难产。这种情况可出现病理缩复环,甚至子宫破裂。如胎先露部嵌入骨盆入口时间较长,血液循环障碍,组织坏死,可形成泌尿生殖道瘘。在强大的宫缩压力下,胎头颅骨重叠,严重时可出现颅骨骨折及颅内出血。

(2)中骨盆平面狭窄的临床表现

(1)胎头能正常衔接:潜伏期及活跃期早期进展顺利。当胎头下降达中骨盆时,由于内旋转受阻,胎头双顶径被阻于中骨盆狭窄部位之上,常出现持续性枕横位或枕后位。同时出现继发性宫缩乏力,活跃期后期及第二产程延长,甚至第二产程停滞。

(2)胎头受阻于中骨盆:有一定可塑性的胎头开始变形,颅骨重叠,胎头受压,使软组织水肿,产瘤较大,严重时可发生脑组织损伤、颅内出血及胎儿宫内窘迫。若中骨盆狭窄程度严重,宫缩又较强,可发生先兆子宫破裂及子宫破裂。强行阴道助产,可导致严重软产道裂伤及新生儿产伤。

3.骨盆出口平面狭窄的临床表现

骨盆出口平面狭窄与中骨盆平面狭窄常同时存在。若单纯骨盆出口平面狭窄者,第一产程进展顺利,胎头达盆底受阻,第二产程停滞,继发性宫缩乏力,胎头双顶径不能通过出口横径,强行阴道助产,可导致软产道、骨盆底肌肉及会阴严重损伤,胎儿严重产伤,对母儿危害极大。

三、狭窄骨盆的诊断

在分娩过程中,骨盆是个不变因素。狭窄骨盆影响胎位和胎先露部在分娩机制中的下降及内旋转,也影响宫缩。在估计分娩难易时,骨盆是首先考虑的一个重要因素。在妊娠期间应查清骨盆有无异常,有无头盆不称,及早做出诊断,以决定适当的分娩方式。

1.病史

询问孕妇有无佝偻病、脊髓灰质炎、脊柱和髋关节结核以及外伤史。若为经产妇,应了解既往有无难产史及新生儿有无产伤等。

(2)全身检查

测量身高,孕妇身高<145cm应警惕均小骨盆。观察孕妇体形,步态有无跛足,有无脊柱及髋关节畸形,米氏菱形窝是否对称,有无尖腹及悬垂腹等。

3.腹部检查

(1)一般检查:观察腹型,尺测子宫长度及腹围,B型超声观察胎先露部与骨盆关系,还应测量胎头双顶径、胸径、腹径、股骨长,预测胎儿体重,判断能否通过骨产道。

(2)胎位异常:骨盆入口狭窄往往因头盆不称、胎头不易入盆导致胎位异常,如臀先露、肩先露。中骨盆狭窄影响已入盆的胎头内旋转,导致持续性枕横位、枕后位等。

(3)估计头盆关系:在正常情况下,部分初孕妇在预产期前2周,经产妇于临产后,胎头应入盆。若已临产,胎头仍未入盆,则应充分估计头盆关系。检查头盆是否相称的具体方法为孕妇排空膀胱,仰卧,两腿伸直。检查者将手放在耻骨联合上方,将浮动的胎头向骨盆腔方向推压。若胎头低于耻骨联合前表现,表示胎头可以入盆,头盆相称,称胎头跨耻征阴性;若胎头与耻骨联合前表面在同一平面,表示可疑头盆不称,称胎头跨耻征可疑阳性;若胎头高于耻骨联合前表面,表示头盆明显不称,称胎头跨耻征阳性。对出现跨耻征阳性的孕妇,应让其取两腿屈曲半卧位,再次检查胎头跨耻征,若转为阴性,提示为骨盆倾斜度异常,而不是头盆不称。

4.骨盆测量

(1)骨盆外测量:骨盆外测量的结果可以间接反映出真骨盆的大小。骨盆外测量各径线<正常值 2cm 或能上能下为均小骨盆。骶耻外径<18cm 为扁平骨盆。坐骨结节间径<8cm,耻骨弓角度90°,为漏斗型骨盆。骨盆两侧斜径(以一侧髂前上棘至对侧髂后上棘间的距离)及同侧直径(从髂前上棘至同侧髂后上棘间的距离)相差>1cm 为偏斜骨盆。

(2)骨盆内测量:骨盆外测量发现异常,应进行骨盆内测量。对角径<11.5cm,骶岬突出为骨盆入口平面狭窄,属扁平骨盆。中骨盆平面狭窄及骨盆出口平面狭窄往往同时存在,应测量骶骨前面弯度、坐骨棘间径、坐骨切迹宽度(即骶棘韧带宽度)。若坐骨棘间径<10cm,坐骨切迹宽度<2 横指,为中骨盆平面狭窄。若坐骨结节间径<8cm,应测量出口后矢状径及检查骶尾关节活动度,估计骨盆出口平面的狭窄程度。若坐骨结节间径与出口后矢状径之和<15cm,为骨盆出口平面狭窄。

四、狭窄骨盆对母儿影响

1.对产妇的影响

若为骨盆入口平面狭窄,影响胎先露部衔接,容易发生胎位异常,由于胎先露部被隔在骨盆入口之上,常引起继发性宫缩乏力,导致产程延长或停滞。若为中骨盆平面狭窄,影响胎头内旋转,容易发生持续性枕横位或枕后位。胎头长时间嵌顿于产道内,压迫软组织引起局部缺血、水肿、坏死、脱落,于产后形成生殖道瘘;胎膜早破及手术助产增加感染机会。严重梗阻性难产若不及时处理,可导致先兆子宫破裂,甚至子宫破裂,危及产妇生命。

(2)对胎儿及新生儿的影响

头盆不称易发生胎膜早破、脐带脱垂,脐带脱垂发生率是正常产妇的 4~6 倍,导致胎儿窘迫,甚至胎儿死亡;产程延长,胎头受压,缺血缺氧容易发生颅内出血;产道狭窄,手术助产机会增多,易发生新生儿产伤及感染。

五、狭窄骨盆分娩时处理

首先应明确狭窄骨盆类别和程度,了解胎位、胎儿大小、胎心率、宫缩强弱、宫口扩张程度、胎先露下降程度、破膜与否,结合年龄、产次、既往分娩史进行综合判断,决定分娩方式。

1.一般处理

在分娩过程中,应安慰产妇,使其精神舒畅,信心倍增,保证营养及水分的摄入,必要时补液。还需注意产妇休息,要监测宫缩强弱,勤听胎心,检查胎先露部下降及宫口扩张程度。

(2)骨盆入口平面狭窄的处理

(1)明显头盆不称(绝对性骨盆狭窄):骶耻外径≤16cm,骨盆入口前后径≤8.0cm,胎头跨耻征阳性者,足月活胎不能入盆,不能经阴道分娩。应在临产后行剖宫产术结束分娩。

(2)轻度头盆不称(相对性骨盆狭窄):骶耻外径 16.5~17.5cm,骨盆入口前后径 8.5~9.5cm,胎头跨耻征可疑阳性。足月活胎体重<3000g,胎心率及产力均正常,应在严密监护下试产。胎膜未破者可在宫口扩张 3cm 时行人工破膜。若破膜后宫缩较强,产程进展顺利,多数能经阴道分娩。试产过程中若出现宫缩乏力,可用缩宫素静脉滴注加强宫缩。试产 2~4h,

胎头仍迟迟不能入盆,宫口扩张缓慢,或伴有胎儿窘迫征象,应及时行剖宫产术结束分娩。若胎膜已破,为了减少感染,应适当缩短试产时间。

骨盆入口平面狭窄,主要为扁平骨盆的妇女,于妊娠末期或临产后,胎头矢状缝只能衔接于骨盆入口横径上。胎头侧屈使其两顶骨先后依次入盆,呈不均倾势嵌入骨盆入口,称为头盆均倾不均,若前顶骨先嵌入,矢状缝偏后,称前不均倾;若后顶骨先嵌入,矢状缝偏前,称后不均倾,当胎头双颅骨均通过骨盆入口平面时,即能较顺利地经阴道分娩。

3.中骨盆及骨盆出口平面狭窄的处理

在分娩过程中,胎儿在中骨盆平面完成俯屈及内旋转动作。若中骨盆平面狭窄,则胎头俯屈及内旋转受阻,易发生持续性枕横位或枕后位。产妇多表现活跃期或第二产程延长及停滞、继发性宫缩乏力等。若宫口开全,胎头双顶径达坐骨棘水平或更低,可经阴道徒手旋转胎头为枕前位,待其自然分娩,或行产钳或胎头吸引术助产。若胎头双顶径未达坐骨棘水平,或出现胎儿窘迫征象,应行剖宫产术结束分娩。

骨盆出口平面是产道的最低部位,应于临产前对胎儿大小、头盆关系做出充分估计,决定能否经阴道分娩,诊断为骨盆出口狭窄,不应进行试产。若发现出口横径狭窄,耻骨弓角度变锐,耻骨弓下三角空隙不能利用,胎先露部向后移,利用出口后三角空隙娩出。临床上常用出口横径与出口后矢状径之和估计出口大小。若两者之和>15cm时,多数可经阴道分娩,有时需用胎头吸引术或产钳术助产,应做较大的会阴后一侧切开,以免会阴严重撕裂。若两者之和<15cm,足月胎儿不易经阴道分娩,应行剖宫产术结束分娩。

4.骨盆三个平面狭窄的处理

主要是均小骨盆。若估计胎儿不大,胎位正常,头盆相称,宫缩好,可以试产,通常可通过胎头变形和极度俯屈,以胎头最小径线通过骨盆腔,可能经阴道分娩。若胎儿较大,有明显头盆不称,胎儿不能通过产道,应尽早行剖宫产术。

5.畸形骨盆的处理

根据畸形骨盆种类、狭窄程度、胎儿大小、产力等情况具体分析。若畸形严重,明显头盆不称者,应及早行剖宫产术。

第三节　软产道异常

软产道包括子宫下段、宫颈、阴道及骨盆底软组织构成的弯曲管道。软产道异常所致的难产少见,容易被忽视。应于妊娠早期常规行双合诊检查,了解软产道有无异常。

一、外阴异常

1.会阴坚韧

多见于初产妇,尤其35岁以上高龄初产妇更多见。由于组织坚韧,缺乏弹性,会阴伸展性差,使阴道口狭小,在第二产程常出现胎先露部下降受阻,且可于胎头娩出时造成会阴严重裂伤。分娩时,应作预防性会阴后一侧切开。

（2）外阴水肿

重度子痫前期、重症贫血、心脏病及慢性肾炎孕妇，在有全身水肿的同时，可有重度外阴水肿，分娩时妨碍胎先露部下降，造成组织损伤、感染和愈合不良等情况。在临产前，可局部应用50％硫酸镁液湿热敷；临产后，仍有严重水肿者，可在严格消毒下进行多点针刺皮肤放液。分娩时，可行会阴后一侧切开。产后加强局部护理，预防感染。

3.外阴瘢痕

外伤、药物腐蚀或炎症后遗症瘢痕挛缩，可使外阴及阴道口狭小，影响胎先露部下降。若瘢痕范围不大，分娩时可作会阴后一侧切开。若瘢痕过大，扩张困难者，应行剖宫产术。

二、阴道异常

1.阴道横隔

横隔较坚韧，多位于阴道上、中段。在横隔中央或稍偏一侧常有一小孔，易被误认为宫颈外口。若仔细检查，在小孔上方可触及逐渐开大的宫口边缘，而该小孔直径并不变大。阴道横隔影响胎先露下降，当横隔被撑薄，此时可在直视下自小孔处将膈作 X 形切开。膈被切开后，因胎先露部下降压迫，通常无明显出血，待分娩结束再切除剩余的膈，用肠线间断或连续锁边缝合残端。若横隔高且坚厚，阻碍胎先露部下降，则需行剖宫产术结束分娩。

（2）阴道纵隔

阴道纵隔若伴有双子宫、双宫颈，位于一侧子宫内的胎儿下降，通过该侧阴道分娩时，纵隔被推向对侧，分娩多无阻碍。当阴道纵隔发生于单宫颈时，有时纵隔位于胎先露部的前方，胎先露部继续下降，若纵隔薄可自行断裂，分娩无阻碍。若纵隔厚阻碍胎先露部下降时，须在纵隔中间剪断，待分娩结束后，再剪除剩余的隔，用肠线间断或连续锁边缝合残端。

3.阴道狭窄

由产伤、药物腐蚀、手术感染致使阴道瘢痕挛缩形成阴道狭窄者，若位置低、狭窄轻，可作较大的会阴后一侧切开，经阴道分娩。若位置高、狭窄重、范围广，应行剖宫产术结束分娩。

4.阴道尖锐湿疣

妊娠期尖锐湿疣生长迅速，早期可治疗。体积大、范围广泛的疣可阻碍分娩，易发生裂伤、血肿及感染。为预防新生儿喉乳头瘤行剖宫产术。

5.阴道囊肿和肿瘤

阴道壁囊肿较大时，阻碍胎先露部下降，此时可行囊肿穿刺抽出其内容物，待产后再选择时机进行处理。阴道内肿瘤阻碍胎先露部下降而又不能经阴道切除者，均应行剖宫产术，原有病变待产后再行处理。

三、宫颈异常

1.宫颈外口黏合

多在分娩受阻时被发现。当宫颈管已消失而宫口却不扩张，仍为一很小的孔，通常用手指稍加压力分离黏合的小孔，宫口即可在短时间内开全。但有时为使宫口开大，需行宫颈切开术。

（2）宫颈水肿

多见于扁平骨盆、持续性枕后位或滞产，宫口未开全过早使用腹压，致使宫颈前唇长时间被压于胎头与耻骨联合之间,血液回流受阻引起水肿,影响宫颈扩张。轻者可抬高产妇臀部,减轻胎头对宫颈压力,也可于宫颈两侧各注入 0.5％利多卡因 5～10ml 或地西泮 10mg 静脉推注,待宫口近开全,用手将水肿的宫颈前唇上推,使其逐渐越过胎头,即可经阴道分娩。若经上述处理无明显效果,宫口不继续扩张,可行剖宫产术。

3.宫颈坚韧

常见于高龄初产妇,宫颈缺乏弹性或精神过度紧张使宫颈挛缩,宫颈不易扩张。此时可静脉推注地西泮 10mg。也可于宫颈两侧各注入 0.5％利多卡因 5～10ml,若不见缓解,应行剖宫产术。

4.宫颈瘢痕

宫颈锥形切除术后、宫颈裂伤修补后感染、宫颈深部电烙术后等所致的宫颈瘢痕,虽于妊娠后软化,若宫缩很强,宫口仍不扩张,不宜久等,应行剖宫产术。

5.宫颈癌

此时宫颈硬而脆,不应经阴道分娩,应行剖宫产术,术后放疗。若为早期浸润癌,可先行剖宫产术,随即行广泛性子宫切除术及盆腔淋巴结清扫术。

6.宫颈肌瘤

生长在子宫下段及宫颈部位的较大肌瘤,占据盆腔或阻塞于骨盆入口时,影响胎先露部进入骨盆入口,应行剖宫产术。若肌瘤在骨盆入口以上而胎头已入盆,肌瘤不阻塞产道则可经阴道分娩,肌瘤待产后再行处理。

第四节　胎位异常

一、臀位

因先露不同,分为单臀先露(腿直臀先露)、完全臀先露(先露为臀和双足)及不完全臀先露〔足及(或)膝先露〕。均以胎儿骶骨为指示点,有骶左前、骶左横、骶左后、骶右前、骶右横、骶右后 6 种胎方位。

【诊断标准】

1.腹部检查

胎体纵轴与母体纵轴一致,于子宫底部触及圆而硬的胎头;在耻骨联合上方扪及较软、宽而不规则的胎臀;胎心音以脐部左上方或右上方最为清楚。

(2)肛门检查或阴道检查

胎先露较低时,可触及较软、形状不规则的胎臀、足或膝,如宫颈已扩张 2cm 以上、胎膜已破,可扪及胎臀、肛门。

3.辅助检查

B 超检查可提示臀先露类型。并可测量胎儿双顶径等各径线以推算胎儿体重,了解胎头仰伸程度。

【治疗原则】

1.妊娠期

妊娠 32 周后发现臀位,无合并症、无不良孕产史、无脐带绕颈者可试予矫正。

(1)膝胸卧位:每日 2 次,每次 15 分钟。1 周为一疗程,如有不适或胎动改变立即停止。

(2)艾灸或激光照射至阴穴:每日 1 次,每次 15 分钟,共 1 周。

(2)分娩期

胎儿无畸形,初产、足月单胎臀位,足先露、胎儿估计≥3500g,胎头仰伸,骨盆任一平面狭窄,高年初产,珍贵胎儿,以选择性剖宫产结束妊娠为妥。产道正常,经产臀位、胎儿较小,单臀先露,应争取阴道分娩。决定试产者,处理如下。

(1)第一产程:

1)产妇取左侧卧位,不灌肠,不作肛查,尽可能保持胎膜完整。

2)胎膜自破时,立即听胎心,并检查有无脐带脱出。持续胎心监护或每 10～15 分钟听胎心 1 次。堵臀过程中每次宫缩后听胎心。

3)严密观察产程,进入活跃期后,子宫颈扩张进度在初产妇至少应为 1cm/h,经产妇应达 1.5cm/h;胎先露下降进度应与子宫颈扩张平行。

4)如宫缩时在阴道口见到胎臀或胎足,应消毒外阴部做阴道检查以明确子宫颈扩张情况。即使子宫颈口已开全,为使阴道得以充分扩张、胎臀得以继续下降,应于宫缩时,用消毒治疗巾以手掌堵住阴道口,直至冲力甚大,估计胎臀即将娩出时,才准备接产。注意胎心变化,排空膀胱,并做好新生儿窒息的抢救准备。

5)如活跃期子宫颈扩张停滞、宫颈口开全而胎臀仍在坐骨棘水平以上,一般不用催产素静脉滴注,改行剖宫产术结束分娩。

6)产程中发生脐带脱垂,如宫颈开全有条件阴道分娩即作臀牵引术,若宫口未开全立即取臀高位将脐带轻轻还纳并手托在阴道内以最快速度在原地行剖宫产术。

(2)第二产程:

1)经产妇,胎儿不大,产力良好,等待自然分娩。

2)初产妇行会阴侧切术。避免在胎儿脐孔达会阴之前牵引。待胎儿脐部娩出会阴,接产者用双手按分娩机转协助胎肩、胎手及胎头娩出。娩出胎头时,不可猛力牵拉,慎防造成颅内出血或臂丛神经损伤;亦可用后出头产钳助娩。胎儿脐部娩出后,一般须在 7 分钟内娩出胎头。

二、横位

根据胎头在母体左或右侧、胎儿肩胛朝向前方或后方,分为肩左前、肩左后、肩右前、肩右后 4 种胎方位。

【诊断标准】

1.腹部检查

子宫呈横椭圆形,子宫底高度较妊娠月份为低,耻骨联合上方空虚。在母体腹部一侧触及胎头,另侧为胎臀。胎心音在脐周最清楚。

（2）肛门或阴道检查

胎膜未破时,先露部在骨盆入口上方,不能触及。若胎膜已破、子宫颈已扩张,可触及胎儿肩胛骨、肋骨及腋窝。如胎手已脱出子宫颈口,可用握手法鉴别为胎儿左手或右手。

3.辅助检查

B超检查能准确探清肩先露,并能确定具体胎位。

【治疗原则】

1.妊娠期

妊娠30周后发现横位,有明确的原因不必纠正,否则可试用膝胸卧式、艾灸或激光照射至阴穴位等方法纠正。

（2）分娩期

（1）有骨盆狭窄、难产史、前置胎盘等产科指征者,行剖宫产术结束分娩。

（2）经产妇临产早期,腹壁松弛,胎膜未破,行外倒转术后,用腹带固定胎位。倒转术失败或胎膜已破者,行剖宫产手术。

（3）子宫先兆破裂,无论胎儿是否存活,立即行剖宫产术。子宫感染严重者,同时行子宫切除术。

（4）胎儿已死亡,无子宫先兆破裂者,待宫口开全或接近开全时,在全身麻醉下行断头术或碎胎术。

（5）凡经阴道分娩者,胎盘娩出后应常规探查子宫颈、子宫下段及子宫体腔有无裂伤,及时处理。术前、术后应用抗生素防治感染。

三、持续性枕后位

分娩过程中,胎头枕部位于母体骨盆后方,经充分试产,当分娩以任何方式结束时不论胎头在骨盆哪个平面胎头枕部仍位于骨盆后方者称持续性枕后位。

【诊断标准】

1.腹部检查

头位,在母体腹前壁扪及胎儿肢体,胎背偏向侧方。胎心音在脐下偏外侧较响亮。如胎头俯屈不良,胎背直伸,前胸贴近母体腹壁,则胎心音可在腹中线处闻及。

（2）肛门检查或阴道检查

胎头矢状缝在骨盆右或左斜径上,大囟门在骨盆前方,小囟门在骨盆后方。若因胎头水肿、颅骨重叠,囟门扪不清,可从胎儿耳郭及耳屏位置、方向确定胎头方位。

3.辅助检查

B超检查时,根据胎头双顶径、颜面及枕部位置,可准确判断胎头方位。

【治疗原则】

（1）体位纠正,向胎背方向侧卧,即左枕后向左侧,右枕后向右侧以利胎头枕部转向前方。

（2）活跃晚期,若胎头下降延缓（进度<1cm/h）或阻滞（停滞不下1小时以上）;或宫颈严重水肿;或出现胎儿窘迫现象,经处理后不进展应行剖宫产术。

（3）宫口开全,胎头下降,先露达≥S^{+3}时,准备产钳助娩。注意胎头塑形严重造成先露低的假象,先试用手旋转胎头枕部向前,使矢状缝与骨盆出口前后一致,如转成枕前位困难,可转成枕后位,然后产钳助产。

(4)胎盘排出后,立即检查软产道损伤。

四、持续性枕横位

临产后,胎头矢状缝取骨盆入口横或斜径入盆,在下降过程中未能完成内旋转者,经充分试产,分娩结束时仍持续于枕横位者称持续性枕横位。

【诊断标准】

1.腹部检查

胎背在母腹一侧,对侧为小肢体。胎头横阔。胎心音在胎背侧最清楚。

(2)肛门或阴道检查

胎头矢状缝位于骨盆横径上。

【治疗原则】

(1)密切观察胎头下降情况。

(2)胎头已入盆而出现第二产程停滞时,做阴道检查,徒手旋转胎头使其矢状缝与骨盆出口前后径一致,继续等待。若不成功,第二产程延长,胎头矢状缝仍位于骨盆出口横位上而先露已达 S^{+3},可用吸引器边旋转边牵引。也可用手转儿头为枕前位产钳助产。如手转儿头困难,亦可用 K 氏产钳回转助产。

五、高直位

胎儿以不屈不伸姿势位于骨盆入口之上,其矢状缝与骨盆入口前后径相一致,偏离不超过15°,称高直位。胎头枕骨贴近耻骨联合者,为高直前位;枕骨靠近骶岬者,为高直后位。

【诊断标准】

1.腹部检查

高直前位时,胎背靠近母体腹前壁,耻骨联合后方正中稍显隆起,触摸胎头有较正常狭小感。高直后位时,胎儿小肢体靠近母体腹前壁,在下腹正中可触及胎儿下颏。无论高直前位还是高直后位,胎儿躯干较直,胎心音位置较高,在母体腹中线上。

(2)阴道检查

胎头矢状缝与骨盆前入口后径一致。根据大小囟门位置,判断为高直后位(枕骶位)或高直前位(枕耻位)。

3.辅助检查

B 超可探明胎头矢状缝位于骨盆入口前后径上,而双顶径位于骨盆入口横径上。

【治疗原则】

1.高直后位

多需行剖宫产术结束分娩。

(2)高直前位

如胎儿较小、宫缩较强,可严密观察胎头是否俯屈、下降。如胎头双顶径达到或超过坐骨棘水平,有可能产钳助产。若胎头进一步仰伸成为颜面先露或额先露,产程无进展,应行剖宫产术。

六、颜面位

颜面先露,颜部最低,以下颏为指示点,其有颏左前、颏左横、颏左后、颏右前、颏右横、颏右后 6 种方位。

【诊断标准】

1.腹部检查

胎体伸直,故子宫底较高,在子宫底部扪及胎臂,颏前位时胎儿肢体靠近母体腹壁,故易于触及,而胎心音由胸部传出,故在胎儿肢体侧最响亮。颏后位时,耻骨联合上方触及胎儿枕骨隆突与胎背间有明显凹沟,胎心音多较远且轻。

(2)阴道检查

触及软硬不均、不规则的颜面部,能辨明胎儿的口、鼻、颧、眼、颏各部。按颏部位置确定颏前或颏后位。

3.辅助检查

B 超可较早确定胎位及除外胎儿畸形。

【治疗原则】

(1)凡骨盆狭窄、高龄产妇、胎儿窘迫,无论颏前或颏后位,尽早行剖宫产术结束分娩。

(2)经产妇,产道与产力正常,颏前位者,可考虑等待其自然分娩,必要时子宫颈口开全且颏部抵达骨盆底后,以产钳助产。颏后位者,不能经阴道分娩,必须行剖宫产术。

第五节　胎儿因素

一、巨大胎儿

胎儿出生体重≥4000g,称为巨大胎儿。由于胎儿较大及胎头不易变形,即使胎位、产道及产力均正常,也常造成难产。

【诊断标准】

1.腹部检查

子宫底高度,腹围的增长超过正常范围;妊娠图显示在第 90 百分位数以上;无羊水过多征象;触诊胎体大、胎头也大。

(2)辅助检查

B 超检查胎儿双顶径、股骨长、腹围等值均超过正常范围。宫高+腹围≥140cm,双顶径+股骨长>17cm 常提示巨大儿可能性大。

【治疗原则】

(1)孕期筛查有无糖尿病,如合并 GDM,予以积极治疗。

(2)妊娠晚期估计有无头盆不称,估计胎儿体重>4500g 者,为防止发生肩难产,应选择剖宫产。

(3)如估计胎儿体重 4000g 左右,无明显头盆不称,可予试产,但试产时间不宜过久,临产后密切观察胎头下降和枕位情况,必要时行剖宫产术。

(4)试产成功,胎头娩出后,尚需警惕肩难产,应做好处理准备。

二、脑积水

【诊断标准】

1.腹部检查

在子宫底部或耻骨联合上方扪及宽大、较软、似有弹性的胎头。

(2)阴道检查

如为头先露而宫颈口已扩张,可扪及胎头颅缝增宽,囟门大且紧张,颅骨骨质软而薄,触之有乒乓球样感觉。

3.辅助检查

(1)B超:胎头双顶径增宽,脑室扩大,脑室宽度>1/3大脑半球直径,脑积水可疑;>1/2大脑半球直径,可以诊断。

(2)X线:腹部摄片可见胎儿颅骨轮廓增大、骨质薄,颅缝增宽,囟门宽大,颜面部分相对变小等影像。

【治疗原则】

一旦确诊,应及早引产。临产后可行穿颅术,避免母体损害。臀先露者,待胎体娩出后,穿刺胎头后液。使胎头体积缩小后再牵出。

三、无脑儿

【诊断标准】

1.腹部检查

感觉胎头较小。

(2)阴道检查

扪及凹凸不平的颅底部,应与臀位或颜面位鉴别。

3.辅助检查

(1)B超:胎儿颅骨不显像。

(2)X线:腹部平片显示无头盖骨的胎头。

(3)生化测定:羊水或母血中甲胎蛋白值升高。

【治疗原则】

一旦确诊,应及早引产,等待胎儿自然娩出。如发生胎肩娩出困难,可等待或行毁胎术。

第十章　分娩期并发症

第一节　产后出血

产后出血是指胎儿娩出后 24h 内阴道流血量超过 500ml 者。产后出血是分娩期严重的并发症,是产妇四大死亡原因之首。Bonnar 等在 2000 年发表的文章中指出一半英国产妇死亡是由于产后出血。产后出血的发病率占分娩总数的 2%～3%,由于测量和收集血量的主观因素较大,临床上对阴道流血量的估计往往少于实际出血量,因此产后出血的实际发病率更高。

一、病因

产后出血的原因可分为子宫收缩乏力、胎盘因素、软产道裂伤及凝血功能障碍。这些因素可互为因果,相互影响。

1.子宫收缩乏力

胎儿娩出后,子宫肌收缩和缩复对肌束间的血管能起到有效的压迫作用。凡影响子宫肌收缩和缩复功能的因素,均可引起子宫收缩乏力性产后出血。常见因素有:

(1)全身因素。产妇精神极度紧张,对分娩过度恐惧,尤其对阴道分娩缺乏足够信心;临产后过多使用镇静药、麻醉药或子宫收缩抑制药;合并慢性全身性疾病;体质虚弱、严重营养不良等均可引起子宫收缩乏力。

(2)产科因素。产程延长、产妇体力消耗过多,可引起子宫收缩乏力。前置胎盘、胎盘早剥、妊娠高血压综合征、严重贫血、宫腔感染等产科并发症及合并症可使子宫肌层水肿或渗血引起子宫收缩乏力。

(3)子宫因素。子宫肌纤维发育不良,如子宫畸形或子宫肌瘤;子宫纤维过度伸展,如巨大胎儿、多胎妊娠、羊水过多;子宫肌壁受损,如有剖宫产史、肌瘤剔除史、子宫穿孔史等;子宫手术史;产次过多、过频可造成子宫肌纤维受损,均可引起子宫收缩乏力。

(2)胎盘因素

根据胎盘剥离情况,胎盘因素所致产后出血类型有:

(1)胎盘滞留。胎儿娩出后,胎盘应在 15min 内排出体外。若 30min 仍不排出,影响胎盘剥离面血窦的关闭,导致产后出血。常见的情况有①胎盘剥离后,由于宫缩乏力、膀胱膨胀等因素,使胎盘滞留在宫腔内,影响子宫收缩;②胎盘剥离不全:多因在第三产程时胎盘完全剥离前过早牵拉脐带或按压子宫,已剥离的部分血窦开放出血不止;③胎盘嵌顿:第三产程子宫发生局限性环形缩窄及增厚,将已剥离的胎盘嵌顿于宫腔内,多为隐性出血。

(2)胎盘粘连。指胎盘全部或部分粘连于宫壁不能自行剥离。多次人工流产、子宫内膜炎或蜕膜发育不良等是常见原因。若完全粘连,一般不出血,若部分粘连则部分胎盘剥离面血窦开放而胎盘滞留影响宫缩造成产后出血。

（3）胎盘植入。指胎盘绒毛植入子宫肌层。部分植入血窦开放,出血不易止住。

（4）胎盘胎膜残留。多为部分胎盘小叶或副胎盘残留在宫腔内,有时部分胎膜留在宫腔内也可影响子宫收缩导致产后出血。其中胎盘粘连、植入及胎盘胎膜残留的发生率随着剖宫产率的增加而逐年上升,应引起足够的重视。

3.软产道裂伤

分娩过程中软产道裂伤,常与下述因素有关:①外阴组织弹性差;②急产、产力过强、巨大儿;③阴道手术助产操作不规范;④会阴切开缝合时,止血不彻底,宫颈或阴道穹隆的裂伤未能及时发现。

4.凝血功能障碍

产妇凝血功能障碍见于:①与产科有关的并发症所致,如羊水栓塞、妊娠高血压综合征、胎盘早剥及死胎均可并发 DIC;②产妇合并血液系统疾病,如原发性血小板减少、再生障碍性贫血等。由于凝血功能障碍,可造成产后切口及子宫血窦难以控制的流血不止,血液不凝。

二、临床表现

产后出血主要表现为阴道流血过多及失血引起的并发症,如休克、贫血等,其临床症状取决于失血量及贫血的程度,

不同原因的产后出血临床表现不同。胎儿娩出后立即出现阴道流血,应先考虑软产道裂伤;胎儿娩出几分钟后开始流血,应考虑为胎盘因素;胎盘娩出后出现流血,其主要原因为子宫收缩乏力或胎盘、胎膜残留。若阴道出血呈持续性,且血液不凝,应考虑凝血功能障碍引起的产后出血。如果子宫动脉阴道支断裂可形成阴道血肿,产后未见阴道大流血,但产妇有失血的症状和体征,尤其产妇诉说阴道疼痛时,应考虑隐匿性软产道损伤。

由于正常妊娠期血容量增加 30%～60%,因此孕妇多可以耐受失血,当阴道流血量较多时,产妇可出现休克症状,如头晕、脸色苍白、脉搏细数、血压下降等。

三、诊断

产后出血容易诊断,临床上对阴道流血量的估计往往偏少。检测出血量的方法有①称重法:将分娩后所用敷料称重减去分娩前敷料重量,为失血量(血液比重为 1.05g＝1ml);②容积法:用专用的产后接血容器,将所收集的血用量杯测量;③面积法:将血液浸湿的面积按 10cm×10cm 为 10ml,15cm×15cm 为 15ml 计算。上述 3 种方法的检测可因不同的检测人员而产生一定的误差。根据阴道流血的时间、数量和胎儿、胎盘娩出的关系,可以初步判断造成产后出血的原因。有时产后出血的几个原因可以互为因果关系。

1.子宫收缩乏力

胎盘娩出后,子宫缩小至脐平或脐下一横指。子宫呈圆球状,质硬,血窦关闭,出血停止。若子宫收缩乏力,宫底升高,子宫质软呈水袋状。子宫收缩乏力有原发性和继发性,有直接原因和间接原因,对于间接原因造成的子宫收缩乏力,应及时去除原因。按摩子宫或用缩宫药后,子宫变硬,阴道流血减少,是子宫收缩乏力与其他原因出血的重要鉴别方法。

（2）胎盘因素

胎儿娩出后 30min 胎盘仍未娩出,为第三产程延长。多数胎盘在胎儿娩出后 5min 内自

行娩出,如果胎盘在胎儿娩出后 10min 内未娩出,并有大量阴道流血,应考虑胎盘因素,如胎盘部分剥离、胎盘粘连、胎盘嵌顿等。胎盘残留是产后出血的常见原因,故胎盘娩出后应仔细检查胎盘、胎膜是否完整。尤其应注意胎盘胎儿面有无断裂血管,警惕副胎盘残留的可能。

3.软产道损伤

胎儿娩出后,立即出现阴道持续流血,应考虑软产道损伤,应该仔细检查软产道。

(1)宫颈裂伤:产后应仔细检查宫颈,初产妇宫颈两侧(3、9 点处)较易出现裂伤,裂口一般不超过 1cm,通常无明显活动性出血。有时破裂深至穹隆伤及子宫动脉分支,可有活动性出血。胎盘娩出后,用两把卵圆钳钳夹宫颈并向下牵拉,从宫颈 12 点处起顺时针检查一周。有时宫颈裂口可向上延伸至宫体,向两侧延至阴道穹隆及阴道旁组织。

(2)阴道裂伤:检查者用中指、示指压迫会阴切口两侧,仔细查看会阴切口顶端及两侧有无损伤及损伤程度和有无活动性出血。阴道下段前壁裂伤出血活跃,上段裂伤根据深度不同可分为完全性阴道撕裂和不完全阴道撕裂。

(3)会阴裂伤:会阴裂伤按损伤程度分为 3 度。Ⅰ度指会阴部皮肤及阴道入口黏膜撕裂,未达肌层,一般出血不多;Ⅱ度指裂伤已达会阴体肌层、累及阴道后壁黏膜,甚至阴道后壁两侧沟向上撕裂使原解剖结构不易辨认,出血较多;Ⅲ度指肛门外括约肌已断裂,甚至阴道直肠隔及部分直肠前壁有裂伤,此种情况虽严重,出血量不一定多。

4.凝血功能障碍

若产妇有血液系统疾病或由于分娩引起 DIC 发生等情况,产妇表现为持续性阴道流血,血液不凝,止血困难,同时可出现全身部位出血灶。根据病史、出血特点及血小板计数、凝血酶原时间、纤维蛋白原等凝血功能检查,可以做出诊断。

四、处理

产后出血的处理原则为针对原因迅速止血,补充血容量纠正休克及防治感染。

1.子宫收缩乏力

加强宫缩是最迅速有效的止血方法。

(1)去除引起宫缩乏力的原因:若由于全身因素,则改善全身状态;若为膀胱过度充盈应导尿等。

(2)按摩子宫:助产者一手在腹部按摩宫底(拇指在前,其余四指在后),同时压迫宫底,将宫内积血压出,按摩必须均匀而有节律。如果无效,可用腹部-阴道双手按摩子宫法,即一手握拳置于阴道前穹顶住子宫前壁,另一手在腹部按压子宫后壁使宫体前屈,双手相对紧压子宫并作节律性按摩,按压时以子宫恢复正常收缩为止,按摩时注意无菌操作。子宫按摩通常是非常有效的。

(3)应用宫缩药:①缩宫素 10U 宫体直接注射或 10U 加于 5% 葡萄糖液 500ml 中静脉滴注;②麦角新碱 0.2~0.4mg 肌注或宫体直接注射或加于 25% 葡萄糖液 20ml 中静脉慢推,心脏病、妊娠高血压疾病及高血压者慎用;③米索前列醇 200μg 舌下含服;④卡前列甲酯 1mg 置于阴道后穹,止血效果好;⑤地诺前列酮 0.5~1mg 经腹或直接注入子宫肌层;⑥卡前列素氨丁三醇(商品名,欣母沛),起始剂量 250μg,深部肌内注射或宫体注射,必要时间隔 15~90min 重复注射,总量不超过 2mg(8 支)。

(4)宫腔纱条填塞:用特制的长 1.5～2m,宽 7～8cm 的无菌不脱脂棉纱布条塞入宫腔止血。操作时助手在腹部固定子宫,术者用卵圆钳将纱布条送入宫腔内,自宫底由内向外填紧,留有空隙可造成隐性出血。24h 取出纱布条,警惕感染,取出纱布前,应先静脉推注缩宫素 10U。

(5)结扎盆腔血管:经上述积极处理,出血仍不止,为抢救产妇生命,可经阴道结扎子宫动脉上行支,如无效可经腹作子宫动脉上行支结扎,必要时行髂内动脉结扎及卵巢动脉子宫支结扎术。

(6)髂内动脉栓塞术:在放射科医师协助下,行股动脉穿刺插入导管至髂内动脉或子宫动脉,注入吸收性明胶海绵颗粒栓塞动脉,栓塞剂 2～3 周被吸收,血管复通。髂内动脉栓塞术仅适于产妇生命体征稳定时进行。

(7)切除子宫:经积极治疗仍无效,出血可能危及产妇生命时,应行子宫次全切除术或子宫全切除术,以挽救产妇生命。

(2)胎盘滞留

怀疑有胎盘滞留,应立即做阴道检查及宫腔检查。若胎盘已剥离,则迅速将剥离胎盘取出;若胎盘粘连,切忌暴力牵拉脐带以免子宫内翻。可一手按压子宫底,另一手轻轻伸入宫腔,徒手剥离胎盘,要注意植入性胎盘,若剥离胎盘困难,切忌粗暴强剥离,据 Fox 等报道 25% 产妇死于因胎盘粘连而手法强行剥离胎盘,所以一般以手术切除子宫为宜。对残留胎盘或胎膜者可行钳刮术或刮宫术。

3.软产道裂伤

软产道裂伤一方面彻底止血,另一方面按解剖层次缝合。宫颈裂伤<1cm 若无活动性出血,则不需缝合,若有活动性出血或裂伤>1cm,则应缝合。缝合的第一针要超过裂口顶端 0.5cm,间断缝合至距宫颈外侧端 0.5cm 处结束,以减少宫颈口狭窄的可能。若裂伤累及子宫下段时,缝合应注意避免损伤膀胱及输尿管,必要时经腹修补。修补阴道裂伤和会阴裂伤,应注意解剖层次的对合,第一针也要超过顶端 0.5cm,缝合时不能留有无效腔,避免缝线穿过直肠黏膜。外阴、阴蒂的损伤,应用细丝线缝合。软产道血肿形成应切开并清除血肿,彻底止血、缝合,必要时可放置引流条。

4.凝血功能障碍

首先应排除子宫收缩乏力、胎盘因素、软产道裂伤引起的出血,积极输新鲜全血、血小板、纤维蛋白原或凝血酶原复合物、凝血因子等。若已并发 DIC,则按 DIC 处理。

五、预防

加强围生期保健,严密观察及正确处理产程,可以降低产后出血的发生率。

1.重视产前保健

(1)加强孕前及孕期妇女保健工作,对于有凝血功能障碍和可能影响凝血功能障碍疾病的患者,应积极治疗后再受孕,必要时应于早孕时终止妊娠。

(2)对存在发生产后出血危险因素的孕妇,如多胎妊娠、巨大胎儿、羊水过多、子宫手术史、子宫畸形、妊娠高血压综合征、妊娠合并血液系统疾病及肝病等,要加强产前检查,提前入院。

(3)宣传计划生育,减少人工流产次数。

（2）提高分娩质量

严密观察及正确处理产程。第一产程:合理使用子宫收缩药物、引产药物和镇静药。注意产妇饮食,防止产妇疲劳和产程延长。第二产程:根据胎儿大小掌握会阴后-斜切开时机,认真保护会阴,阴道检查及阴道手术应规范、轻柔,正确指导产妇屏气及使用腹压,避免胎儿娩出过快。第三产程:是预防产后出血的关键,不要过早牵拉脐带,胎儿娩出后,若无出血,可等待15min,若有出血应立即查明原因,及时处理。胎盘娩出后要仔细检查胎盘、胎膜,并认真检查软产道有无撕裂及血肿。

3.加强产后观察

产后 2h 是产后出血发生的高峰。产妇应在产房中观察 2h,会阴后一斜切开缝合后要注意观察有无血肿。要仔细观察产妇的生命体征、宫缩情况及阴道流血情况,发现异常及时处理。离开产房前要鼓励产妇排空膀胱,鼓励母亲与新生儿早接触、早吸吮,能反射性引起子宫收缩,减少产后出血。

第二节　子宫破裂

【概述】

子宫破裂的定义为:子宫肌层的连续性中断。国内曹泽毅报道子宫破裂发生率为 0.06‰～1.4‰,国际卫生组织 WHO 报道为 0.053‰,为妊娠期和分娩期严重的并发症,如延误治疗可造成母婴死亡,产妇病死率高达 50%,胎儿病死亡达 50%～75%或更多。

【病因及分类】

20 世纪 60 年代以前,子宫破裂多由胎先露下降受阻时的不规范助产所致。随着围生医学的发展,因难产手术和滥用缩宫素而导致的子宫破裂很少发生,子宫破裂比较常见的原因为急产、多产、外伤、臀位助产及前次剖宫产史和肌瘤切除所致的瘢痕子宫。诊断性刮宫或宫腔镜手术时子宫穿孔及不合理应用可卡因也可导致子宫破裂。近年来,剖宫产率的增加、前列腺素使用不当及剖宫产的瘢痕子宫再次妊娠的阴道分娩也是导致子宫破裂的原因,另外,自发性子宫破裂也时有发生。

分类:

1.子宫壁的完整性分类

（1）完全性子宫破裂:指宫壁全层破裂,使宫腔与腹腔相通。

（2）不完全性子宫破裂:指子宫肌层全部或部分破裂,浆膜层尚未穿破,宫腔与腹腔未相通,胎儿及其附属物仍在宫腔内。

（2）按是否有子宫瘢痕分类

（1）瘢痕子宫破裂:占 87.1%。主要与前次剖宫产术式有关。ACOG 研究表明,在剖宫产的瘢痕子宫再次妊娠的阴道分娩（VBAC）试产中,前次剖宫产术式为子宫经典切口或 T 形切口者子宫破裂概率为 4%～9%,子宫下段纵切口者子宫破裂概率为 1%～7%,而子宫下段横切口者子宫破裂概率仅为 0.1%～1.5%。究其原因,是因为子宫体和子宫下段的组织构成不同(子宫体部含有 60% 平滑肌和 20% 结缔组织,而子宫下段则含有 80% 的结缔组织)及肌纤维的走向特点使得子宫的纵向强度弱而横向强度高,而下段横向强度最大。同时前次剖宫产的操作技巧以及本次妊娠胎盘的位置、宫腔压力、妊娠间距等均与子宫破裂的发生有一定关系。以不全破裂多见。荷兰 Zwart 报道瘢痕子宫破裂发生率为 0.51‰。

(2)非瘢痕子宫破裂:主要有以下原因:①阻塞性难产致子宫破裂,包括头盆不称、胎位异常。破裂以子宫下段为主。②损伤性子宫破裂。③不恰当地应用催产素。④宫颈难产。国内报道一例系第一胎孕足月,临产 5h,胎头从前穹隆娩出,宫口未开,分娩后出血不多,行修补术。⑤子宫发育异常。荷兰 Zwart 报道非瘢痕子宫破裂发生率为 0.08‰。

【子宫破裂的临床表现】

1.子宫破裂发生的时间

9.5%～35% 发生在妊娠期,常见为瘢痕子宫破裂、外伤和子宫发育异常;89.5% 发生在临产后和分娩过程中,常见为阻塞性难产、不恰当地应用催产素、手术助产损伤、瘢痕子宫破裂等,少数见于中孕引产。

(2)主要临床表现

(1)先兆子宫破裂:病理性缩复环形成、下腹部压痛、胎心率改变及血尿,是先兆子宫破裂的四大主要表现。研究表明,在子宫破裂前,胎心率与宫缩有明显的异常改变,可作为早期诊断的指标之一。在第一产程中,全程胎心监护能发现严重的心动过缓(4%)、心动过速(8%)、变异减少(24%)、宫缩过强(10%)和宫缩消失(22%);在第二产程中异常胎心率监护图形显著增多,变异减少发生率为 47.8%;严重的变异减速占 26.1%,宫缩过强占 22%,宫缩消失占 13%,异常的胎心率监护图形是子宫破裂的先兆,因而在瘢痕子宫再次妊娠的晚期和试产过程中,应加强对胎儿心率和子宫收缩的监护,有胎心率异常时需警惕子宫瘢痕破裂。

(2)子宫破裂:荷兰 Zwart 报道 210 例子宫破裂,出现下腹部持续性疼痛 69%,胎心异常 67%,阴道流血 27%,病理性缩复环 20%,宫缩消失 14%;162 例出现全部症状,91 例(56%)仅出现腹痛和胎心率改变。国内解左平报道 11 例子宫破裂病例,其中出现下腹部持续性疼痛 7 例,病理性缩复环 4 例,肉眼血尿 4 例,血性羊水 5 例,腹壁可触及胎体 4 例,胎心消失 7 例。

完全性子宫破裂:破裂时剧痛,随后宫缩停止,转为安静,后持续性腹痛,阴道流鲜红血,出现休克特征。腹部检查。全腹压痛、反跳痛和腹肌紧张,压痛显著,破口处压痛更为明显,可叩及移动性浊音。腹部可清楚触及胎儿肢体,胎动、胎心音消失,而子宫缩小,位于胎儿一侧,阴道检查:宫颈口较前缩小,先露部上升,有时能触及裂口,能摸到缩小的子宫及排出子宫外的胎儿。但阴道检查常可加重病情,一般不必做。

不完全性子宫破裂:浆膜层尚未穿破,先兆征象不明显,开始时腹部轻微疼痛,子宫瘢痕部位有压痛,此时瘢痕已有部分裂开,但胎膜未破,若不立即行剖宫产术,瘢痕裂口会逐渐扩大,出现典型的子宫破裂的症状和体征。而子宫下段剖宫产切口瘢痕裂开,特别是瘢痕不完全裂开时,出血很少,且因有腹膜覆盖,因而缺乏明显的症状与体征,即所谓"安静状态破裂"。常在二次剖宫产手术时才发现,亦可以在自然分娩产后常规探查宫腔时发现。若形成阔韧带内血肿,则在宫体一侧可触及有压痛的包块,胎心音不规则。子宫体部瘢痕破裂多为完全破裂。

【辅助检查】

(1)对于无明显症状的不完全性子宫破裂、子宫下段的瘢痕破裂及子宫后壁破裂,诊断较难,超声显示为:在无宫缩及宫内压力增加的情况下,子宫下段变得菲薄,甚至切口处肌层部分或全部缺损,有液体积聚,在膀胱充盈时,可出现楼梯样的皱褶,有一处较薄,峡部两侧不对称;当子宫下段受羊水流动、胎动、宫缩等影响时,羊膜囊迅速向子宫下段缺损的部位膨出,该声像图表现是先兆子宫破裂的确诊特征;子宫下段厚薄不均匀,肌层失去连续性是先兆子宫破裂有意义的征兆;但若子宫下段均匀变薄,厚度＞3cm,且有明确的肌层,则表明无下段瘢痕缺损。若有内出血则表现为子宫壁混合性回声光团,内部回声杂乱,边界不清,回声分布不均,其外侧子宫浆膜层连续完整。或表现为一外凸低回声光团,内回声欠均匀,胎心异常或消失;腹腔穿刺可抽出血性液体。

(2)子宫完全性破裂超声特点:子宫收缩成球形位于腹腔一侧,子宫肌壁较为疏松,可见子宫破裂口,浆膜层连续性中断,胎头变形,胎儿位于腹腔内,多数已死亡,胎儿周围环绕羊水及血液。胎膜囊可完整或不完整,胎盘多数亦随胎囊娩出腹腔,腹腔内可探及程度不等的不规则液性暗区,腹腔穿刺可抽出血性液体。

另外,计算机断层扫描 CT 或磁共振成像 MRI 可清晰显示胎儿在子宫外,子宫肌层连续性中断而做出诊断,但价格昂贵,难以广泛临床使用。

【鉴别诊断】

根据临床症状及超声影像学特点,典型的妊娠子宫破裂并不难诊断,但尚需与以下疾病鉴别:

1.妊娠合并子宫肌瘤

不完全性妊娠子宫破裂与妊娠合并子宫肌瘤,肌瘤有完整包膜,有立体感,且不会突然发生,检查细致并结合临床及随诊可鉴别。

(2)子宫占位病变

完全性妊娠子宫破裂,子宫收缩于后方成团块状,容易误诊为子宫内口实性占位。此时观察腹腔是否有积液,仔细观察团块状回声内见宫腔波回声及包膜有连续性中断,结合临床可鉴别;超声诊断失误是由于仅注意对胎儿的检查,而忽略了病史以及胎儿周围有无子宫壁的回声,加之已排入腹腔的胎儿羊膜囊完整,囊内有少量的羊水,造成类似宫内妊娠的表现。而已收缩的子宫又误认为子宫内口的实性占位,导致误诊。

3.腹腔妊娠

由于胎盘附着异常,血液供应不足,极少能存活至足月。仔细检查子宫轻度增大或不增大,子宫壁完整,宫腔内无胎儿及胎盘。

【治疗】

先兆子宫破裂发现先兆子宫破裂时,应立即采取有效措施抑制子宫收缩,并尽快行剖宫产术。

子宫破裂一旦诊断,无论胎儿是否存活,均应在纠正休克、防治感染的同时行剖腹探查术,手术原则是简单、迅速,能达到止血目的。根据产妇的全身情况、子宫破裂的程度与部位、产妇有无生育要求、手术距离发生破裂的时间长短以及有无感染而决定采取不同的手术方式。子宫破裂时间短、裂口小且边缘整齐、无明显感染、需保留生育功能者,可行裂口修补术。破裂口较大且撕裂不整齐或感染明显者,应行子宫次全切除术。子宫裂口延及宫颈口者可考虑做子宫全切术。前次下段剖宫产瘢痕裂开,产妇已有小孩,应行裂口吻合术,同时行双侧输卵管结扎术。剖腹探查除注意子宫破裂的部位外,应仔细检查膀胱、输尿管、宫颈和阴道,如发现有裂伤,应同时行这些脏器的修补术。对个别产程长、感染严重病例,是否需做全子宫切除术或次全子宫切除术或仅缝合裂口加双侧输卵管结扎术,需视具体情况而定。

术前、术中、术后大剂量有效抗生素防治感染。子宫破裂应尽可能就地抢救,必须转院者,除抗休克治疗外,尚应包扎腹部,减少震动的情况下转送。

【子宫破裂的预后评估】

其预后与是否及时得到抢救与处理有很大关系。国内报道子宫破裂孕产妇死亡率约12%,国外报道在工业化国家为5%,而在发展中国家高达55%,近年有下降。大约三分之二的子宫破裂继发于瘢痕子宫,复发性子宫破裂与妊娠期和围生期患病率高相关。尽管子宫破裂修补是治疗子宫破裂的可行方法,但是再次妊娠复发性子宫破裂发生概率增加,尤其是沿子宫纵轴方向破裂和距上次破裂时间很短而再次妊娠者发生再次破裂的风险增加。

【预防】

为避免子宫破裂的发生及提高子宫破裂的治愈率,仍应加强计划生育宣传及实施,做好预防保健工作,严格掌握药物(催产素、前列腺素等)引产及剖宫产指征,产时严密观察,禁止暴力压腹,避免损伤较大的阴道助产,提高产科质量。只有采取综合的措施,才能更好地预防子宫破裂的发生,保障母婴安全。

预防子宫破裂有如下措施:①加强产科医务人员职业道德及操作技术的培训,培养爱岗敬业精神。规范剖宫产术式,有建议子宫行子宫下段切口,且切口缝合2层较缝合1层发生子宫破裂风险低。②加强高危孕产妇管理,尤其是对瘢痕子宫孕妇的管理,落实提早住院,B超了解子宫切口瘢痕情况,及时发现瘢痕子宫隐性破裂;但超声预测的阳性值仍存在争议,国外有学者认为孕晚期子宫下段瘢痕处3.5mm发生子宫破裂风险低。

对剖宫产再孕者,下列情况禁忌阴道试产:①前次剖宫产为子宫体部切口,子宫下段纵切口或T形切口。②前次妊娠剖宫产指征依然存在。③二次以上剖宫产史或原切口感染史。④前次手术方式不详。⑤剖宫产不足2年再次妊娠。⑥既往有子宫破裂史。超声观察子宫瘢痕处有胎盘附着,易致胎盘植入、粘连出血及子宫破裂。⑦有不适于阴道分娩的内外科合并症或产科并发症。⑧妊娠妇女及家属拒绝阴道试产。⑨不具备抢救急症患者的条件。

具备阴道试产者产程中通过胎心监护和B超严密监测子宫瘢痕变化,由于发生先兆子宫破裂时多伴有胎儿供血受阻而致胎心不规则或消失,因此分娩期持续胎心监护及时发现胎心变化,结合体征可早期诊断先兆子宫破裂,及时施行剖宫产。另外,对子宫破裂的高危人群如:早产或过期产,足月引产产妇,超重的产妇,需严密观察,严防子宫破裂的发生。

第三节　羊水栓塞

羊水栓塞(AFE),是指在分娩过程中羊水进入体循环中引起的急性缺氧、血流动力学衰竭和凝血的妊娠期过敏反应综合征。是严重的分娩并发症,死亡率高达60%～70%。

一、流行病学

1989～1991年我国孕产妇死亡的资料中羊水栓塞占孕产妇死亡的4.7%,是孕产妇死亡的第3位原因。据北京市20世纪90年代统计,羊水栓塞占孕产妇死亡的15.5%,在美国、澳大利亚,羊水栓塞是孕产妇死亡的第2位原因,占孕产妇死亡的10%,在英国占7%。上海新华医院刘棣临、周致隆报道我国上海地区从1958～1983年资料统计羊水栓塞发生率为1:14838。Clark等报道,羊水栓塞的发病率在美国为1:(8000～80000);最近,美国两个大样本调查研究表明,羊水栓塞在经产妇和初产妇的发生率分别是14.8/10万和6.0/10万。在澳大利亚近27年致命性羊水栓塞的发病率为1.03/10万。据报道,羊水栓塞引起死亡的孕产妇占孕产妇死亡的10%～20%。羊水栓塞孕产妇死亡率高达60%～70%,在不同的文献报道中,羊水栓塞的母亲死亡率有很大的不同。在美国国家登记资料5年统计羊水栓塞孕产妇死亡率是61%;英国国家登记统计资料羊水栓塞孕产妇死亡率是37%。张振钧报道上海市1985～1995年间的75例羊水栓塞患者中死亡54例,死亡率为68%。虽然急救技术迅速发展,仍有约25%病例可即时或发病后1小时内死亡。大部分幸存者又都存在因缺氧导致的永久性神经损害。胎儿死亡率约为21%,羊水栓塞发生在分娩前,胎儿的预后是差的,胎儿的存活率大概是40%,在幸存的新生儿中29%～50%存在神经系统损害。

羊水栓塞绝大部分发生在妊娠晚期,尤以第一产程多见,罕有在产后48小时发病的。1995年Stevent,Clark所分析的46例羊水栓塞患者中,70%发生在产程中、胎儿娩出之前;11%发生在阴道分娩,胎儿刚刚娩出后;19%发生在剖宫产中。

二、发病机制

早期研究,在产科因循环衰竭死亡后的尸体解剖中发现肺组织有羊水成分,经电子扫描图像显示在母体子宫下段局部,子宫颈内膜血管和胎盘着床部的血管中发现微血栓。因此,传统的观点认为,羊水栓塞是羊水内容物进入母血循环,导致肺部血管机械性梗阻,引起肺栓塞、肺动脉高压、急性肺水肿、肺心病、左心衰、低血压、低氧血症、凝血以致产生全身多器官功能障碍。

近期,Clark等研究认为与栓塞相比,AFE更可能是母体对胎儿成分的过敏反应,并建议称其为孕期过敏反应综合征。羊水或羊水内容物如鳞状上皮、黏液、毳毛及胎脂等,在子宫收缩下从子宫下段或宫颈内膜破裂的静脉进入母血循环,在胎盘早剥、子宫破裂、剖宫产、妊娠中期钳刮术、引产术或羊膜腔穿刺注药引产术时,羊水可直接由开放血管进入母血循环后,在某些妇女激发了一系列复杂的与人类败血症及过敏相似的病理反应;内毒素介质的释放是继发病理生理过程的核心。

（一）有关羊水栓塞的发病机制

目前认为羊水栓塞是由于羊水活性物质进入母血循环引起的"妊娠过敏样综合征"。引起羊水栓塞的羊水中的活性物质有：花生四烯酸的代谢产物、白三烯、前列腺素、血栓素及血小板活性因子、过敏因子、组织样促凝物质。这些活性物质进入血循环后可引起肺支气管痉挛、血小板聚集、血管内凝血，主要表现为心肺功能障碍、肺动脉高压、缺氧，继而发生多脏器损害等综合征。

1.AFE 时血流动力学的变化

既往的观点认为，AFE 导致肺部血管机械性梗阻，引起肺动脉高压、急性肺水肿、肺心病、左心衰、低血压、低氧血症，最终产生全身多器官功能障碍。而近来 Clark 等认为，正常羊水进入母血循环可能并无危害。余艳红等用全羊水灌注兔的离体肺，未产生由于机械性栓塞而引起的肺动脉高压和肺水肿，但在镜下检查发现有胎儿毛发及上皮细胞沉着在血管内，也无明显的血管痉挛发生；而用不含羊水有形成分的羊水样血浆灌注离体肺，虽无机械样栓塞现象，但能立即使肺动脉压升高，产生肺水肿。这些结果证明 AFE 致心肺循环障碍的原因不完全是羊水中有形成分引起的机械栓塞，而是由于羊水入血后多种活性物质释放所引起的病理变化。

（2）白三烯在羊水栓塞发病中的作用机制

白三烯是一组具有多种作用的生物活性物质，参与炎症和变态反应，又称为慢反应物质。当机体受到各种刺激和抗原抗体反应，会引起白三烯释放，它是过敏反应的重要介质，可导致过敏性哮喘或过敏性休克。白三烯能使支气管平滑肌强烈持久的收缩，增加毛细血管通透性和促进黏膜分泌，具有收缩肺血管的作用。可导致严重的低氧血症并产生低氧性肺动脉高压反应。另外，白三烯还具有强大的中性粒细胞、单核细胞和巨细胞趋化聚集作用，使肺血管膜和肺泡上皮损伤，引起肺水肿。此外，白三烯有负性肌力作用，影响心脏动力，使心排血量显著下降，再加上白三烯使血管通透性增高，血浆漏出，导致循环血量下降。

3.前列腺素在羊水栓塞发病中的作用

前列腺素是花生四烯酸的代谢产物，大剂量的花生四烯酸使血小板产生血栓素烷（TXA2），从而使血管收缩，增加毛细血管的通透性；还可使血小板聚集，促使血栓形成。目前，一些动物实验提供了羊水栓塞的发生与前列腺素之间的紧密联系，认为羊水栓塞对肺部的病理改变如肺动脉高压、肺水肿，是由前列腺素及其代谢物血栓素所致。另外，呼衰和低氧血症时前列环素（PGI2）与血栓素烷（TXA2）比例失去平衡，促使血小板聚集 DIC 形成。

4.羊水栓塞与肥大细胞类胰蛋白酶

羊水栓塞由于异体抗原在母血中的暴露，会引起一种过敏反应，在此反应发生时，T 细胞和肥大细胞释放的颗粒中有一种肥大细胞类胰蛋白酶参与体内过敏反应。补体在激活羊水栓塞的发病机制中有重要的作用，在羊水栓塞的患者，补体 C3 和 C4 水平比正常妊娠低 2～3倍。Benson 等研究 9 例羊水栓塞患者中 7 例胎儿抗原升高，补体 C3 平均水平 44.0mg/dl，C4平均水平 10.7mg/dl 显著低于自然分娩产后的对照组 117.3mg/dl 和 29.4mg/dl，C3、C4 水平分别降低 8％和 5％。

5.血管内皮素-1 与羊水栓塞发病的关系

Khong 在 1998 年发现羊水栓塞死亡者的肺泡，细支气管内皮，肺血管内皮均有内皮素-1

表达,而羊水中胎儿上皮细胞-1十分丰富,内皮素-1与羊水栓塞时血流动力学及肺动脉高压的病理机制有密切关系,它可使肺血管及气道系统收缩。

(二)羊水栓塞发病的高危因素

1.宫缩过强

宫缩过强使宫内压增高,羊水易被挤入已破损的小静脉内。正常情况下羊膜腔内压力为0~15mmHg,与子宫内肌层、绒毛间隙压力相似。临产后,第一产程内,子宫收缩时羊膜腔内压力上升为 40 ~ 70mmHg,第二产程时可达 100 ~ 175mmHg,而宫腔内静脉压力为20mmHg,羊膜腔内压力超过静脉压,羊水易被挤入已破损的小静脉血管内。此外,宫缩过强使子宫阔韧带牵拉,宫底部举起离开脊柱,减轻对下腔静脉的压力,回心血量增加,有利于羊水进入母血循环。多数学者认为羊水栓塞与过强子宫收缩,不恰当使用宫缩剂有关。

(2)其他因素

子宫体或子宫颈有病理性或人工性开放血窦,如在前置胎盘、胎盘早剥、胎盘边缘血管破裂、胎盘血管瘤、人工胎膜、宫颈扩张术、引产、剖宫产术等各种原因造成的子宫体或宫颈血窦开放均是羊水栓塞发生的高危因素。2008 年 Haim A.等对美国多家医院近 3 百万个分娩病例进行分析,显示羊水栓塞发生率为 7.7/10 万。分析其基础资料见羊水栓塞发病率较高的因素有:年龄大于 35 岁,发病率为 15.3/10 万;高龄初产妇 21.4/10 万;前次剖宫产 8.0/10 万;糖尿病 28.1/10 万;双胎 9.0/10 万;前置胎盘 231.9/10 万;胎盘早剥 10(2)5/10 万,妊娠高血压11.5/10 万;先兆子痫 65.5/10 万;子痫 197.6/10 万;胎膜早破 7.8/10 万;人工破膜 5.4/10 万;引产 11.3/10 万;绒毛膜、羊膜炎 15.3/10 万;胎儿窘迫 15.5/10 万;难产 6.2/10 万;产钳 18.3/10 万;胎头吸引器 7.3/10 万;剖宫产分娩 15.8/10 万。其中以母亲年龄、前置胎盘、胎盘早剥、子痫和剖宫产是最突出的有关因素。

三、病理生理

羊水栓塞是由于羊水进入母体循环而引起的一系列严重症状的综合征。基本病理生理学是由于微循环中的外来物质和激活的继发的内源性介质相互作用引起的急性过敏性反应综合征。开始于肺血管紧张收缩,导致严重的低血氧,血流动力学的改变,包括心肺功能衰竭、急性右心衰竭、左心衰竭、休克等,继而出现凝血及出血。临床表现主要为急性呼吸困难、急性进行性心肺功能衰竭,在许多病例迅速出现凝血功能障碍。其主要死亡原因为突发性心肺功能衰竭,难以纠正的休克,大量出血或多脏器功能衰竭。

羊水进入子宫静脉,经下腔静脉回心→右心房→右心室→肺动脉→肺循环→体循环。羊水中的胎儿抗原进入母体循环引起急性过敏反应及一系列的病理生理学变化,主要的病理生理变化有以下几方面:

(一)急性过敏反应

羊水中的胎儿抗原进入母体循环引起一系列急性过敏反应,激活一些过敏反应的因素和介质,主要有花生四烯酸代谢产物:白三烯(LT)、前列环素 I2(PGI2)、血栓素(TXA2)和肥大细胞脱颗粒释放类胰蛋白酶(MCT)、组胺等。这些过敏反应介质,特别是白三烯可导致过敏性哮喘和过敏性休克,患者产生过敏性休克样反应,出现寒战、严重休克状态,休克程度与出血量不成正比例。

(二)急性肺动脉高压

羊水中的抗原物质引起的过敏反应、各种介质、细胞因素以及有形成分可引起肺动脉痉挛和栓塞,产生急剧的血流动力学改变。当羊水进入肺血管时,羊水中的 PGF2α 等可引起肺血管痉挛,血管阻力升高,产生急性肺动脉高压。肺换气功能受影响,出现低血氧。肺动脉高压大约在羊水栓塞后 10~30min 发生。

羊水栓塞时肺动脉高压使右心前负荷加重,引起急性右心衰竭;肺血管痉挛使肺静脉缺血;左心回心血量减少,左心功能衰竭;心排血量下降,体循环血压降低。左心功能衰竭的原因可能与低氧对心肌损害、冠状动脉血流下降至心肌缺血及羊水对心肌的直接影响因素有关。

当母体受到胎儿抗原的刺激可产生抗原抗体反应,白三烯、前列腺素的释放直接影响肺血管完整性,并具有强大的中性粒细胞、单核细胞和巨噬细胞的趋化聚集作用,使肺血管和肺泡上皮损伤,支气管黏膜分泌增加,引起肺水肿。羊水栓塞时肺动脉高压、肺水肿还与羊水中的前列腺素及其代谢物血栓烷有关。羊水能诱发白细胞产生前列腺素,大剂量的花生四烯酸使血小板产生血栓素(TXA2),从而使血管收缩,增加毛细血管的通透性。介质白三烯有收缩肺血管及增加肺毛细血管通透性的效应。有学者在动物实验中观察到注入碳环 TXA2 入猫体内后,引起全身血管阻力升高,心排血量显著下降,因此认为血栓烷参与羊水栓塞的病理生理改变。

另外,羊水内容物可阻塞肺小动脉和毛细血管,形成广泛微小栓子,使肺血循环产生机械性阻塞,使肺泡失去换气功能。肺栓塞后严重影响肺内毛细血管氧的交换,微血管内血液灌注失调而发生缺氧和肺水肿。同时迷走神经兴奋引起反射性肺血管痉挛和支气管分泌亢进,亦加重肺动脉高压的病理改变。

(三)急性缺氧

羊水栓塞时各种因素引起肺动脉高压及支气管痉挛,导致血流淤滞和阻塞,以及血流通气比例失调。肺血管床面积减少 50% 以上,肺动脉压平均上升超过 20mmHg。肺动脉高压使肺血液灌注量明显减少,即肺高压。低灌注而出现急性呼吸衰竭,引起急性缺氧。明显的一过性氧饱和度下降,常在开始阶段出现,并在许多幸存者中引起神经系统的损伤。肺缺氧时,肺泡及微血管通透性增加;羊水中的抗原性物质及一些细胞活化因素、内毒素、介质等引起过敏样反应,使肺毛细血管通透性增加,血浆部分渗出,导致肺间质及肺泡内水肿,进一步加重缺氧。白三烯类化合物能使支气管平滑肌强烈持久地收缩,增加毛细血管通透性和促进黏膜分泌;具有收缩肺血管的作用,可导致严重的低氧血症,并产生低氧性肺动脉高压反应。肺局部缺氧可使肺血管内皮损伤,血小板聚集,肺血管内微血栓形成,肺出血,肺功能进一步损害。缺氧还可使肺泡表面活性物质的产生减少,分解增多,肺泡下塌,无效腔增加致难治性进行性缺氧。最终导致急性呼吸衰竭,成人呼吸窘迫综合征等一系列肺部疾患。羊水栓塞发生急性缺氧的原因可归纳为:①肺血管痉挛,肺动脉高压致换气障碍;②支气管痉挛,通气障碍;③肺水肿、成人呼吸窘迫综合征使通气、换气障碍;④心力衰竭、呼吸衰竭、DIC 等进一步加重缺氧。根据美国国家登记统计资料分析,羊水栓塞中有 83% 的患者有实验检测异常和临床缺血缺氧表现。

(四)弥漫性血管内凝血

在妊娠后期,无论正常妊娠或病理妊娠均有凝血因子的增加,从血液学角度来说都是处于高凝状态。其血中的凝血因子如纤维蛋白原,凝血酶原Ⅷ、Ⅶ、Ⅴ因子等一个或多个凝血因子处于高水平。羊水栓塞作为一个启动因素可加速凝血,造成弥散性血栓形成发生 DIC。约有50%的羊水栓塞患者会发生继发性的 DIC。不管分娩的方式如何,50%的病例 DIC 发生在发病 4h 以内,起始症状常在发病 20~30min。尽管适当的积极治疗,仍有 75%的患者死于严重的出血和凝血功能障碍。

羊水栓塞造成 DIC 的原因是多方面的:①羊水进入体循环后激活母体凝血系统,造成凝血功能障碍。启动凝血过程,羊水中含有大量的凝血因子Ⅹ、Ⅱ、Ⅶ等,并且还含有外源性凝血系统的组织因子。组织因子可能是羊膜细胞合成的。另外,胎儿皮肤、呼吸道、生殖上皮的组织因子可能也是羊水中该成分的主要来源。羊水进入母体循环后,促凝物质即可激活外凝血系统,形成复合物即凝血酶原,使凝血酶原形成凝血酶,后者使纤维蛋白原转化为纤维蛋白。同时羊水中凝血活酶样物质可直接促使血液凝固,使血液呈暂时性高凝状态。血管内微血栓形成,迅速消耗大量凝血因子,纤维蛋白原减少。②促进血小板聚集及活化;羊水内颗粒物质具有促血小板聚集和血小板破坏的作用,血小板聚集增加促进微血栓的形成。广泛的微血栓形成,会导致血小板的大量消耗,加重了血小板消耗性减少的程度。③激活纤溶系统同时羊水中又有活化因子(纤溶激活酶)可激活血浆素酶(纤维蛋白溶酶原,Pg)形成血浆素(纤维蛋白溶酶 P),对血浆中纤维蛋白原和纤维蛋白起水解作用,产生纤维蛋白降解产物 FDP,积聚于血中,FDP 有抗凝作用,使血液的高凝状态迅速进入纤溶活跃状态,迅速出现出血倾向和产后出血,血液不凝,引起出血性休克。④呼吸衰竭和低氧血症时前列环素(PIG2)与血栓素烷(TXA2)比例失去平衡,使血小板聚集,DIC 形成。肺血管内微血栓可加重肺动脉痉挛,肾血管内微血栓可使肾灌注量减少,造成急性肾衰竭。

(五)多脏器功能衰竭

羊水栓塞时由于急剧的心肺功能衰竭、严重缺氧及弥漫性血管内凝血导致脏器缺血缺氧,常引起多脏器功能衰竭。脑部缺氧可致抽搐或昏迷,造成神经系统损害的后遗症。由于低血容量、肾脏微血管栓塞,肾脏缺血缺氧可引起肾组织损害,导致急性肾衰竭。肺部缺氧可导致肺水肿、肺出血、成人呼吸窘迫综合征、呼吸衰竭等。多脏器功能衰竭是羊水栓塞死亡的重要原因之一,不少患者经紧急抢救虽然渡过了肺动脉高压、休克及 DIC 出血,但最终仍因多脏器功能衰竭而死亡。

四、临床表现

羊水栓塞多发生在分娩过程中,尤其在胎儿即将娩出前,或产后短时间内,极少超过产后48 小时。罕见的羊水栓塞发生在临产前,或妊娠中期手术,经腹羊膜腔穿刺术创伤和生理盐水羊膜腔灌注术,剖宫产术者多发生在手术过程中。Clark 所分析的羊水栓塞患者,70%发生在产程中胎儿娩出前,11%发生在阴道分娩胎儿刚刚娩出后,19%发生在剖宫产术中。

羊水栓塞典型的临床表现为突然发生的急性心肺功能障碍、肺动脉高压、严重低氧血症、深度低血压、凝血功能障碍和难以控制的出血。表现为呼吸困难、发绀、循环衰竭、凝血障碍及昏迷五大主要症状。

(一)急性心肺功能衰竭

主要是在产程中,尤其是在刚破膜后不久,或分娩前后短时间内,产妇突然发生烦躁不安、寒战、气急等先兆症状;继而出现呼吸困难、发绀、抽搐、昏迷、血压下降、肺底部啰音等过敏样反应和急剧的心肺功能障碍的症状。严重者发病急骤甚至没有先兆症状,仅惊叫一声或打一个哈欠,血压迅速下降或消失,产妇可在数分钟内迅速死亡。经肺动脉导管发现在羊水栓塞的患者,有瞬时的肺动脉压升高,左心功能不全,有一定程度的肺水肿或成人呼吸窘迫综合征。

(二)严重的低氧血症

由于肺动脉高压和休克,患者出现严重的低氧血症,出现发绀、呼吸困难,血氧分压及氧饱和度急剧下降,PaO_2 可降至 80mmHg 以下,一般在 60~80mmHg 之间。

(三)休克

由肺动脉高压引起的心力衰竭、急性循环呼吸衰竭及变态反应引起心源性和过敏性休克。患者出现烦躁不安、寒战、发绀、四肢厥冷、出冷汗、心率快、脉速而弱、血压下降;DIC 高凝期的微血栓形成,使急性左心排血量低下,或心脏骤停致循环衰竭;凝血功能障碍凝血因子消耗致出血等均会引起急性循环衰竭、缺血、缺氧等休克的临床表现。

(四)凝血障碍

高凝期出现与出血不成比例的休克,此期持续时期很短,一般难以发现,凝血后期由于微血栓致脏器功能障碍。患者经过短暂的高凝期后,继之发生难以控制的全身广泛性出血,大量阴道流血,切口渗血、全身皮肤黏膜出血、消化道大出血甚至暴发性坏疽。有部分患者有急性严重的 DIC 而无心肺症状,在这部分患者以致命的消耗性凝血继发严重的广泛性出血表现为主,是羊水栓塞的顿挫型。

(五)急性肾衰竭与多脏器功能衰竭

羊水栓塞后期患者出现少尿或无尿和尿毒症的表现。这主要是由于循环功能衰竭引起的肾缺血及 DIC 高凝期形成的血栓堵塞肾内小血管,引起肾脏缺血、缺氧,导致肾脏器质性损害。羊水栓塞弥漫性血管内凝血可发生在多个器官系统,DIC 微血栓终末器官功能紊乱的发病率如下:皮肤 70%、肺 50%、肾 50%、垂体后叶 50%、肝脏 35%、肾上腺 30%、心脏 20%。

一般把呼吸困难、发绀、循环衰竭、凝血障碍及昏迷列为羊水栓塞五大主要症状。Clark 等于 1995 年根据美国国家登记统计资料分析 46 例羊水栓塞患者主要症状体征出现频率为:缺氧 100%、低血压 100%、胎儿窘迫 100%、肺栓塞或成人呼吸窘迫综合征 93%、心脏骤停 87%、发绀 83%、凝血 83%、呼吸困难 49%、支气管痉挛 15%、瞬时高血压 11%、抽搐 48%、弛缓失张 23%、咳嗽 7%、头痛 7%、胸痛 2%。同时报道超过 50% 的患者出现继发于凝血的产后出血。中国张振钧等分析上海市 1985 年至 1991 年内 75 例羊水栓塞患者的临床表现,显示各主要症状出现频率分别为:发绀 38%、苍白 32%、呼吸困难 22%、烦躁 21%、胸闷 18%、抽搐 8%,寒战 8%、出血(DIC)81%。

五、诊断

(一)临床诊断

美国羊水栓塞临床诊断标准包括:①急性低血压或心脏骤停;②急性缺氧,表现为呼吸困难、发绀或呼吸停止;③凝血机制障碍,实验室数据表明血管内纤维蛋白溶解或无法解释的严重出血;④以上症状发生在子宫颈扩张、子宫肌收缩、分娩、剖宫产时或产后 30min 内;⑤对上述症状缺乏其他有意义的解释。

（二）实验室诊断

1.检测母亲外周血浆 Sialyl Tn 抗原浓度

Sialyl Tn 是一种存在于胎粪和羊水中的抗原物质,在出现羊水栓塞症状的患者,其血清中 Sialyl Tn 明显升高,羊水栓塞发生是因为母-胎屏障被破坏,使羊水及其有形成分入血。羊水和胎粪进入母血后使 Sialyl Tn 抗原出现在母血中,可用其敏感的单克隆抗体检测。有学者发现胎粪和羊水中的 Sialyl Tn 抗原能与单克隆抗体 TKH-2 特异性结合。羊水粪染的产妇血清中的 Sialyl Tn 抗原 20.3±15.4U/ml,略微高于羊水清亮产妇,而在羊水栓塞或羊水栓塞样综合征患者血清中 Sialyl Tn 抗原有明显升高 105.6±59.0U/ml,P＜0.01。该方法可以较为直接地证实胎粪或羊水来源的黏蛋白是否进入了母体循环,是一种简单、无创、敏感的诊断羊水栓塞的方法。

（2）血涂片羊水有形成分的检查

取母亲中心静脉(下腔静脉、右心房、肺动脉)血,离心后分三层,下层为血细胞,上层为血浆,中层为一层薄的蛋白样组织,其中该层可查找到羊水中的毳毛、胎脂、鳞状上皮、黏液,如为阳性说明有羊水进入母体血循环中。亦有从气管分泌物中找中羊水角化细胞。有作者对血中羊水成分检查的方法进行改良;取外周血 2～3ml 于肝素抗凝管中、混匀、离心,从血浆液面 1mm 处取 10～20μl 血浆于载玻片上寻找脂肪颗粒及羊齿状结晶及羊水其他有形物质。将余的全部血浆移到另一试管内,再离心,将沉淀物分别染成涂片、中等厚度片和厚片共 3 张,待干或酒精灯烘干、瑞氏染色,油镜下寻找角化上皮、羊齿状结晶等羊水成分,其中羊齿状结晶在涂片干后不经染色即可镜检。在 18 例羊水栓塞患者中 15 例找到羊水成分,11 例找到脂肪颗粒,其中有 9 例为羊水结晶与脂肪颗粒均于同一标本内找到。可见羊水栓塞患者外周血中羊水的有形物质检出率为 83.33％,而对照组正常产妇其外周血羊水有形成分检出率为 11.11％,差异有显著性。对照组中未检出角化上皮及羊水结晶,仅见脂肪颗粒。

国外有学者对心脏病分娩时产妇进行 Swan-Gang 导管监测时,在肺动脉内也发现羊水成分,无任何 AFE 临床症状。因此认为血中有羊水成分不能确认为羊水栓塞。在我们多年的临床实践中,认为有羊水栓塞的典型临床症状,配合外周血羊水成分检测阳性,有利于羊水栓塞的早期诊断,早期处理。因方法简单、快速,在基层医院可进行检测,因此,目前在临床中仍有一定应用价值,特别是基层医院。

3.抗羊颌下腺黏液性糖蛋白的单克隆抗体(TKH-2)诊断羊水栓塞

TKH-2 能检测到胎粪上清液中极低浓度的 Siglyl Tn 抗原,被 TKH-2 识别的抗原不但在胎粪中大量存在,同时也可出现在清亮的羊水中。用放射免疫检测法在胎粪污染的羊水和清亮的羊水中都可测到 Siglyl Tn 抗原。现发现 Siglyl Tn 抗原是胎粪和羊水中的特征成分之一。随着免疫组织技术的不断发展,通过羊水栓塞死亡的人体组织研究,用免疫组织方法诊断羊水栓塞,特别是抗羊颌下腺黏液性糖蛋白的单克隆抗体(TKH_2)诊断羊水栓塞是最敏感的方法之一,也是进一步研究的重点。

4.检测锌-粪卟啉(Znep-l)

Znep-l 是胎粪的成分之一,可通过荧光测定法在高压液相色谱仪上测定,是一种快速无损、敏感的诊断方法,以 35nmol/L 作为临界值。在国外有将血清 Znep-l 和 Sialyl Tn 抗原测定作为羊水栓塞首选的早期诊断方法,亦可用于诊断不典型的羊水栓塞。

5.急性 DIC 的实验室诊断

(1)血小板计数:血小板减少是急性 DIC 的一个特征,发生羊水栓塞时,外凝系统被激活,在凝血酶的作用下,血小板聚集为微血栓存在于肺、肝、脾等内脏器官的微血管内,故外周血液中的血小板数减少,常低于 $100 \times 10^9/L$,或进行性下降,甚至低于 $50 \times 10^9/L$,血小板下降可作为 DIC 的基本指标之一。

(2)血浆纤维蛋白原含量<1.5g 或呈进行性下降。

(3)3P 试验阳性或血浆 FDP>20ng/L,或血浆 D-2 聚体水平较正常增高 4 倍以上。

(4)PT 延长或缩短 3s 以上,APTT 延长或缩短 10s 以上。多数患者 APTT 在 50~250s 之间,甚至>250s。

(5)抗凝血酶Ⅲ(AT-Ⅲ)活性<60%。

(6)外周血破碎红细胞>2%~10%、进行性贫血、血红蛋白尿等。

(7)血浆内皮素-1(ET-1)水平>80mg/L。

由于 DIC 早期临床表现缺乏特异性,而常规检查项目在 DIC 的早期呈现阳性结果的很少,近年提出前 DIC(Pre-DIC)的主要诊断依赖分子标志物的检查。主要标志物有:凝血酶原片段 1 和 2(F1+2)、凝血酶-抗凝血酶复合物(TAT)、纤维蛋白肽 A(FPA)、可溶性纤维素单体复合物(SFMC)、抗凝血酶Ⅲ(AT-Ⅲ)、β-血小板球蛋白(β-TG)、纤维蛋白降解产物(FDP)、D-二聚体、纤溶酶.纤溶酶抑制复合物(PIC)等,这些项目目前在一般的医院尚未开展。DIC 的早期有血小板进行性下降、FDP 和 D-二聚体进行性增高。SFMC、TAT、PIC 增高或部分项目增高对确定 DIC 的存在有参考意义。羊水栓塞所致的 DIC 是来自羊水中组织因子进入血液及继发性缺氧激活凝血因子形成微血栓;纤溶系统也被激活。其临床表现为凝血因子的消耗所致的出血和微血栓所致的脏器功能不全。其实验室检查是凝固系统的抑制物 AT-Ⅲ和纤溶系的抑制物同等程度被消耗。

(三)其他辅助诊断

1.胸部 X 线检查

90%以上的患者可出现肺部 X 线异常改变,主要表现为肺栓塞及肺水肿。肺水肿时可见双肺圆形或密度高低不等的片状影,呈非节段性分布。多数分布于两肺下叶,以右侧多见,一般数天内可消失。可伴有肺不张、右心影扩大。上腔静脉及奇静脉增宽。但肺部 X 线正常也不能排除羊水栓塞。

(2)超声心动图检查

超声心动图对提供心脏功能状态和指导治疗是需要的,在羊水栓塞的患者可见右心房扩大、房间隔移向左边,有时见左心变成 D 型,显示右心高压。三尖瓣关闭不全,显示严重的右心功能障碍。经食管超声心动图(TOE)检查最近用于羊水栓塞心肺功能的检测,常显示严重右心功能不全,包括右心扩大,舒张期室间隔平坦、三尖瓣反流和肺动脉高压,TOE 检查并可排除大的肺血栓。

3.血气分析

主要表现是严重低氧血症,并是进行性下降,血氧饱和度常在 80%以下;严重缺氧时可≤

40mmHg。动脉血气分析显示代谢性酸中毒或呼吸性酸中毒,常呈现混合性酸中毒。$PaCO_2$ >40mmHg,BE、HCO_3^- 浓度降低。

4.心电图

可显示窦性心动过速,ST-T 变化,心脏缺血缺氧的心电图改变。

5.放射性核素扫描或肺动脉造影

放射性核素碘[131]肺扫描有显影缺如,充填缺损。此方法简单、快速及安全。肺动脉造影可诊断肺栓塞,X 线征象可见肺动脉内充盈缺损或血管中断、肺段血管纹理减少。肺动脉造影还可以测量肺动脉楔压,对辅助诊断有帮助,但其方法并发症较多,目前很少应用。

6.死亡后诊断及病理诊断

(1)取右心室血液检查:患者死亡后,取右心血置试管内离心,取沉淀物上层作涂片,找羊水中的有形成分,发现羊水中的有形成分如角化物、胎脂、毳毛等可作诊断。但因在非羊水栓塞死亡的产妇肺中亦有发现羊水有形成分,因而此法只能做参考。

(2)肥大细胞类胰蛋白酶的免疫组化检测:在过敏反应时,T 细胞和肥大细胞释放的颗粒中有一种肥大细胞类胰蛋白酶(Met)参与体内过敏反应,过敏休克和羊水栓塞死亡的尸体,检测其血液和肺组织,其 Met 含量增多。Met 是一种中性蛋白酶,参与过敏反应过程,在血清中相当稳定,是肥大细胞脱颗粒易于观察的一种标识。用免疫组化法检测体内组织 Met 增多,可提示体内存在过敏反应,结合病理形态改变,可增加过敏性休克诊断的可靠性。

(3)羊水中角蛋白的检测:在尸解病例中取肺脏组织,在肺脏的小血管内出现角化物、胎脂、胎粪、毳毛等可做出羊水栓塞的诊断。传统的 HE 染色染出的脱落的角化上皮和血管内脱落的上皮很难鉴别,特异性不强。中国医科大学法医学系用曲苯利蓝-2B 染液,在羊水吸入死亡的胎儿肺脏及羊水栓塞死亡的产妇肺脏的小血管内,均检出条索状蓝色均匀一致的角化上皮,此种方法对脱落的角化上皮染色具有特异性,而对血管内皮不染色,因此能区别血管内皮,具有很强的特异性和准确性。

(4)羊水栓塞主要的病理改变:在肺小动脉和肺毛细血管中发现角化鳞状上皮、无定形碎片,胎脂、黏液或毳毛等所组成的羊水栓子,可诊断为羊水栓塞。羊水成形物质多见于肺、肾,也可见于心、脑、子宫、阔韧带等,最特征性的改变是肺小动脉和毛细管内见羊水有形成分。特殊免疫组化抗羊颌下腺黏液性糖蛋白的单克隆抗体(TKH2)标记羊水成分中的神经氨酸 2N2 乙酰氨基半乳糖抗原、肺肥大细胞类胰蛋血酶等可以协助诊断。

目前早期诊断羊水栓塞仍然比较困难,临床上仍是依靠典型的临床表现、体征及从中心静脉或动脉插管中找到胎儿鳞状上皮或碎片和相应的辅助检查,协助诊断。确诊羊水栓塞主要依据是病理尸体解剖。

(四)鉴别诊断

羊水栓塞应与肺血栓、过敏性反应、休克、产后出血、子痫抽搐、胎盘早剥、心肌梗死、急性肺水肿、充血性心力衰竭、空气栓塞、气胸等作鉴别诊断。

1.肺血栓

妊娠晚期,血黏度增加,血液处于高凝状态,偶有因下肢深静脉或盆腔静脉血栓脱落致肺血栓,其症状与羊水栓塞相似。肺血栓多见于阴道产后或剖宫产后数天,下地活动时突然发病;突发性胸痛、呼吸困难、发绀、休克、突然死亡。根据无羊水栓塞诱因,发病经过与羊水栓塞不同,血液学检查无 DIC 改变。胸部 X 线表现及 CT 对肺栓塞的诊断有很大帮助。

（2）过敏反应

羊水栓塞早期症状常见过敏样反应、寒战,需与过敏反应鉴别。过敏反应患者常有或在输液中发生症状,少见发绀、缺氧、呼吸困难等症状。血液检查无 DIC 改变,无严重的缺氧,X 线肺部无羊水栓塞的表现。用抗过敏药地塞米松推注症状迅速好转。

3.子痫

羊水栓塞常有昏迷、抽搐,应与子痫鉴别。子痫时血压明显升高,有蛋白尿,出现典型的子痫抽搐。根据发病经过临床症状、体征、辅助检查常可鉴别。

4.急性充血性心力衰竭

羊水栓塞呼吸困难、缺氧须与急性充血性心力衰竭相鉴别。后者常见有心脏病的病史、心界扩大、奔马律、双肺弥漫性湿啰音,少见休克。血液学检查无 DIC 改变。

5.出血性休克

患者出现出血症状,伴休克;常有面色苍白、出冷汗,其症状与延缓型羊水栓塞相似。而产后出血性休克常有出血原因存在如宫缩乏力、子宫破裂、胎盘因素、软产道损伤、血液病等;休克时伴中心静脉压下降。根据病史,体征、血液 DIC 检查、胸片等可以鉴别。羊水栓塞的休克常有呼吸困难及发绀、中心静脉压上升,临床上两者有时难以完全区别。然而在治疗上有相同之处。

6.心肌梗死

是冠状动脉急性闭塞,血流中断,心肌因严重而持久缺血以致局部坏死所致。患者常剧烈胸痛,胸部紧缩感,有冠心病或心肌病病史,少数见于梅毒性主动脉炎。无肺部啰音,心绞痛发作时心电图有特殊改变,示 ST 段明显抬高,或胸前导联出现 T 波高耸,或缺血图形。

7.脑血管急症

脑血管瘤或脑血管畸形破裂,常见突然昏迷、抽搐、缺氧、休克、瞳孔散大等。根据神经系统检查有病理反射定位体征、偏瘫、CT 检查可以鉴别。

8.气胸

系肺泡和脏层胸膜破裂,肺内气体通过裂孔进入胸腔所致,在产程中用力屏气可发生突发性气胸,常见症状有胸痛、伴刺激性咳嗽、呼吸困难、发绀、肺部呼吸音低。叩诊鼓音。患侧胸部或颈部隆起,有捻发感。X 线见患侧透明度增高,纵隔偏移,血压常正常。

六、治疗

羊水栓塞患者多数死于急性肺动脉高压、呼吸循环衰竭、心脏骤停及难以控制的凝血功能障碍。急救处理原则包括生命支持、稳定产妇的心肺状态、正压供气、抗休克、维持血管的灌注、纠正凝血功能障碍等措施。

（一）纠正呼吸循环衰竭

心肺复苏及高级生命支持羊水栓塞时由于急剧血流动力学的变化致心脏骤停、心肺衰竭,如不能及时复苏,大部分患者可在 10min 内死亡。产科急救医师必须熟练掌握心肺复苏（CPR）技术,包括基础生命支持（BLS）和高级生命支持（ACLS）,熟悉妊娠期间母体生理改变对复苏效果的影响。基础生命支持采用初级 ABCD 方案:①开放气道(Airway.A);②提供正压呼吸(Breathing.B);③进行胸外按压、心前区叩击复律(Circulation.C),必要时心脏电击除颤;④评估(Defibrillation.D)。目标是针对恢复道气通畅、建立呼吸循环。高级生命支持采用高级 ABCD 方案,包括:①尽快气管插管(A);②确定气管套管位置正确、确定供氧正常、高流量正压供氧(B);③建立静脉通道,检查心率并监护,使用合适药物(C);④评估,鉴别诊断处理可逆转的病因(D)。

复苏用药包括:①肾上腺素 0.5～1mg 静推,可重复用药,隔 3～5min 重复一次。②碳酸氢钠,复苏早期不主张用碳酸氢钠纠正酸中毒,主要通过 ABCD 方案以改善通气换气及血液循环。多主张经历一段时间 CPR 后临床无明显改善,才考虑用碳酸氢钠,并根据血气分析指导用量。③心率缓慢可用阿托品,每次 0.5～1mg 静推。④用药途径,近 10 多年来已放弃使用心腔注射,改用静脉注射或气管内给药,用 0.9%NaCl 10ml 稀释,经导管注入气管内。但多次气管内给药可致动脉氧分压下降,一次注射中断 CPR 的时间不能超过 10 秒。

(二)正压供氧,改善肺内氧的交换

羊水栓塞的起始症状是由于肺动脉痉挛和栓塞,血管阻力升高,产生急性肺动脉高压;出现严重的呼吸困难、发绀和低氧,应立即行气管内插管呼气末正压供氧,以改善肺泡毛细血管缺氧,减少肺泡渗出液及肺水肿,从而改善肺呼吸功能,减轻心脏负担及脑缺氧,有利于昏迷的复醒。充分吸氧可最大限度地缓解脑和心肌缺血及酸中毒引起的肺动脉痉挛,改善缺氧,避免由于缺氧造成的心、脑、肾缺氧而致的多脏器功能衰竭。

(三)抗过敏

患者出现寒战,咳嗽、胸闷与出血量不成比例的血压下降时,可给地塞米松 20mg 静脉缓注。临床诊断为羊水栓塞者再给地塞米松 20mg 加入 10%葡萄糖液 250～500ml 静脉滴注;或氢化可的松 200mg 静脉推注,然后以 100～300mg 置于葡萄糖液中静脉点滴,每日可用 500～1000mg。在美国国家羊水栓塞登记册中已认可用高剂量的类固醇治疗羊水栓塞,但并无统一的用量标准。目前,临床上以用地塞米松较多,较少使用氢化可的松。

(四)抗休克

休克主要因过敏反应、心肺功能衰竭、肺动脉高压、迷走神经反射、DIC 高凝期及消耗性低凝期出血所致。补充血容量、恢复组织血流灌注量是抢救休克的关键。应立即开放两条输液通道,放置中心静脉导管,测定中心静脉压;必要时也可作输液用。休克早期以补充晶体液及胶体液为主,常选用乳酸钠林格溶液(含钠 130mmol/L、乳酸 28mmol/L),各种平衡盐液。胶体液常用右旋糖酐 70、羟乙基淀粉(706 代血浆)、全血、血浆等。最好选用新鲜冰冻血浆,因内含有纤维蛋白原及抗凝血酶Ⅲ(AT-Ⅲ);在补充血容量的同时可有利于改善凝血功能障碍。伴有出血时,如血红蛋白低于 50～70g/L、红细胞低于 $1.8×10^{12}$/L、血细胞比容低于 24% 时,应补充全血。补液量和速度最好以血流动力学监测指标作指导,当 CVP 超过 $18cmH_2O$ 时,应注意肺水肿的发生。有条件的应采用 Swan-Gan2 导管行血流动力学监测。血液循环恢复灌注良好的指标为:尿量>30ml/h,收缩压>100mmHg,脉压>30mmHg,中心静脉压为 5.1～$10.2cmH_2O$。

对于由于急性呼吸循环衰竭而致的休克,及经补充血容量仍不能纠正的休克可使用正性心肌药物,常用多巴胺。多巴胺是体内合成肾上腺素的前体,具有 β 受体激动作用,也有一定 α 受体激动作用,低浓度时有增强 α 受体兴奋作用,能增强心肌收缩力,增加心排出量,对外周血管有轻度收缩,高浓度时 β 受体兴奋作用,对内脏血管(肾,肠系膜,冠状动脉)有扩张作用,可增加心,肾的血流量。多巴胺用量一般 40～100mg 加入 5％葡萄糖溶液 250ml 静滴,根据血压调节用量,起始剂量 0.5～1.0μg/(kg·mm)可逐渐增加至 2～10μg/(kg·mim)。多巴酚丁胺 20mg 加入 5％葡萄糖液 100ml 中,按 5～10μg/(kg·min)静脉滴注。每日总量可达 240～480mg,但滴速不宜过快。抗休克的另一个选择药物为去甲肾上腺素,它可以升压并同时增加心肌输出量和肾灌注量。

(五)解除肺血管及支气管痉挛,减轻肺动脉高压

解除肺血管及支气管痉挛降低肺动脉高压的药物有:①盐酸罂粟碱:可阻断迷走神经反射引起的肺血管及支气管平滑肌的痉挛,促进气体的交换,解除迷走神经对心脏的抑制,对冠状动脉、肺及脑血管均有扩张作用。用盐酸罂粟碱 30～60mg 加入 5％葡萄糖 250ml 静滴,可隔 12h 重复使用,每天总量不超过 300mg,是解除肺动脉高压的首选药物。②血管扩张剂:酚妥拉明为 α-肾上腺素受体阻滞剂,直接扩张小动脉和毛细血管解除肺动脉高压,起始剂量 0.1mg/min,维持剂量 0.1～0.3mg/min。可将酚妥拉明 10～20mg 加入 5％葡萄糖液 250ml 内缓慢滴注,用静脉泵控制滴速。不良反应有低血压,心动过速,停药后消失。血管扩张剂可抑制肺动脉收缩,可降低肺动脉压力,从而降低右心室后负荷,增加右心排出量,改善通气,改善肺气体弥散交换功能,减轻心脏前负荷。常用药物除酚妥拉明外还可选用肼屈嗪、前列环素静脉滴注。最近有应用一氧化氮吸入,气管内滴入硝普钠的;用 0.9％生理盐水稀释的硝普钠液少量分次气管内滴入。血管扩张剂与非洋地黄类增强心肌收缩力的药物合用更合理更有效。笔者在临床上对肺动脉高压、肺水肿或伴休克患者多采用多巴胺和酚妥拉明联合静脉滴注,有较好的效果。血管扩张剂常见的不良反应有体循环血压下降,用药过程中应特别注意初始用药剂量,密切观察患者血压的变化。③氨茶碱能解除血管痉挛,舒张支气管平滑肌,降低静脉压与右心负担,可兴奋心肌,增加心搏出量,适用于急性肺水肿。每次 250mg 加入 10％葡萄糖溶液 20ml 静脉缓慢滴注。④阿托品能阻断迷走神经对心脏的抑制,使心率加快,改善微循环,增加回心血量,减轻肺血管及支气管痉挛,增加氧的交换。每次 0.5～1mg 静脉注射。心率减慢者可使用。

(六)处理凝血功能障碍

羊水栓塞 DIC 的发生率约 50％,往往造成严重的难以控制的出血,是羊水栓塞患者死亡的主要原因之一。凝血功能障碍表现为微血管病性溶血,低纤维蛋白原血症、凝血时间延长、出血时间延长及纤维蛋白降解产物增加。处理方面包括抗凝、肝素的应用、补充凝血因子等。

1.抗凝治疗肝素的应用

由于羊水栓塞并发 DIC 其原发病灶容易去除,是否应用肝素治疗似有争议。大多数学者认为应在羊水栓塞的早期应用肝素。羊水进入母体循环后血高凝状态一般发生在起始症状 4min 至 1h 之间,在此段期间应该及时应用肝素,早期用肝素是抢救成功的关键。肝素具有强大的抗凝作用,它能作用于血液凝固的多个环节,抑制凝血活酶的生成,对抗已形成的凝血活酶,阻止纤维蛋白的形成,其作用是通过加速抗凝血酶Ⅲ(AT-Ⅲ)对凝血酶的中和作用,阻止

凝血酶激活因子Ⅷ,影响纤维蛋白单体的聚合和加速 AT-Ⅲ中和激活的因子Ⅸ、Ⅺ和Ⅻ。阻止血小板及各种凝血因子的大量耗损,并能阻止血小板凝集和破坏,防止微血栓形成,肝素主要用于抗凝,对已形成的血栓无溶解作用,故应用宜早。在羊水栓塞病因已祛除,在 DIC 凝血因子大量消耗期,以出血为主的消耗性低凝期不宜使用肝素;或在小剂量肝素使用下补充凝血因子。现广州地区使用肝素的方法一般是:肝素剂量用 0.5～1mg/kg(每 1mg 肝素相当于125U),先用肝素 25mg 静脉推注,迅速抗凝,另 25mg 肝素稀释于 5% 葡萄糖 100～250ml,静脉点滴。亦可采用间歇静脉滴注法,肝素 50mg 溶于 5% 葡萄糖 100～150ml,在 30～60min 内滴完,以后根据病情每 6～8h 用药一次,24h 总量不超过 200mg。在我们的临床实践中,处理过的羊水栓塞患者,多在短期由高凝期进入消耗性低凝期,且病因(妊娠)多已祛除,羊水栓塞在病因祛除后 DIC 过程可自然缓解,一般不必多次,反复使用肝素,更不必达肝素化。故很少用间歇静脉滴注法。一般以在羊水栓塞起始高凝期用肝素 50mg,检查有凝血因子消耗,即及时补充凝血因子和新鲜冰冻血浆。新鲜冰冻血浆除血小板外,含有全部凝血因子,还含有 AT-Ⅲ成分,可加强肝素的作用,又有防止 DIC 再发的作用。在应用肝素过程中应密切监测,应做凝血时间(试管法),监测凝血时间在 25～30min 为肝素适量;<12min 为肝素用量不足;>30min 出血症状加重考虑为肝素过量。肝素过量时应立即停用肝素,需用鱼精蛋白对抗,1mg鱼精蛋白可中和 100U(1mg)普通肝素。临床上用药剂量可等于或稍多于最后一次肝素的剂量。一般用量为 25～50mg,每次剂量不超过 50mg。经静脉缓慢滴注,约 10min 滴完。肝素有效的判断包括:①出血倾向改善;②纤维蛋白原比治疗前上升 400mg/L 以上;③血小板比治疗前上升 50×10⁹/L 以上;④FDP 比治疗前下降 1/4;⑤凝血酶原时间比治疗前缩短 5s 以上;⑥AT-Ⅲ回升;⑦纤维蛋白肽 A 转为正常。停用肝素的指征:①临床上病情明显好转;②凝血酶原时间缩短至接近正常,纤维蛋白原升至 1.5g 以上,血小板逐渐回升;③凝血时间超过肝素治疗前 2 倍以上或超过 30min;④出现肝素过量症状,体征及实验室检查异常。

低分子肝素(LMWH):有显著的抗Ⅹα和抗Ⅱα(凝血酶)作用。与普通肝素相比,因肽链较短,而保留部分凝血酶活性。抗因子Ⅹα与抗凝血酶活性之比为 3.8：1,在拥有较强抗Ⅹα作用的同时对Ⅱα影响较小,较少引起出血的危险。主要用于血栓栓塞性疾病。近年有报道用于治疗早、中期 DIC,但羊水栓塞 DIC 发病急促,用广谱的抗凝药物普通肝素为宜。

(2)凝血因子的补充

DIC 在高凝状态下,消耗了大量凝血因子和血小板,迅速转入消耗性低凝期,患者出现难以控制的出血,血液不凝,凝血因子减低,血小板减少,纤维蛋白原下降,在这种情况下必须补充凝血因子。新近的观点认为在活动性未控制的 DIC 患者,输入洗涤浓缩红细胞,浓缩血小板,AT-Ⅲ浓缩物等血液成分是安全的。临床上常用的凝血因子种类有:①新鲜冰冻血浆(FFP):除血小板外,制品内含有全部凝血因子,其浓度与新鲜全血相似。一般 200ml 一袋的FFP 内含有血浆蛋白 60～80g/L,纤维蛋白原 2～4g/L,其他凝血因子 0.7～1.0U/ml,及天然的抗凝血物质如 AT-Ⅲ、蛋白 C 及凝血酶。一般认为,若输注 FFP 的剂量 10～20ml/kg 体重,则多数凝血因子水平将上升 25%～50%。由于大多数凝血因子在比较低的水平就能止血,故应用 FFP 的剂量不必太大,以免发生循环超负荷的危险,通常 FFP 的首次剂量为 10ml/kg,维持剂量为 5ml/kg。②浓缩血小板:当血小板计数<50×10⁹/L,应输注血小板,剂量至少

1U/10kg 体重。③冷沉淀：一般以 400ml 全血分离的血浆制备的冷沉淀为 1 袋，其容量为 20～30ml。每袋冷沉淀中含有因子Ⅷ约 100U，含约等于 200ml 血浆中的 von Willebrand 因子（vWF），此外，还含有 250～500ml/L 的纤维蛋白及其他共同沉淀物，包含各种免疫球蛋白等。④纤维蛋白原：当纤维蛋白原＜1.5g/L 可输注纤维蛋白原或冷沉淀，每天用 2～4g，使血中纤维蛋白原含量达到 1g/L 为适度。⑤AT-Ⅲ浓缩剂的应用：肝素的抗凝作用主要在于它能增强 AT-Ⅲ的生物学活性。如血中 AT-Ⅲ含量过低，则肝素的抗凝作用明显减弱。只有 AT-Ⅲ浓度达到正常时，肝素的疗效才能发挥出来。因此，有人主张对 AT-Ⅲ水平较低的患者，应首先应用 AT-Ⅲ浓缩剂，然后再用肝素抗凝，往往会收到更好的疗效。在肝素治疗开始时，补充 AT-Ⅲ既可以提高疗效，又可以恢复正常的凝血与抗凝血的平衡。现国内已有 AT-Ⅲ浓缩剂制剂，但未普及，可用正常人血浆或全血代替。冻干制品每瓶含 AT-Ⅲ1000U，初剂量为 50U/kg，静注，维持剂量为每小时 5～10U/kg。⑥凝血酶原复合物（pec）：每瓶 pec 内约含有 500U 的因子Ⅸ和略低的因子Ⅱ、Ⅶ和Ⅹ，由于该制品内含有不足量的活化的凝血因子，所以有些制品内已加入肝素和（或）抗凝血Ⅲ（AT-Ⅲ）以防止应用后发生血栓栓塞。使用 pec 特有的危险是发生血栓性栓塞并发症；虽然在制剂中添加少量肝素后血栓栓塞并发症大为减少。

羊水栓塞所致的弥漫性血管内凝血（DIC）的处理原则是积极祛除病因，尽早使用肝素抗凝治疗。当病情需要时可输注血制品做替代治疗，但所有的血制品必须在抗凝的基础上应用。在采用血制品进行替代治疗之前，最好先测定抗凝血酶Ⅲ（AT-Ⅲ）的含量。若 AT-Ⅲ水平显著降低，表明 DIC 的病理过程仍在继续，此时只能输注浓缩红细胞、浓缩血小板、AT-Ⅲ浓缩剂，或输含 AT-Ⅲ成分的新鲜冰冻血浆，避免应用全血、纤维蛋白原浓缩剂及冷沉淀。AT-Ⅲ含量恢复正常是 DIC 病理过程得到控制的有力证据，此时补充任何所需要的血液制品都是安全的。补充凝血因子应在成功抗凝治疗及 DIC 过程停止后仍有持续出血者（DIC 过程停止的指征是观察 AT-Ⅲ水平被纠正），则凝血因子缺乏具有高度可能性，此时补充凝血因子既必要又安全。凝血因子补充的量应视病情而定，一般认为成功抗凝治疗以后，输注血小板及凝血因子的剂量，应使血小板计数＞80×10⁹/L，凝血酶原时间＜20s，纤维蛋白原＞1.5g/L。若未达到上述标准，应继续补充凝血因子和输注血小板。

3.抗纤溶治疗

最近多数学者再次强调，抗纤溶药物如六氨基己酸，抗血纤溶芳酸，氨甲环酸等使用通常是危险的，其可以延长微血栓存在的时间，加重器官功能的损害。因此，抗纤溶治疗，绝对不能应用于 DIC 过程高凝状态在继续的患者，因为此时仍需要纤溶活性以便尽快地消除微血栓，改善脏器的血流，恢复脏器功能。抗纤溶治疗只有在原发病及激发因素治疗、抗凝治疗、补充凝血因子 3 个治疗程序已经采用，DIC 过程已基本停止，而存在纤维蛋白原溶解亢进的患者。

（七）预防感染

常规预防性使用抗生素。使用对肝肾功能损害较小的抗生素。

（八）纠正酸碱紊乱

羊水栓塞患者常有代谢性酸中毒或呼吸性酸中毒，常呈现混合性酸中毒。羊水栓塞时治疗代谢性酸中毒通过加强肺部通气，以排出 CO₂ 和肾排出 H⁺，使 H⁺-Ha⁺ 交换增加，保留 Na⁺ 和 HCO₃⁻，以调节酸碱平衡。轻症酸中毒者，清除病因、纠正脱水后，能自行纠正，一般无须碱剂治疗,而重症者则需补充碱剂。

(九)产科处理原则

羊水栓塞发生后,原则上应先改善母体呼吸循环功能,纠正凝血功能障碍,病情稳定后即应立刻终止妊娠,祛除病因,否则病情仍会继续恶化。产科处理几个原则为:①如在第一产程发病,经紧急处理,产妇血压、脉搏平稳后,胎儿未能立即娩出,应行剖宫产术结束分娩;②如在第2产程发病,则应及时行产钳助产结束分娩;③产后如大量出血,凝血功能障碍应及时输注新鲜血、新鲜冰冻血浆、补充凝血因子、浓缩纤维蛋白原抑肽酶等。若经积极处理仍未能控制出血时即行子宫切除术,可减少胎盘剥离面大血窦的出血,又可阻断残留子宫壁的羊水及有形物质进入母血循环。子宫切除后因凝血功能障碍手术创面渗血而致的腹腔内出血,一般情况下使用凝血因子能奏效;若同时伴有腹膜后血肿、盆腔阔韧带血肿等可在使用凝血因子的同时行剖腹探查止血。亦有使用髂内动脉介入栓塞术,阻止子宫及阴道创面的出血,疗效未肯定;④关于子宫收缩剂的应用,可常规的应用适量的缩宫素及前列腺素,但不可大量应用,加大宫缩剂的用量未能达到减少出血的效果,同时可能将子宫血窦中的羊水及其有形物质再次挤入母体循环而加重病情。

(十)预防

羊水栓塞尚无特殊的预防方法,提出以下几点应注意的问题:①做好计划生育工作。②不行人工剥膜引产,人工破膜应避开宫缩,需引产或加强宫缩者,在人工破膜后2h再决定是否采用催产素静脉滴注。1991年Beischer认为需行引产而人工破膜等待4~6h仍未引产则采用静脉滴注催产素,避免宫缩过程及胎儿宫内缺氧。③掌握催产素使用指征及常规,专人看护观察,以防宫缩过强,必要时应用镇静剂及宫肌松弛药物。④严格掌握剖宫产指征,宫壁切口边缘出血处用钳夹后缝合,减少羊水进入母血循环。⑤中期妊娠钳刮术,先破膜后再用宫缩药。采用羊膜腔内注药引产,应选用细针穿刺,在B超指引下避开胎盘,争取一次成功,避免胎盘血窦破裂而发生羊水栓塞。用水囊引产者,注入量不要过多,速度不要过快,避免子宫破裂而引起羊水栓塞。对晚期妊娠活胎引产,不适宜应用米非司酮、卡孕栓及各种不规范的引产方法,因其可诱发强烈宫缩而发生羊水栓塞。米索前列醇用于孕晚期引产的适宜剂量仍未明确,宜用最低有效剂量,剂量过大易引起宫缩过强致羊水栓塞及子宫破裂。

【羊水栓塞治疗新方法介绍】

1.一氧化氮的吸入

2006年McDonnell报道使用一氧化氮迅速改变一例临产期羊水栓塞的血流动力学变化:患者35岁,G2PO,孕41周+6天在硬膜外麻醉下自然分娩,阴道检查时见粪染羊水。在分娩过程中突发心血管功能衰竭,出现呼吸困难、发绀,心脏骤停、无呼吸和脉搏。即给胸部按压、心肺复苏、气管插管、紧急给麻黄碱6mg静注。2分钟后心率在140~160/min,呼吸速,胎心60/min。当时诊断为局部麻醉反应和心血管神经系统的合并症。即在全身麻醉下行剖宫产结束分娩,关腹后产妇出现新鲜的阴道出血和身体多个部位出血。当时考虑羊水栓塞。在心脏骤停初始症状1h后,患者的凝血功能显示:PR 1.7,APTT 78s,血浆纤维蛋白原0.9g/L,血红蛋白1(2)2g/dl,血小板计数$169×10^8$/L。已输晶体液2000ml,2U红细胞,2U的新鲜冰冻血浆。手术后转入ICU,患者仍然低氧,X-ray显示肺部广泛浸润,给正性肌力药物及血管活性药物(去甲肾上腺素,noradrenaline)。血液呈现不凝状况。PR(2)8,APTT>250s,纤维蛋白原 0.3g/L,血红蛋白 7.3g/L,血小板计数 $51×10^9$/L。

在起始症状出现 45min 后,行经食管超声心动图(TOE)检查,TOE 显示严重的右心功能不全,包括右心扩大、舒张期室间隔平坦,严重的三尖瓣反流和肺动脉高压(68mmHg),在肺循环没有发现血栓物质。患者持续的心血管功能衰竭,发绀、低氧、凝血功能障碍和急性右心衰竭。在急性右心衰竭和肺动脉高压的情况下,使用一氧化氮的吸入,一气化氮吸入控制在 40ppm(introduced at40ppm)。结果血流动力学有显著的改善,在吸入 NO 治疗 2h 以后正性肌力药物需要量明显减少,配合其他综合治疗,约一天后 FiO_2 从 100% 降至 40%。在第 2 天成功拔管,第 4 天撤离 ICU。

在 1999 年 Tanus-Santos and Moreno 报道过使用 NO 作为选择性的血管扩张剂用于治疗羊水栓塞。鉴于羊水栓塞时肺动脉高压是血流动力学变化的关键,因此,使用 NO 是一种合乎逻辑的选择。吸入 NO 的浓度 40ppm 是在常用剂量的上限,但仍是安全剂量的范围。我们认为 NO 应用于羊水栓塞的治疗是一种有益的,是应该考虑的新的羊水栓塞综合治疗方法之一。

(2)连续性血液透析滤过在羊水栓塞引起的 DIC 患者中的应用

2001 年 Yuhko Kaneko 等撰文讨论连续性血液透析滤过(CHDF),在羊水栓塞中的应用,并报道一例成功的病例。患者 27 岁,孕 38 周行剖宫产术。手术后半小时子宫出血、阴道出血没有血块。B 超发现腹腔内出血。术后 4h 患者休克,血红蛋白由 10.7g/dl 降至 3.4g/dl,BP 46/22mmhg,P 140 次/min。诊断为心血管功能衰竭所致的休克。使用浓缩 RBC、平衡液、静滴多巴胺。实验室检查有 DIC 存在,PT 20.2s,纤维蛋白原 35mg/dl,FDP>40μg/ml,AT-Ⅲ 58.0%,血小板 82000/μl,血氧分析呈代谢性酸中毒,BE 8.4MEq/L。用新鲜冰冻血浆、富集血小板、AT-Ⅲ 治疗 DIC。发病大约 9h 患者使用连续性静脉滤过。使用高通量聚丙烯纤维膜 APF-06s,由细胞外液交换人工细胞外液(置换液)每小时 200ml,在使用连续性静脉滤过 24h 以后,患者 PT 降为 11s、APTT 47.7s,纤维蛋白原 460mg/dl,FDP 20～40μg/dl,AT-Ⅲ 103%,血小板 133.000/μl。患者一般情况显著改善;盐酸多巴胺用量由 15μg/(kg·min)降至 5μg/(kg·min)。随后患者情况一天天好转,住院 24 天后母婴痊愈出院,母亲和胎儿没有任何并发症。

CHDF 是用人工细胞外液(置换液)连续的置换患者血液中存在的羊水物质,包括那些含在羊水中的胎粪。CHDF 可以清除分子量从 30kD 的物质;包括细胞因子 IL-6、(MW21kD)和 IL-8(mw8kD)。CHDF 在临床上应用于清除炎性细胞因子,由于血滤器允许滤出 50kD 以下的中分子量物质,而主要的炎症因子如 TNTa、1L-1、1L-6、1L-8、1L-2 和 IL-10 的分子量均在 50kD 以下,血滤可将它们从血液中清除。因此 CHDF 可以清除 AFE 患者血液中超量的细胞因子,可防止过度炎症反应。

AFE 使用 CHDF 和血液滤过是有益的,血滤对清除高分子重量的物质比 CHDF 好,而 CHDF 对清除中分子量物质和合并代谢性的中毒、多脏器功能衰竭的患者较好。持续时间为 10 余小时至 7 天不等,AFE 漏入母体血液中的羊水是短暂、可限的,因此对 AFE 患者短时间的 CHDF 可见效。血滤对血流动力学影响远较血液透析为小,对过度炎症反应综合征的治疗有较明显的效果,目前已广泛用于危重病抢救。

3.重组活化凝血因子Ⅶa(rFⅡa)在 AFE 合并 DIC 中的应用

目前把血浆置换、体内膜肺(ECMO)、重组激活因子Ⅶa 的联合应用认为是治疗凝血功能障碍的新方法。羊水栓塞时,羊水中含有促凝物质,具有组织因子(组织凝血活酶)的活性,羊水进入母体循环后,促凝物质即可激活外凝血系统,因子Ⅳ与因子Ⅶ结合,在钙存在的条件下激活因子(Ⅹa),形成复合物即凝血酶原,使凝血酶原形成凝血酶,后者使纤维蛋白原转化为纤维蛋白。rFⅦa 最初用于治疗血友病患者,近年来已成功地用于治疗和预防非血友病的严重出血,常用于伴有 DIC 的难治性出血。用于羊水栓塞合并 DIC 可减少凝血因子用量,治疗效果显著。文献报道,当使用常规的方法未能控制严重产后出血时,应用 rFⅦa 是非常有效和安全的。产后出血患者应用 rFⅦa 的先决条件是:血红蛋白>70g/L,国际标准化比率(1NR)<1.5,纤维蛋白≥1g/L,血小板≥50×10⁹/L。推荐的用药初始剂量是 40~60μg/kg,静脉注射初次用药 15~30min 后仍然出血,考虑追加 40~60μg/kg 的剂量;如果继续出血,可间隔 15~30min 重复给药 3~4 次。最近 Franchiai 等总结 118 例患者,rFⅦa 的平均用量为 716μg/kg,90%的患者能有效地停止或减少出血。

第四节　子宫翻出

子宫翻出又称子宫内翻是指子宫底部向宫腔内陷入,甚至自宫颈翻出的病变,这是一种分娩期少见而严重的并发症。多数发生在第三产程,如处理不及时,往往因休克、出血,产妇可在 3~4 小时内死亡。国内报道子宫翻出病死率可达 62%左右。

【发生率】

子宫翻出是一种罕见的并发症,其发生率各家报道不一,Shan-Hosseini 等(1989 年)报道子宫翻出发生率约为 1∶6400 次分娩,Platt 等(1981 年)报道发生率约为 1∶2100 次分娩。陈晨等报道北京市红十字会朝阳医院 1982~1996 年间子宫翻出发生率为 1∶16473;湖南株洲市二院 1961~1981 年间发生率为 1∶4682;山东淄博市妇幼保健院 1984~1986 年间发生率为 1∶1666;广州市白云区妇幼保健院 2004~2009 年间发生率为 1∶10359。

【病因】

引起急性子宫翻出的病因较多,常常是多种因素共同作用的结果,但其先决条件必须有子宫壁松弛和子宫颈扩张,其中第三产程处理不当(约占 60%),胎儿娩出后,过早干预,按压子宫底的手法不正确,强行牵拉脐带等,导致子宫底陷入宫腔,黏膜面翻出甚至脱垂于阴道口外。其促成子宫翻出的因素有:

(1)胎盘严重粘连、植入子宫底部,同时伴有子宫收缩乏力或先天性子宫发育不良,助产者在第三产程处理时,强拉附着于子宫底的胎盘脐带的结果,此时如脐带坚韧不从胎盘上断裂,加上用力揿压松弛的子宫底就可能发生子宫翻出。

(2)脐带过短或缠绕:胎儿娩出过程中由于脐带过短或脐带缠绕长度相对过短,过度牵拉脐带也会造成子宫翻出。

(3)急产宫腔突然排空:由于产程时间短,子宫肌肉尚处于松弛状态,在产程中因咳嗽或第二产程用力屏气,腹压升高,也会导致子宫翻出。

(4)产妇站立分娩:因胎儿体重对胎盘脐带的牵拉作用而引起子宫翻出。

(5)妊娠高血压疾病时使用硫酸镁时使子宫松弛,也会促使子宫翻出;有人报道植入性胎盘也会促使子宫翻出。

【分类】

1.按发病时间分类

(1)急性子宫翻出:子宫翻出后宫颈尚未缩紧,占75%左右。

(2)亚急性子宫翻出:子宫翻出后宫颈已缩紧,占15%左右。

(3)慢性子宫翻出:子宫翻出宫颈回缩已经超过4周,子宫在翻出位置已经缩复但仍停留在阴道内,占10%左右。

(2)按子宫翻出程度分类

(1)不完全子宫翻出:子宫底向下内陷,可接近宫颈口或越过但还存在部分子宫腔。

(2)完全性子宫翻出:子宫底下降于子宫颈外,但还在阴道内。

(3)子宫翻出脱垂:整个子宫翻出暴露于阴道口外。

【临床表现】

子宫翻出可引起迅速的阴道大量流血,处理不及时,可致产妇死亡。子宫翻出产妇突觉下腹剧痛,尤其胎盘未剥离牵拉脐带更加重腹痛,遂即产妇进入严重休克状态,有时休克与出血量不成正比,出现上述现象时,应考虑到有子宫翻出的可能。

而慢性子宫翻出多因急性子宫翻出时未能及时发现,而后就诊的,此时的症状多表现为:

(1)产后下腹坠痛,或阴道坠胀感。

(2)大小便不畅。

(3)产后流血史或月经过多。

(4)因子宫翻出感染,出现白带多而有臭味,甚至流脓液,严重者有全身感染症状,发热、白细胞升高等。

(5)因阴道流血而致继发性贫血。

【诊断与鉴别诊断】

在分娩第三产程有用手在下腹部推压子宫底或用手牵拉脐带的经过,产妇在分娩后突然下腹剧痛,出现休克,尤其与出血量不相称时,因考虑有子宫翻出的可能。当翻出子宫已脱垂于阴道口外时,诊断并不困难,但当胎盘未剥离已发生子宫翻出时有时会误诊为娩出的胎盘,再次牵拉脐带时即引起剧痛,此时应及时做阴道、腹部双合诊。

1.诊断

(1)腹部检查:下腹部摸不到宫底,或在耻骨联合后可触及一个凹陷。

(2)阴道检查:在阴道内可触及一球形包块,表面为暗红色、粗糙的子宫内膜,在包块的根部可触及宫颈环。如胎盘尚未剥离而完全黏附于翻出的宫体时,常易误诊为胎儿面娩出的胎盘,牵引脐带时可引起疼痛。

根据病史及检查可做出子宫翻出的诊断。

（2）鉴别诊断

子宫翻出应与子宫黏膜下肌瘤以及产后子宫脱垂相鉴别。

（1）子宫黏膜下肌瘤：系子宫肌瘤向子宫黏膜面发展，突出于子宫腔，如黏膜下肌瘤蒂长，经子宫收缩可将肌瘤排除宫颈而脱出于阴道内。妇科检查时，盆腔内有均匀增大的子宫，如子宫肌瘤达到宫颈口处并且宫口较松，手指进入宫颈管可触及肿瘤；已经排出宫颈外者则可看见到肌瘤，表面为充血暗红色的黏膜所包裹，有时有溃疡及感染。如用子宫探针自瘤体周围可探入宫腔，其长短与检查的子宫大小相符，急性子宫翻出往往发生在分娩期，患者有疼痛、阴道流血及休克等临床表现。认真仔细观察鉴别并无困难。

（2）子宫脱垂：患者一般情况良好，妇科检查时可见脱出的包块表面光滑，并可见子宫颈口，加腹压时子宫脱出更加明显，内诊检查时可触摸到子宫体。

【治疗】

明确诊断后应立即开放静脉通路、备血及麻醉医生配合下进行抢救，延迟处理可增加子宫出血、坏死和感染机会，给产妇带来极大的危险和痛苦。处理的原则为积极加强支持治疗，纠正休克，尽早实施手法复位或手术，其具体处理应视患者的全身情况、翻出的时间长短和翻出部分的病变情况、感染程度等而决定。

1.阴道手法复位

子宫翻出早期，宫颈尚未收缩，子宫尚无淤血、肿胀，如果胎盘尚未剥离，不要急于剥离，因为此时先做胎盘剥离会大大增加出血量，加速患者进入严重休克状态；如果胎盘已经大部分剥离，则先剥离胎盘，然后进行复位，此外翻出子宫及胎盘体积过大，不能通过狭窄的宫颈环，需先剥离胎盘。应首先开放两条静脉通路，输液、备血、镇痛及预防休克。给予乙醚、氟烷、恩氟烷、芬太尼及异丙酚等麻醉下，同时给以子宫松弛剂、β-肾上腺素能药物，如：利托君、特布他林或硫酸镁。待全身情况得以改善，立即行手法子宫还纳术。方法：产妇取平卧位，双腿外展并屈曲，术者左手向上托起刚刚翻出的子宫体，右手伸入阴道触摸宫颈与翻出宫体间的环状沟，用手指及手掌沿阴道长轴方向徐徐向上向宫底部推送翻出的子宫，操作过程用力要均匀一致，进入子宫腔后，用手拳压迫宫底，使其翻出的子宫完全复位。子宫恢复正常形态后立即停止使用子宫松弛剂，并开始使用宫缩剂收缩子宫，同时使子宫保持在正常位置，注意观察宫缩及阴道流血情况，直至子宫张力恢复正常，子宫收缩良好时术者仍应继续经阴道监控子宫，以免子宫再度翻出。

（2）阴道手术复位

Kuctnne法。即经阴道将宫颈环的后侧切开，将子宫还纳复位，然后缝合宫颈切口。但必须注意不能损伤直肠。

3.经腹手术复位

Huntington法。在麻醉下，切开腹壁进入腹腔后，先用卵圆钳或手指扩大宫颈环，再用组织钳夹宫颈环下方2～3cm处的子宫壁，并向上牵引，助手同时在阴道内将子宫体向上托，这样，一边牵引，一边向上托使子宫逐渐全部复位，复位后，在阴道内填塞纱布条，并给予缩宫素，预防子宫再度翻出，若宫颈环紧而且不易扩张情况下，可先切开宫颈环后，将翻出的子宫体逐渐向上牵引,使其慢慢复位,完成复位后缝合宫颈切口(Noltain 复位法)。

4.经腹或经阴道子宫次(全)切除术

经各种方法复位不成功、复位以后宫缩乏力伴有大出血、胎盘粘连严重或有植入、翻出时间较长合并严重感染者,视其病情程度,选择阴道或腹式手术切除子宫。

5.其他方法

阴道热盐水高压灌注复位法:(Oqueh O.等,1997 年报道)用热盐水可使宫颈环放松,盐水压力作用于翻出的子宫壁,促使其翻出的子宫逐渐复位,此方法简单易行,适用于病程短、病情较轻、局部病变小的患者。

【预防】

预防子宫翻出的关键是加强助产人员的培训,正确处理好第三产程,在娩出胎盘的过程中,仔细观察胎盘剥离的临床症状,当确认胎盘已经完全剥离时,于子宫收缩时以左手握住宫底,拇指置于子宫前壁,其余四指放在子宫后壁并按压,同时右手轻拉脐带,协助胎盘娩出。胎盘粘连时正确手法剥离,且不能粗暴按压子宫底或强行牵拉脐带。

参 考 文 献

1.李亚里,姚元庆.妇产科聚焦:新理论新技术新进展与临床实践[M].北京:人民医出版者,2011

2.李立.简明妇产科学[M].北京:人民军医出版社,2008

3.马惠荣.妇科疾病[M].北京:中国中医药出版社,2009

4.魏丽惠.妇产科诊疗常规[M].北京:中国医药科技出版社,2012

5.黄艳仪.妇产科危急重症救治[M].北京:人民卫生出版社,2011

6.马丁.妇产科疾病诊疗指南[M].第三版.北京:科学出版社,2013

7.谢辛.妇科疾病临床诊疗思维[M].北京:人民卫生出版社,2009

8.贺晶.产科临床工作手册[M].北京:人民军医出版社,2013

9.徐杰,蔡昱.妇科病中西医实用手册[M].北京:人民军医出版社,2014

10.刘琦.妇科肿瘤诊疗新进展[M].北京:人民军医出版社,2011

11.张晓东,王德权.性病诊断与防治[M].北京:人民军医出版社,2012

12.赵粉琴.不孕不育症[M].北京:化学工业出版社,2013

13.陈子江,刘嘉茵.不孕不育专家推荐诊疗方案[M].北京:人民军医出版社,2013

14.朱兰.妇产科常见疾病的临床用药[M].北京:人民卫生出版社,2011

15.李祥云.实用妇科中西医诊断治疗学[M].北京:中国中医药出版社,2005

16.周伟生,赵萍.妇产科影像诊断与介入治疗[M].北京:人民军医出版社,2012

17.冯琼,廖灿.妇产科疾病诊疗流程[M].北京:人民军医出版社,2014

18.王子莲.妇产科疾病临床诊断与治疗方案[M].北京:科学文化出版社,2010

19.王立新,姜梅.妇产科疾病护理及操作常规[M].北京:人民军医出版社,2012

20.于传鑫,李儒芝.妇科内分泌疾病治疗学[M].上海:复旦大学出版社,2009

21.张玉珍.中医妇科学[M].北京:中国中医药出版社,2007

22.赵兴波.门诊妇科学[M].北京:人民卫生出版社,2007

23.鲁红.妇科超声诊断与鉴别诊断[M].北京:人民军医出版社,2012

24.刘淮.妊娠合并急性胰腺炎诊断及处理[J].中国实用妇科与产科杂志,2011,2(2):111-114

25.赵秀芳.妊娠剧吐合并食管贲门黏膜撕裂症16例分析[J].现代医学,2006,6(6):63

26.蔡林雪.妊娠期应合理选择抗消化道溃疡药物[J].海峡药物.2010,5(5):184-186

27.黄启阳,杨云生.炎性肠病药物治疗的演进[J].临床药物治疗杂志,2011,3(2):13-15

28.陈颖茵.妊娠期便秘非药物护理干预的初步探讨[J].全科护理,2009,2(2):297-298

29.朱曙明.何首乌颗粒治疗妊娠便秘52例临床观察[J].浙江中医杂志,2011,2(2):

129-130

30.张惜阴.实用妇产科学[M].北京:人民卫生出版社,2003

31.丰有吉.妇产科学[M].北京:人民卫生出版社,2010